Fröhlich

Heilsame Bewegung
bei Fibromyalgie, Rheuma
und chronischen Schmerzen

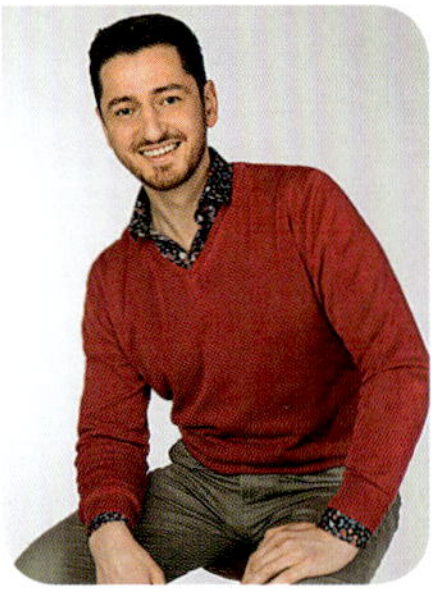

Valentin Fröhlich ist Heilpraktiker für Psychotherapie und Yogalehrer. Er hat sich u. a. auf Psychotraumatologie, Yoga-Therapie und traumasensitives Yoga spezialisiert. Sein Herzensanliegen ist das Thema chronische Schmerzen, mit denen er selbst jahrelang zu kämpfen hatte. Er hat seinen Weg zu einem beschwerdefreien und selbstbestimmten Leben gefunden und gibt seine Erfahrungen heute an betroffene Menschen weiter. Er unterstützt sie dabei, ihre Schmerzen zu lindern und mit ihrem Körper bewusster umzugehen.

Valentin Fröhlich

Heilsame Bewegung bei Fibromyalgie, Rheuma und chronischen Schmerzen

Die besten Körper- & Mentalübungen

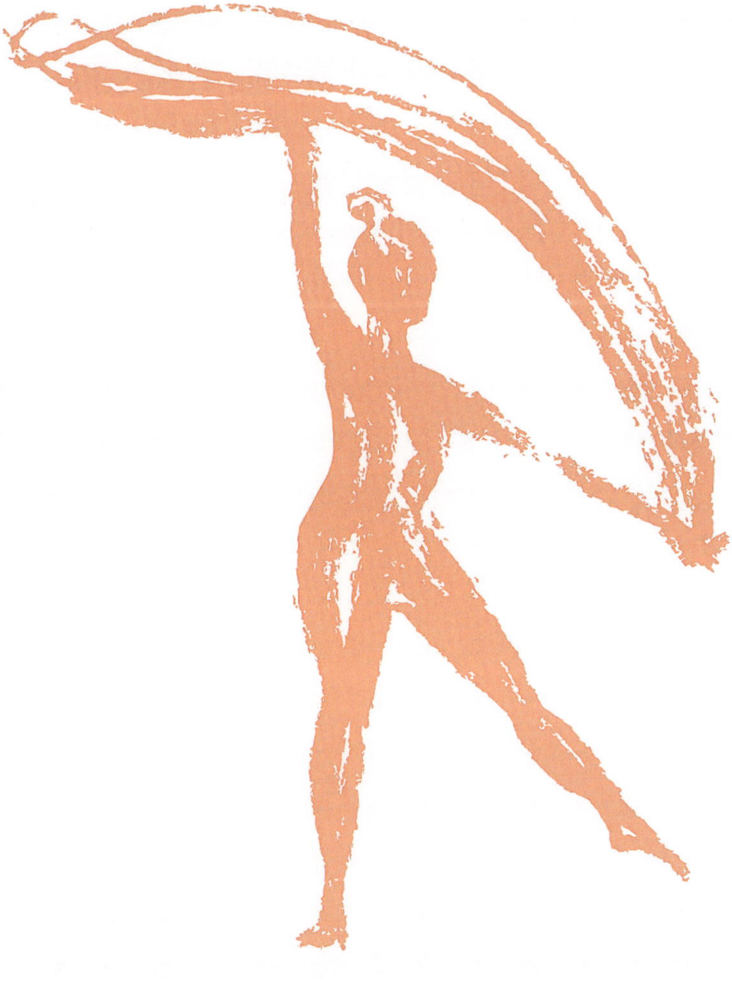

TRIAS

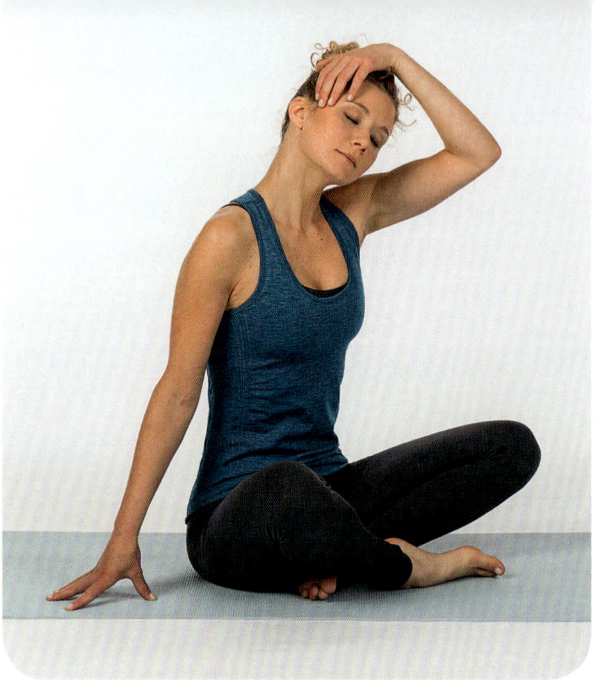

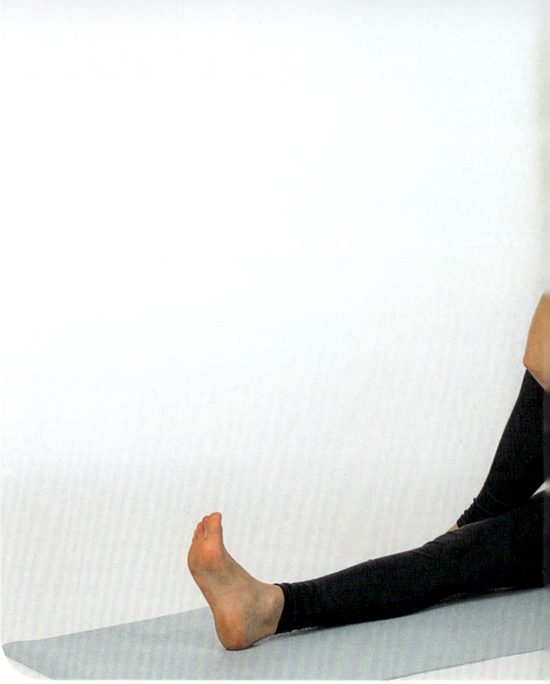

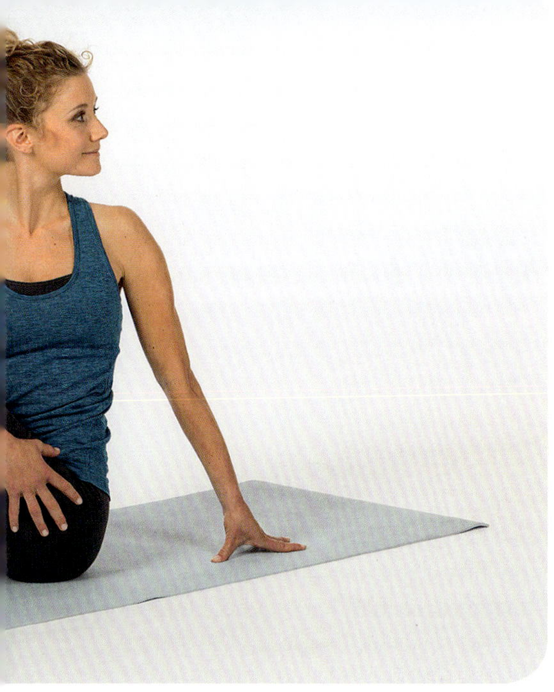

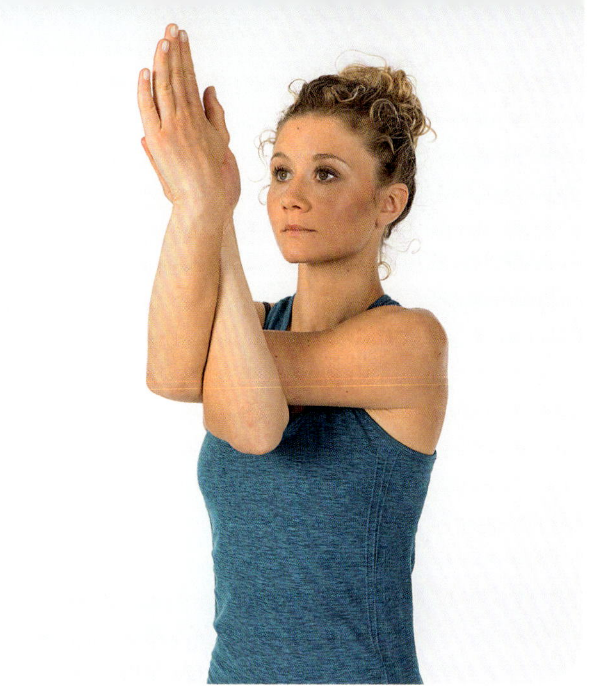

Exkurse

Liebe Leserin, lieber Leser,

vermutlich lesen Sie diese Zeilen, weil Sie zu den zahlreichen Menschen gehören, die unter wiederkehrenden oder dauerhaften chronischen Schmerzen leiden. Laut der Deutschen Schmerzgesellschaft leiden über 20 Millionen Menschen unter diesem Phänomen. Über sechs Millionen sind so stark betroffen, dass Alltag und Lebensqualität beeinträchtigt sind. Vielleicht befinden Sie sich am Anfang Ihrer Suche nach Linderung, vielleicht haben Sie, wie unzählige andere Betroffene, diverse Methoden ausprobiert und Hilfe bei verschiedenen Fachärzten und Therapeuten gesucht. Wo auch immer Sie stehen, dieses Buch wird Ihnen ein neues Verständnis für Ihre Schmerzen vermitteln.

Chronischer Schmerz ist lange für mich unerklärlich gewesen. Heute verstehe ich Zusammenhänge, habe als Therapeut vielen Menschen helfen können und selbst Linderung am eigenen Leibe erfahren. Diese Erkenntnisse und Erfahrungen möchte ich mit Ihnen teilen.

Ich möchte Ihnen nicht zu viel versprechen. Das Lesen des Buches wird Ihre Schmerzen nicht für immer wegzaubern. Das Anwenden der vorgestellten Übungen kann jedoch, unabhängig von der Ursache Ihrer Schmerzen, zur Linderung durch einen bewussteren Umgang bewirken. Doch nicht nur Ihre Schmerzen können die vorgestellten Übungen positiv beeinflussen. Die Übungen können Sie zu einer neuen Lebensanschauung inspirieren. Vielleicht ändern Sie Ihren Blickwinkel auch nur in einigen Lebensbereichen.

Voraussetzung hierfür ist, dass Sie die Informationen auf sich wirken lassen. Nehmen Sie sich Zeit beim Lesen. Springen Sie nicht gleich zu den Übungen, um schnell Linderung zu erfahren. Sie können gerne heute schon beginnen, die Übungen auszuführen; lesen Sie aber trotzdem das Buch aufmerksam durch. Dies wird Ihnen helfen, die Übungen mit einer individuellen Intention und einer anderen Intensität auszuüben. Bei den Übungen kommt es nämlich nicht nur auf die äußere Haltung an, sondern vielmehr auf die innere Wahrnehmung, Ihre persönlichen Bedürfnisse, die bewusste Ausführung, den Atem und weitere Aspekte, die für das Auge nicht sichtbar sind. Damit Sie ein Verständnis dafür entwickeln, bitte ich Sie darum, den Theorie-Teil gut auf sich wirken zu lassen.

Wahrscheinlich ist Ihre Aufmerksamkeitsspanne, ähnlich wie es bei mir der Fall war, beeinträchtigt. Die starken Schmerzen ließen es früher nicht zu, dass ich mich auf komplizierte Informationen lange fokussieren konnte. Deshalb werde ich viele Fakten zum besseren Verständnis mit einfachen und leicht verständlichen Worten umschreiben. Es ist wichtig, dass Sie Zusammenhänge zwischen Ihrem Schmerz und beispielsweise Ihrer Vergangenheit verstehen. Wie bestimmte Erlebnisse im Körper verarbeitet werden und dadurch zu Ihren heutigen Verhaltensmustern, Gewohnheiten, Denkstrukturen und im Endeffekt zu Schmerzen führen, werde ich anhand von Beispielen erläutern.

Durch die Lektüre werden Sie Zusammenhänge Ihres persönlichen Lebens nachvollziehen und sich bewusst dafür entscheiden können, Ihr Leben durch neue Gewohnheiten, Gedanken, Routinen zu verändern. Denn oft fühlen wir uns den Geschehnissen hilflos ausgeliefert. Wie schwierig Ihre Situation auch sein mag, es gibt immer Entwicklungspotenzial. Ich möchte Sie mit diesem Buch dazu motivieren, das Beste aus Ihrer Situation zu machen, was im Rahmen Ihrer persönlichen Möglichkeiten liegt. Je beständiger Sie am Ball bleiben, desto größer wird dieser Rahmen. Auch wenn die Veränderungen zu Beginn kaum feststellbar und eher subtiler Natur sind, rate ich Ihnen, konsequent und entschieden Ihren neuen Weg zu verfolgen.

Ich wünsche Ihnen alles Gute!

Valentin Fröhlich

Über mich und dieses Buch

In erster Linie schreibe ich dieses Buch aus Selbsterfahrung. Schon seit meiner Jugend litt ich an Schmerzen, die lange Zeit mein Leben bestimmten.

Im Alter von 15 Jahren suchte ich aufgrund meiner chronischen Rücken- und Schulterschmerzen das erste Mal einen Arzt auf. Laut Arzt sollte »gezielter Muskelaufbau« meine Schmerzen lindern. Mehr wurde mir nicht verordnet. Im Laufe der Jahre nahmen die Verkrampfungen in meinen Schultern, die Morgensteifigkeit und Phasen heftiger Schmerzattacken stark zu. Morgens war es mir oft nicht möglich, das Bett zu verlassen. Es dauerte etwa zwei Stunden, bis ich aufrecht gehen und mich alltagstauglich bewegen konnte.

In meinem Beruf als Gastronom musste ich mich bewegen, und zwar schnell, musste Leistung erbringen, funktionieren. Die Tätigkeit lässt wenig Gelegenheit, sich mit sich selbst, seinen Bedürfnissen und seinem Körper zu beschäftigen, zu reflektieren und seinen Lebenskurs zu überdenken. Jahrelang ignorierte ich meine Schmerzen, redete mir ein, dass mein Beruf mich mit Freude erfüllte. Somit könnte ich mich gar nicht überarbeiten.

Dass dieser Gedanke ein fataler Trugschluss war, wurde mir klar, als mich meine Schmerzen mal wieder lahmlegten. Dieses Mal war es anders. Drei Monate war ich arbeitsunfähig, länger als je zuvor. Ich stellte fest, dass ich nicht in der Lage sein würde, mein gehobenes Restaurant weiter zu betreiben. Den gesamten Tag verbrachte ich im Schlafanzug, lag viele Stunden fast regungslos im Bett. Nur wenn ich wirklich musste, begab ich mich nach draußen. Alles wirkte surreal. Meine Wahrnehmung hatte sich verändert. Mich überforderten die Reize, die auf mich einprasselten: überall leuchtende Reklame, Verkehrslärm, üble Gerüche, befremdliche Blicke, gehetzte Menschen, schreiende Kinder und die maßlos überfüllte Großstadt. Diese kleinen Ausflüge in die Welt machten meine Beine schwer wie Blei und ließen mich vollkommen erschöpft, mit starken Schmerzen in mein Bett fallen und mehrere Stunden schlafen.

Heute weiß ich, dass ich damals eine tiefdepressive Phase erlebt und ein klassisches

Burnout-Syndrom verschleppt hatte. Meine finanzielle Not und Existenzängste trieben mich, über mögliche Jobs nachzudenken – keinesfalls wieder in der Gastronomie. Die Folge war, dass ich etwa 7 Monate lang als Schwerbehindertenassistent tätig war und daraufhin wieder in die Gastronomie wechselte. Ich probierte unterschiedliche Arbeitszeiten aus in der Hoffnung, eine Besserung meiner chronischen Erschöpfung, Müdigkeit und Schmerzen zu erleben. Doch ich litt weiter unter großen Schmerzen, Erschöpfung, Antriebslosigkeit und mangelnder Konzentrationsfähigkeit. Zwei Jahre vergingen mit vier Jobs, bis ich einsah, dass ich professionelle Hilfe benötigte. Es folgten Aufenthalte in psychiatrischen Kliniken, Pharmakotherapie, Psychotherapie und Physiotherapie, ohne langfristige Besserung.

Ein neuer Weg

Mit gerade einmal 20 Jahren hatte ich die Diagnose »Knochentumor« erhalten. Diese Erfahrung prägte mich und ich begann, mich intensiv mit dem Thema »ganzheitliche Gesundheit« zu beschäftigen. Nun, Jahre später, befand ich mich erneut in einer Lebensphase, in der ich ganz genau herausfinden wollte, warum es mir so schlecht ging. Ich beschäftigte mich intensiv mit Psyche, Psychotraumatologie und Entwicklungspsychologie. Da ich parallel meinen Weg zu Yoga, Achtsamkeit und Meditation fand, konnte ich viele Verknüpfungen zwischen (chronischen) Schmerzen und dem Nervensystem feststellen und selbst erfahren. Ich besuchte eine Heilpraktikerschule und absolvierte dort meine ganzheitlich orientierte Massage-Ausbildung. Danach folgte meine Yoga-Grundausbildung, der Besuch der Heilpraktikerschule für Psychotherapie, Fortbildungen im Bereich Psychotraumatologie, Ausbildungen im Bereich »Traumasensitives Yoga«, Fortbildungen im Bereich Medical Yoga und Yoga-Therapie, Achtsamkeit und Meditation. Als Therapeut begleite und unterstütze ich jetzt von Berufs wegen Menschen auf ihrem Weg zu einem erfüllteren Dasein.

Noch immer gibt es Tage, an denen ich mich vor Schmerzen krümme, während jeder Schritt, den ich gehe, eine Herausforderung ist. An solchen Tagen tendiere ich dazu, die Motivation zu verlieren. Gleichzeitig faszinieren mich die Abläufe im Körper, die mich dazu bringen, oder eher dazu zwingen, mich hinzulegen und mich zu erholen. An diesen Tagen wird mir die Kontrolle über meinen Körper entzogen. Die neuronalen Funktionen rauben mir jegliche Willenskraft, sodass ich mich ergeben bzw. hingeben muss. Nachdem mein Körper die eingeforderte Erholung bekommen hat, geht es mir meist viel besser als vorher.

Ich bin dankbar dafür, dass solche Tage seit einigen Jahren immer seltener auftreten. Viele Jahre lang fühlte ich mich täglich einem tiefen Nachmittagsschlaf hilflos ausgeliefert. Urplötzlich überkam mich eine Müdigkeit, die mich sofort ins Bett lockte und einschlafen ließ. Heute weiß ich, dass meine unbewusste Anspannung und somit mein hoher Muskeltonus für starke Schmerzen gesorgt haben, die nicht mehr auszuhalten waren. Meinem Arzt und meinem Therapeuten beschrieb ich dieses »Zum-Schlaf-gezwungen-werden« als »nervlichen Kollaps«. Meine Beine wurden ganz schwer, wie aus Blei. Jeder Bereich meines Körpers schmerzte, ich gab stöhnende Laute von mir, krümmte mich und schleppte mich ins Bett. Für gewöhnlich, in der Nacht, fiel es mir schwer, einzuschlafen. Und jegliche Störquelle, wie der Fernseher der Nachbarn oder Ähnliches, hielten mich neben den Schmerzen davon ab. Doch nichts konnte mich davon abhalten, gezwungenermaßen einzuschlafen, wenn ich am Nachmittag »kollabierte«.

Ihr neuer Weg

Egal ob Sie nun wie ich zunächst an undifferenzierten chronischen Schmerzen oder an einer Schmerzerkrankung wie Fibromyalgie oder rheumatoider Arthritis leiden: Ich hoffe, dass ich Ihnen neue Wege aufzeigen kann, mit Ihren Schmerzen umzugehen. Auch wenn Sie einige Themen in diesem Buch eher uninteressant finden, empfehle ich dennoch, ihnen Beachtung zu schenken. Vielleicht entdecken Sie doch neue Zusammenhänge oder Parallelen. Außerdem kann es sein, dass Sie irgendwann Aha-Erlebnisse haben. Hinter dem Phänomen »chronischer Schmerz« verbergen sich viele Faktoren, die zu seiner Manifestierung beigetragen haben.

Es ist wichtig, die komplexen Zusammenhänge zwischen der Psyche, sozialen Faktoren, der Vergangenheit, dem Nervensystem und dem Schmerz zu verstehen, damit Sie aktiv die Themen in Ihrem Leben anpacken können, die Sie auf dem Weg zur Schmerzfreiheit unterstützen. Deshalb schreibe ich u. a. über die psychischen Zusammenhänge und das Thema Hochsensibilität. Je nach innerer Bereitschaft kann es sein, dass Sie sich von einigen dieser Themen nicht angesprochen fühlen. Doch wir alle verändern und entwickeln uns, vor allem, wenn wir uns mit uns selbst beschäftigen. Das Lesen dieses Buches ist ein Indiz dafür, dass Sie es tun. Deshalb kann es sein, dass Sie Themen, die Sie heute als nicht relevant erachten, in ein paar Monaten oder Jahren höchst interessant finden werden.

Ich habe für mich einen Weg gefunden, mit meinen Schmerzen zu leben. Ja, meine Schmerzen sind weniger geworden und in ihrer Intensität nicht mehr so stark ausgeprägt. Die Tendenz zu Verkrampfungen hat sich ebenfalls verringert. Inzwischen überfallen mich die Schlafattacken am Nachmittag nur noch selten. Außerdem sind sie wesentlich kürzer. Nachts kann ich besser schlafen. Ich bin wieder in der Lage, mich selbst sowohl beruflich als auch privat zu verwirklichen. Das heißt: Ich habe meinen Lebensmut und meine Lebensfreude wiedergefunden. In verschiedenen Lebensbereichen haben sich positive Veränderungen ergeben. Mit diesem Buch stelle ich Ihnen die wichtigsten Aspekte vor, die ich in mein Leben integriert habe.

Ich möchte Ihnen nicht nur einen Zugang aufzeigen, sondern Sie auf allen Ebenen Ihres Seins zu einem Perspektivwechsel inspirieren, der Ihr gesamtes Leben und im

Endeffekt auch die Schmerzen positiv beeinflussen soll. Schmerzen sind oft ein Ergebnis des bisherigen Lebens in all seinen Facetten. Wir müssen verstehen, dass sich meist multifaktorielle Ursachen hinter den Schmerzen verbergen. Kümmern wir uns nur um einen Lebensbereich und vernachlässigen alle anderen, werden wir wenig Einfluss auf einen Schmerzrückgang haben. Es wäre also weniger sinnvoll, nur einen Aspekt aufzugreifen (z. B. nur das Thema Ernährung) und die Psyche und die Bewegung komplett außer Acht zu lassen. Die eine Wunderpille, die der Arzt verschreiben soll, auf die viele Patienten hoffen, gibt es meiner Ansicht nach nicht. Jeder einzelne Betroffene sollte selbst die Verantwortung für sein Leben übernehmen und bereit dazu sein, gewohnte, bequeme Pfade zu verlassen, um zu neuem Leben zu erwachen. Dabei möchte ich Sie unterstützen!

Es hat viele Jahre gedauert, bis sich Ihre Schmerzen zu dem entwickelt haben, was Sie heute wahrnehmen. Verlieren Sie also bitte nicht den Mut, wenn Sie innerhalb weniger Tage keine großen Erfolge und Veränderungen herbeizaubern können. Es ist wichtig, langfristig am Ball zu bleiben. Ihr gesamter Körper mit seinem Nerven- und Hormonsystem braucht Zeit, um die neuen Impulse zu verarbeiten, zu integrieren. Seien Sie also geduldig mit sich selbst und erweitern Sie Stück für Stück Ihre Grenzen.

Auch ich bleibe am Ball, mache täglich neue Erfahrungen, gelange zu neuen Erkenntnissen und gebe diese weiter, um anderen betroffenen Menschen zu helfen. Nach wie vor befinde ich mich auf meinem Weg. Nun halten Sie das Ergebnis meiner bisherigen Reise in Ihren Händen. Für mich habe ich einen wertvollen Weg gefunden, beschwerdefreier und selbstbestimmter zu leben. Vielen Menschen durfte ich durch meine beratende und therapeutische Tätigkeit helfen, ein wesentlich leichteres und freieres Leben zu führen. Dieser Schritt, den Sie mit dem Lesen dieses Buches machen, ist vielleicht Ihr erster Schritt auf einem neuen Weg. Ein Weg zu sich selbst, zu mehr Selbst-Erkenntnis und somit zurück ins Leben.

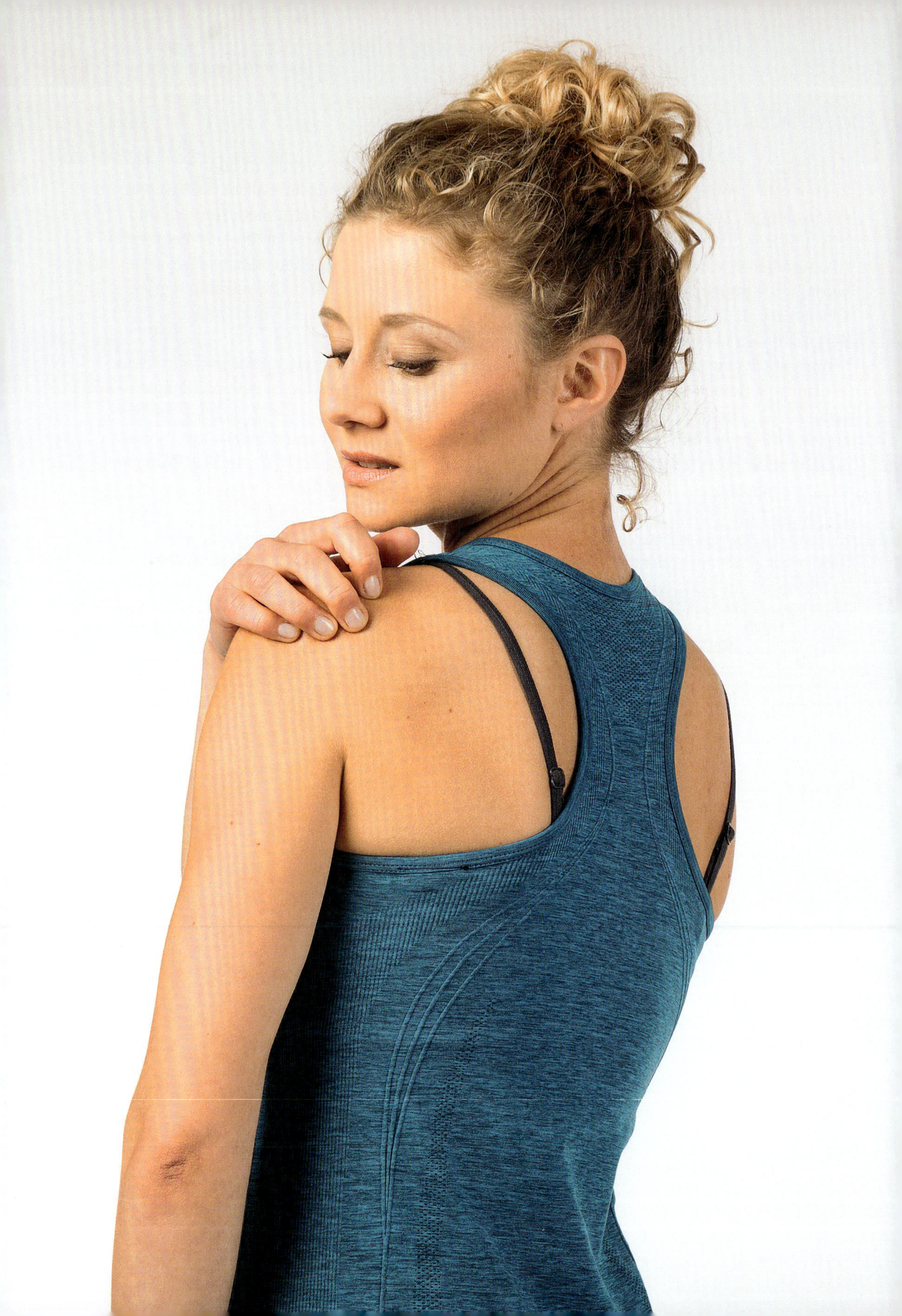

Das rätselhafte Phänomen Schmerz

Schmerz ist ein ungeheuer vielschichtiges und vielseitiges Phänomen. Blicken Sie hinter das Offensichtliche, werden Sie erstaunliche Zusammenhänge erkennen.

Wie ist das mit dem Schmerz?

In diesem Kapitel möchte ich die wichtigsten Abläufe bei der Entstehung und Verarbeitung von Schmerzen erläutern. Außerdem erfahren Sie, wozu Schmerz dient und warum dieser sich chronifiziert.

Jeder Schmerz ist durch ein einzigartiges Zusammenspiel mehrerer Faktoren entstanden. Vor allem spielen die Reizwahrnehmung, die Reizverarbeitung und die Antwort auf Reize eine bedeutende Rolle. Betrachten wir Schmerzen als ein Pro-blem, also als etwas, das für uns geschieht und uns darauf aufmerksam macht, etwas zu verändern, können wir Schmerzen als eine Chance zu Wachstum sehen. Wie andere Probleme im Leben können wir den Schmerz zum Anlass nehmen, zu prüfen, in welchen Lebensbereichen wir Möglichkeiten zu Wachstum und Weiterentwicklung haben. Ich sehe Schmerzen inzwischen als einen guten Freund: Wenn ich mich unwohl fühle und merke, dass ich mich anspanne, suche ich nach Möglichkeiten, mich zu entspannen. Bestimmte Punkte in meinem Körper signalisieren sehr zuverlässig, dass ich mich beispielsweise bewegen, entspannen oder meine Schlaf- oder Sitzposition verändern könnte. Aber auch auf der geistigen Ebene dient der Schmerz als manchmal sanfter, manchmal grober Freund. Denn geistige und emotionale Schmerzen können sich durch den Körper ausdrücken.

Schmerzen sind aufgrund ihrer Komplexität, der individuellen Wahrnehmung und der schweren Messbarkeit ziemlich schwer zu beschreiben. Die internationale Gemeinschaft der Schmerzwissenschaftler einigte sich auf folgende Beschreibung: »Schmerz ist ein unangenehmes Sinnes- und Gefühlserlebnis, das mit tatsächlicher oder möglicher Gewebeschädigung verbunden ist oder mit Begriffen einer solchen Schädigung beschrieben wird.«

Im Jahre 2009 wurde der Schmerz als eigene Diagnose in den ICD-Katalog aufgenommen; zuvor wurde er als Begleitsymptom eingeordnet. ICD steht für »International Statistical Classification of Diseases and Related Health Problems« und ist das wichtigste weltweit anerkannte Klassifikationssystem für medizinische Diagnosen. Zu finden ist die Diagnose unter der Ziffer F45.41 »chronische Schmerzstörung mit somatischen und

psychischen Faktoren«. Dies stellt meines Erachtens eine Revolution dar, denn lange Zeit wurden Schmerzpatienten nicht ernst genommen, sofern ihre Schmerzen nicht konkret auf eine bestimmte Krankheit oder Verletzung zurückzuführen waren. Seit 2009 ist der chronische Schmerz offiziell eine eigenständige Erkrankung. Somit haben alle Betroffenen das Recht auf Behandlung. Auch Schmerzerkrankungen wie Fibromyalgie erfahren inzwischen mehr Anerkennung.

Viele Ärzte beschäftigen sich trotzdem nicht intensiv mit dem Phänomen chronischer Schmerz. Auch bin ich Ärzten begegnet, die ihren eigenen Theorien treu bleiben und nicht offen für neue Erkenntnisse sind. Als Patient fühlt man sich dadurch schnell nicht verstanden und nicht ernst genommen und erhält nicht die notwendige Hilfe, was fatal sein kann. Von chronischen Schmerzen betroffen zu sein, bedeutet womöglich, Einschränkungen in vielen Lebensbereichen zu erfahren, und nicht nur auf körperlicher Ebene. Bestehen chronische Schmerzen über einen langen Zeitraum, können psychische Beeinträchtigungen entstehen, die sich in Motivationslosigkeit bis hin zu Depressionen äußern können. Dies begegnet mir immer wieder bei meinen Patienten.

Mit modernen bildgebenden Verfahren ist es mittlerweile möglich, Schmerzen, für die keine eindeutige körperliche oder seelische Ursache vorliegt, sichtbar zu machen. Diese Tatsache trägt dazu bei, dass skeptisch eingestellte Ärzte chronische Schmerzen ernster nehmen. Darum scheuen Sie sich nicht, auch wenn Sie nicht an einer körperlichen Erkrankung leiden, einen Arzt aufzusuchen, falls noch nicht geschehen.

Warum Schmerzen?

In erster Linie fungiert die Sinneswahrnehmung »Schmerz« als Warnsignal. Ohne sie hätte die Menschheit nicht überleben können. Das berühmte Beispiel mit der Hand auf der heißen Herdplatte bringt es auf den Punkt: Der Körper signalisiert durch heftigen Schmerz, dass etwas nicht stimmt, und fordert eine Veränderung der Situation bzw. des Verhaltens, d. h. das Wegziehen der Hand.

Dieses wichtige Warnsignal des Körpers wird in unserer heutigen leistungsorientierten Gesellschaft leider viel eher ignoriert, als dass ihm die Beachtung geschenkt wird, die der Schmerz eigentlich einfordert. Warum sich auch mit unbequemen, zeitaufwendigen Themen beschäftigen, wenn das Unterdrücken der Beschwerden mit einer Pille so einfach ist?! Doch der Schmerz hat Ursachen und der Körper wird früher oder später Entlastung einfordern, entweder mit körperlichem oder mit psychischem Leiden, manchmal auch mit beidem im Zusammenspiel.

In Anamnese-Gesprächen stelle ich meinen Patienten ganz simple Fragen, um den Schmerzen auf die Schliche zu kommen. Manchmal stellen sie selbst fest, wie simpel die Ursachen der Schmerzen zu erkennen und zu beheben sind. Bei einigen stellt sich heraus, dass sie den Kaffeekonsum reduzieren müssen. Anderen hilft es, nicht länger als 30 Minuten am Stück auf dem Bürostuhl vor dem Computer zu sitzen, sondern sich immer wieder zu bewegen, stilles Wasser zu trinken und frische Luft zu schnappen. In einigen Fällen kann die Lösung ganz einfach sein. Ich gehe davon aus, dass es bei Ihnen komplexere Gründe sind. Vermutlich haben Sie bereits über mögliche Ursachen hinreichend reflektiert und sind zu keinem klaren Ergebnis gekommen.

Schmerz ist subjektiv

Da die Schmerzempfindung zu unseren Sinneswahrnehmungen gehört, ist sie subjektiv. Die gleiche Verletzung oder Erkrankung kann von verschiedenen Menschen vollkommen unterschiedlich wahrgenommen werden. Ähnlich verhält es sich mit allen anderen Sinneswahrnehmungen: den visuellen, olfaktorischen (Geruch) oder auditiven (Gehör) Reizen.

Scheuen Sie sich daher nicht, Ihrer eigenen Schmerzwahrnehmung Raum zu geben. Sie ist da und Sie empfinden sie eben in der Stärke, in der Sie sie empfinden. Falls Sie Angst davor haben, bei kleinen Eingriffen zu große Schmerzen zu leiden, sprechen Sie mit Ihrem Arzt darüber. Vielleicht gibt es eine Möglichkeit, die Schmerzen zu minimieren. Auch Ihnen nahestehende Menschen können Sie um mehr Verständnis für bestimmte Verhaltensweisen in bestimmten Situationen bitten. Außenstehende wissen nicht, wie es Ihnen geht und wovor Sie sich fürchten. Deshalb müssen wir als Betroffene einen Weg finden, die wichtigen Menschen in unserem Leben über unsere Befindlichkeit zu informieren.

Dass Schmerz ein hochkomplexes Phänomen darstellt, zeigt sich bei Menschen, bei denen die Ursache der Schmerzen behoben wurde, der Schmerz jedoch nach wie vor präsent ist. So sind nach erfolgreicher Bandscheibenoperation manche Patienten trotzdem nicht schmerzfrei. Der Schmerz hat sich

Es liegt an Ihnen

Die gute Nachricht ist, dass wir die Schmerzwahrnehmung und die Schmerzverarbeitung positiv beeinflussen und so zu einem aktiveren Leben zurückfinden können. Einen großen Einfluss darauf hat Ihre innere Bereitschaft dazu. Wir gehen in diesem Buch die Schmerzen nicht nur auf der körperlichen Ebene an, sondern besonders auch auf der psychischen. Auch wenn Sie durch Ihre chronischen Schmerzen kaum noch Motivation aufbringen: Bringen Sie den Stein ins Rollen und geben Sie nicht auf! Wenn Sie sich selbst aufgeben, hat der Schmerz die Oberhand und kann somit Ihr Leben dirigieren.

zu einem eigenständigen Phänomen entwickelt, das sich von der Ursprungsursache gelöst hat. Das wollen wir uns genauer anschauen.

Die Entstehung von Schmerzen

Für die Schmerzwahrnehmung sind die sogenannten Nozizeptoren zuständig. Diese auf Gefahrensignale spezialisierten Nervenenden befinden sich in der Haut, in Muskeln, Gelenken und auf den Organen und leiten Schmerzimpulse zum Rückenmark. Es existieren verschiedene Arten von Nozizeptoren, die für unterschiedliche Reize spezialisiert sind. Die einen werden aktiviert, wenn man sich stößt (mechanischer Reiz), andere durch zu starke Hitze oder Kälte (Temperaturreiz) und wieder andere durch chemische Reize, z. B. bei Entzündungen im Gewebe oder Verätzungen.

Über das Rückenmark werden die jeweiligen Schmerzreize an das Gehirn weitergeleitet. Damit die Reize im Gehirn ankommen, ist es notwendig, den sogenannten synaptischen Spalt zu überqueren. Der synaptische Spalt ist der Raum zwischen zwei Nervenzellen, in dem diese durch Austausch von chemischen Botenstoffen (Neurotransmittern) miteinander kommunizieren.

Der erste Austausch von Botenstoffen findet im Hinterhorn (Bereich des Rückenmarks) statt. Hier fällt die Entscheidung, ob ein Reiz stark genug ist, um als Information »Schmerz« im Gehirn anzukommen und dadurch unterschiedliche Prozesse in Gang zu setzen. Die nächste Umschaltstelle ist der Thalamus, ein Bereich im Gehirn, der die Informationen an die verschiedenen Gehirnareale weiterleitet, wo die eingehenden Impulse folgendermaßen verarbeitet werden:

- Das sensorische System lokalisiert den Schmerz und benennt die Qualität (stechend, pochend, dumpf, drückend ...)
- Das kognitive System gleicht mit früheren Erfahrungen ab, um beurteilen zu können, wie groß die Gefahr (einer ernsthaften Verletzung) ist.
- Im emotionalen System finden die gedanklichen Assoziationen zum Schmerz statt. Hat man z. B. Befürchtungen bezüglich der Verletzung? Urteilt man über

Das Schmerzzentrum

In unserem Gehirn existiert ein klar verortbares Schmerzzentrum. Interessanterweise werden bei Schmerzen auch Areale des Gehirns aktiviert, die normalerweise für andere Funktionen zuständig sind, wie z. B. Körperwahrnehmung, Aufmerksamkeitssteuerung, Erwartungen, Entscheidungsfindung, Emotionsverarbeitung. Hier wird deutlich, dass Schmerz Einfluss auf verschiedene Systeme hat und andersherum durch diese Systeme beeinflusst bzw. ausgelöst werden kann. In der ganzheitlichen Schmerztherapie ist es also wichtig, alle »weichen« Faktoren mitzubehandeln, um eine Symptomlinderung zu erreichen. Anders gesagt: Indem wir unsere Erwartung, unsere Gedanken und Emotionen verändern, können wir unseren Schmerz beeinflussen.

1. Schmerzreiz

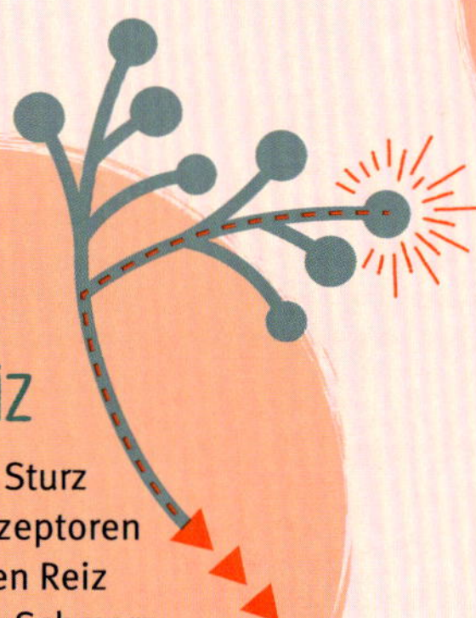

Z. B. durch einen Sturz nehmen die Nozizeptoren den mechanischen Reiz auf und leiten die Schmerzimpulse weiter.

2. Übergang

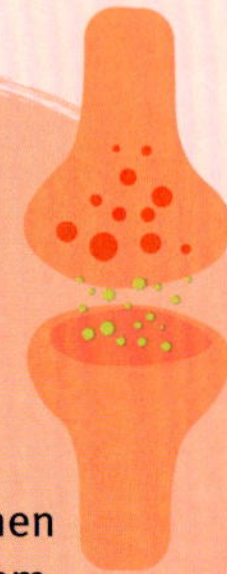

Austausch von Botenstoffen zwischen Nervenzellen aus dem Körper und Nervenzellen am Rückenmark (Hinterhorn).

SCHMERZ

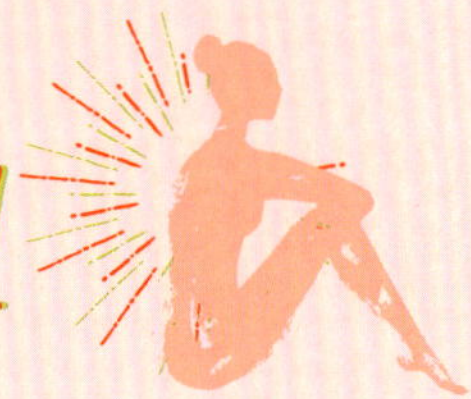

4. Schmerzintensität

Je nach Interpretation im sensorischen, kognitiven und emotionalen System entsteht die Intensität des Schmerzes.

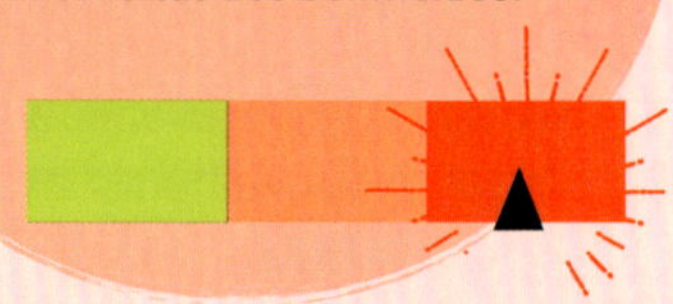

sich selbst bezüglich seiner eigenen Ungeschicklichkeit? Oder nimmt man die Verletzung auf die leichte Schulter und denkt: »Ach, das wird schon wieder, ist ja nicht so schlimm.«?

Alle drei Systeme haben Einfluss auf die Intensität des Schmerzes. Wenn Sie beispielsweise einen schlechten Tag hatten, nehmen Sie einen Stoß am Knie anders wahr als an einem Tag, an dem Sie voller Freude durch das Leben tanzen. Auch auf die Wahrnehmung und Verarbeitung von chronischen Schmerzen haben diese drei Systeme Einfluss. Wir können also die Schmerzintensität beeinflussen, indem wir unsere psychische und emotionale Verfassung aktiv beeinflussen. Sorgen wir für ein friedliches, liebevolles Leben mit ausreichend Freude, Entspannung und anderen Komponenten, die positiv zu unserer Grundstimmung beitragen, werden wir weniger Schmerzen empfinden. Aus diesem Grund ist es wichtig, die allgemeine Haltung zum Leben inklusive der psychischen Verfassung zu verbessern; hierfür finden Sie in diesem Buch eine Reihe von Übungen.

Der Prozess vom Schmerzreiz bis zur Ankunft und Verarbeitung im Gehirn wird »aufsteigende Schmerzbahn« genannt. Über »absteigende Bahnen« ist das Gehirn in der Lage, durch die Ausschüttung von Serotonin, Noradrenalin und Endorphine eine kontrollierende Wirkung auf die Schmerzempfindung auszuüben. Durch die Ausschüttung dieser Hormone werden die Schmerzen verzögert und weniger intensiv wahrgenommen. Vor allem in Gefahrensituationen oder beim Sport wird dieser Effekt sehr deutlich. Ein Fußballspieler, der sich während des

3.

Verarbeitung im Gehirn

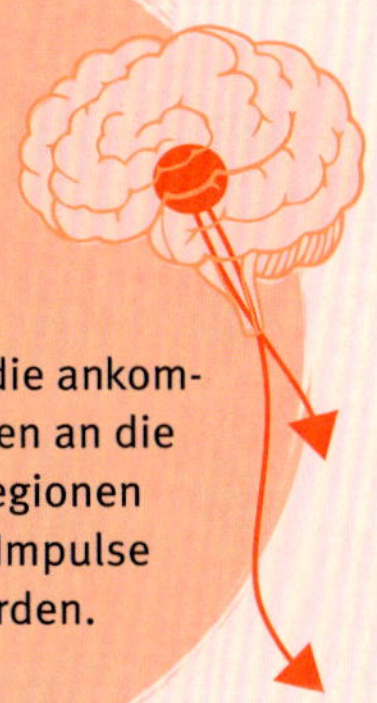

Der Thalamus leitet die ankommenden Informationen an die unterschiedlichen Regionen weiter, in denen die Impulse weiterverarbeitet werden.

Akute Schmerzen nehmen entsprechend des Heilungsgrades der verletzten Struktur ab. Bei chronischen Schmerzen liegt eine Veränderung des Schmerzverarbeitungs- und Interpretationssystems vor, weshalb die Schmerzen nicht abklingen. Zusätzlich kann sich ein Schmerzgedächtnis bilden.

« Die Entstehung von Schmerz

Spiels verletzt, nimmt erst nach dem Spiel seine Verletzung wahr. Auch bei Verkehrsunfällen kann dieser Effekt beobachtet werden. Oft spüren Betroffene während und kurz nach dem Unfall keinen oder kaum Schmerz, dieser stellt sich erst nach Stunden ein.

Wenn der Schmerz bleibt

Akute Schmerzen verringern sich in ihrer Intensität synchron zu der Schmerzursache. Je mehr z. B. eine Wunde oder ein Bruch abheilt, desto weniger Schmerzen verspürt man und desto unempfindlicher wird der verletzte Bereich. Ist der »normale« Zustand wiederhergestellt, die Wunde bzw. die Verletzung also vollständig abgeheilt, spürt man keine Schmerzen mehr.

Chronische Schmerzen werden als solche diagnostiziert, wenn Sie seit mindestens drei Monaten bestehen. Die Schmerzursache ist nicht erkennbar oder die ursprüngliche Schmerzursache besteht nicht mehr, z. B. ist eine Wunde oder ein Bruch verheilt, aber der Schmerz hält an. Forscher fanden heraus, dass bei chronischen Schmerzen die Schmerzreize im Hinterhorn ungehindert weitergeleitet werden. Es wird nicht mehr abgewogen, ob ein Reiz im Gehirn als Schmerz wahrgenommen werden soll, sondern die Reize fließen »reibungsloser« zum Gehirn, wo sie als Schmerz interpretiert und weiterverarbeitet werden.

Betroffene sind dadurch sensibler und spüren Schmerz schneller als Menschen, bei denen dieser Prozess nicht gestört ist – schon sehr geringe Reize genügen nun für eine Schmerzempfindung. Es hat sich ein »Schmerzgedächtnis« entwickelt, der Schmerz hat sich quasi tief eingebrannt und die Verbindungswege zum Gehirn sind wie eine Autobahn bestens ausgebaut. Im Gehirn ist außerdem nachweisbar, dass sich in den Schmerzknotenpunkten mehr Sensoren bilden, die Schmerzen wahrnehmen, sodass kleinste Reize als Schmerzen interpretiert werden. Durch die »Dauerdurchlässigkeit« können Schmerzen ohne Ursache entstehen oder andauern, wenn die Ursache selbst schon längst verschwunden ist. Der Schmerz ist zur eigenständigen Erkrankung geworden.

» Eine gute Nachricht: Die Sensoren verändern sich ständig. Das heißt, dass wir die Entstehung neuer Sensoren positiv beeinflussen können, die dann nicht mehr so schmerzempfindlich sind. «

Wie ein Schmerzgedächtnis entsteht

Verschiedene Faktoren können die Entstehung eines Schmerzgedächtnisses begünstigen. Ich erlebe des Öfteren Menschen, die eine Verletzung oder einen (schweren) Unfall erlitten haben und nicht adäquat behandelt worden sind. Verletzungen, die z. B. durch Unfälle verursacht werden, benötigen eine individuelle Behandlung. Viele Behandlungsabläufe sind jedoch standardisiert. Für eingehende Untersuchungen, Ursachenforschung und geeignetere Behandlungsmöglichkeiten haben die Ärzte oft nicht ausreichend Zeit. Häufig wird nur das Symptom bekämpft, anstatt nach tiefer liegenden Ursachen zu suchen. Auch besitzen die meisten Ärzte zu bestimmten Krankheitsbildern, wie zum Beispiel chronischen Schmerzen, kein dezidiertes Fachwissen. Erhält man ein Rezept für eine Physiotherapie, ist diese meist auf wenige, kurze Behandlungen beschränkt. Innerhalb von 20 Minuten ist es dem Therapeuten kaum möglich, ein aussagekräftiges Gespräch zu führen, den Patienten zu beraten und zu behandeln. Die Zeit ist sehr knapp kalkuliert.

Ich habe dies am eigenen Leib erlebt: Im Alter von 19 Jahren erlitt ich einen Auffahrunfall. Urplötzlich gab, als ich an einer Ampel stand, der Motor den Geist auf und direkt im Anschluss gab es einen Knall! Ein großer Geländewagen hat mich mit etwa 50 km/h erwischt. Für einen Moment verlor ich das Bewusstsein. Als ich allmählich zu mir kam, fand ich mich auf der Rückbank wieder. Ja, ich war angeschnallt gewesen. Der Aufprall war jedoch so stark, dass die Rückenlehne meines Sitzes nachgab. Ich nahm wahr, wie eine junge Dame ganz hysterisch nach mir schaute und um Hilfe rief. Ich raffte mich auf und sagte: »Es ist alles in Ordnung, ist nichts passiert. Das Auto wollte ich ohnehin nicht mehr fahren.« Ich versicherte ihr, alles sei bestens. Tatsächlich verspürte ich keinerlei Schmerzen und ließ sie weiterfahren.

Nach etwa 15 Minuten traf die Polizei am Unfallort ein. Während eine Polizistin meine Daten aufnahm, erkundigte sie sich nach meinem Befinden. Auch ihr teilte ich mit, dass ich mich gut fühle. Sie riet mir, schnellstmöglich ein Krankenhaus aufzusuchen, sobald sich Schmerzen bemerkbar machen sollten. Ich verstand zunächst nicht, warum sie mir das sagte. Vollkommen unerwartet traten jedoch nach etwa einer Stunde diffuse Schmerzen in meinem Schulter-Nacken-Bereich auf, die sich auch in meinem Kopf bemerkbar machten. Ich folgte dem Rat und suchte das nächste Krankenhaus auf. Nachdem festgestellt worden war, dass keine Knochen gebrochen waren, wurde mir eine sogenannte Halskrawatte umgebunden. So nannte man damals Halskrausen, die man nicht eigenständig durch Klettverschlüsse verstellen oder abnehmen konnte. Etwa 10 Tage konnte ich dadurch meinen Kopf, den Nacken und die Schultern nicht bewegen. Im Anschluss erhielt ich über mehrere Wochen eine Kortison-Injektionstherapie durch einen Orthopäden sowie Massagen und Wärmebehandlungen. Nachdem diese Maßnahmen vorüber waren, war ich auf mich allein gestellt.

Die damals hauptsächlich betroffene Region (Hals-Schulter-Nacken-Bereich) ist diejenige, mit der ich die größten Probleme in Zusammenhang mit meiner chronischen Schmerzerkrankung hatte. Die Schmerzregion vergrößerte sich mit der Zeit, sodass zunächst mein gesamter Rücken betroffen war. Dann kamen die Arme und Hände hinzu, später plagten mich Schmerzen am ganzen Körper. Die Schmerzen hatten sich verselbstständigt und waren komplett außer Kontrolle geraten.

Tatsächlich war der Unfall aber nicht der Anfang von allem gewesen, denn wie weiter oben bereits erwähnt, litt ich bereits als 15-Jähriger unter chronischen Schmerzen. Eine Tendenz zur Chronifizierung von Schmerzen war offensichtlich in meinem Körper prinzipiell vorhanden. Der Unfall verschlimmerte aber die Schmerzintensität um ein Vielfaches. Trotz vieler »alternativer« Therapiemaßnahmen, wie Stoßwellentherapie, Osteopathie und Akupunktur, erfuhr ich keine Linderung.

In dieser persönlichen Geschichte finden sich einige Faktoren, die die Entstehung eines Schmerzgedächtnisses begünstigen:

1. eine bereits vorhandene Tendenz
2. eine inadäquate/zu kurze/nicht individuell abgestimmte Therapie

3. Unwissenheit darüber, wie man selbst Einfluss auf die Schmerzen nehmen und das Schmerzgedächtnis löschen bzw. »überschreiben« kann.

Bei chronischen Schmerzen ist auf neuronaler Ebene eine Überaktivierung des Sympathikus (Seite 25) und dadurch ein erhöhter Adrenalinspiegel nachweisbar. Der Körper befindet sich permanent in Alarmbereitschaft, obwohl keine Gefahr droht. Dadurch entsteht eine dauerhafte Anspannung in der Muskulatur, die den Schmerz langfristig verstärkt und dafür sorgt, dass er sich weiter ausbreitet. Durch die Aktivierung des sympathischen Nervensystems wird ein komplexer hormoneller Vorgang ausgelöst: Im Hypothalamus wird das Hormon ACTH (adrenokortikotropes Hormon) ausgeschüttet. Durch die Ausschüttung von ACTH werden in den Nebennieren Stresshormone, wie z. B. Cortisol, produziert. Es spielt dabei keine Rolle, ob bestimmte Erlebnisse, die uns in Angst und Schrecken versetzt oder uns psychisch auf eine andere Art und Weise (z. B. Stress am Arbeitsplatz) belastet haben, bereits der Vergangenheit angehören, unser Körper agiert nach wie vor, als wären sie noch präsent.

Zum Schutz meines Körpers waren die neuronalen Vorgänge, die während des Unfallhergangs automatisch abliefen, sinnvoll und notwendig, um mich am Leben zu erhalten und vor Schmerzen zu schützen. Dadurch jedoch, dass viele Faktoren bei der Behandlung nicht berücksichtigt worden waren, saß diese Momentaufnahme (muskuläre Anspannung, permanente Alarmbereitschaft) zum Selbstschutz noch lange in meinem Körper.

Nicht nur vor Unfällen versucht unser Körper uns zu schützen. Sind wir als Kind bestimmten Situationen wie z. B. Misshandlungen, schutzlos ausgeliefert, beginnt ein automatischer Prozess im Körper, der uns auch vor derartigen Schmerzen schützt. Ist ein Kind bestimmten Umständen gegenüber machtlos, spaltet sich das Bewusstsein vom Körper ab, damit der Mensch die Situation überleben kann. Dies wird auch Dissoziation (Seite 39) genannt. Werden körperliche oder seelische Erlebnisse, in denen sich unser Körper durch Abspaltung oder eine erhöhte Hormonausschüttung geschützt hat, nicht durch Therapiemaßnahmen »bereinigt«, so tragen wir auf zellulärer und hormoneller Ebene all jene Geschehnisse nach wie vor mit uns herum.

Um einen positiven Einfluss auf chronische Schmerzen nehmen zu können, müssen wir sie aus verschiedenen Richtungen angehen. Es würde nicht viel bringen, Schmerzen nur auf der körperlichen Ebene zu behandeln, wenn die Ursachen nicht körperlicher Art sind. Deshalb biete ich Ihnen in diesem Buch verschiedene Mentaltechniken an, die nicht nur Ihre Schmerzen positiv beeinflussen werden, sondern durch die Sie viele Umstände so zu betrachten lernen, dass sie langfristig ein erfüllteres und glücklicheres Leben führen werden.

Risikofaktoren

Welche Risikofaktoren gibt es, die die Entstehung von chronischen Schmerzen begünstigen?

Einige von ihnen habe ich in meiner Geschichte bereits erwähnt. Prinzipiell können neben einer unzureichenden Therapie noch eine Reihe weiterer Faktoren einen Einfluss auf die Schmerzverarbeitung haben und eine Chronifizierung fördern.

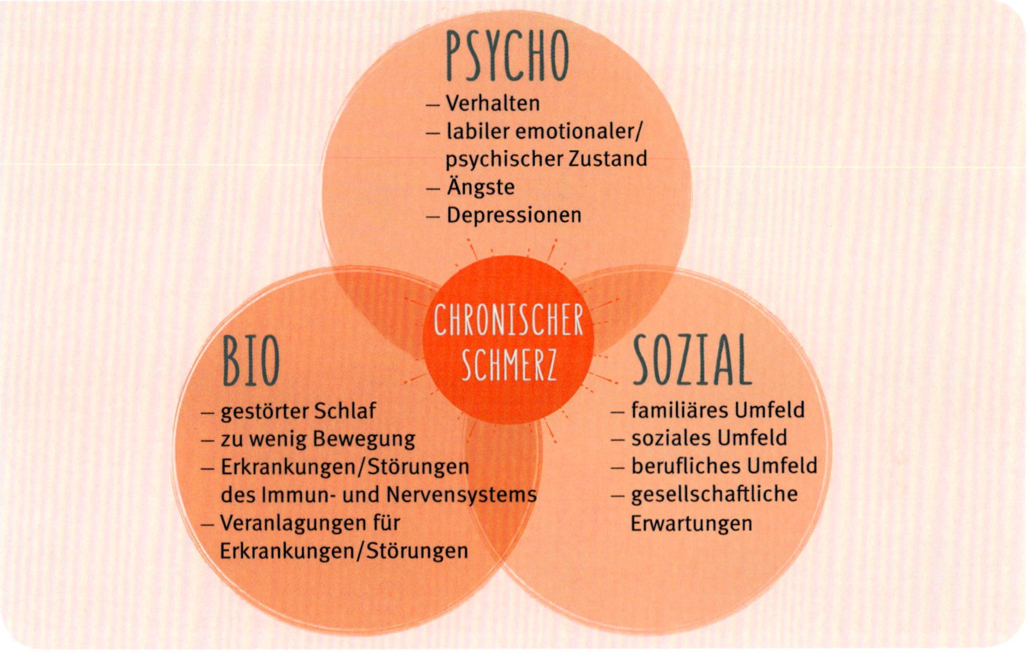

Das biopsychosoziale Schmerzmodell bei chronischen Schmerzen

Dazu gehören:

- mangelnde Resilienz; mit einer gut ausgeprägten Widerstandskraft können wir eher mit Herausforderungen umgehen.
- mangelndes Wissen über Schmerzen und dadurch Fehlschlüsse wie z. B. »Bewegung bei Schmerzen ist schädlich«, »man kann eh nichts ändern« etc.
- labiler emotionaler/psychischer Zustand des Betroffenen, z. B. Ängste und depressive Verstimmungen
- Probleme im familiären und sozialen Umfeld
- Schwierigkeiten im Beruf oder negative Erfahrungen, wie Kündigung, Mobbing etc.

In modernen Schmerzkliniken wird der Patient auf Basis des biopsychosozialen Schmerzmodells mit einer multimodalen Schmerztherapie behandelt. Das biopsychosoziale Schmerzmodell inkludiert alle wesentlichen Faktoren, die eine Chronifizierung durch die Wechselwirkung von körperlichen, psychischen und sozialen Faktoren begünstigen.

Aufgrund der Tatsache, dass an der Entstehung und Chronifizierung von Schmerzen mehrere Faktoren beteiligt sind, enthält dieses Buch nicht nur körperliche Übungen. Die verschiedenen Einflussfaktoren müssen in Einklang gebracht werden, um langfristig frei von Schmerzen sein zu können. Deshalb möchte ich Sie dazu einladen, sowohl die körperlichen als auch die mentalen Übungen konsequent anzuwenden. Das Buch soll Sie unabhängig von weiteren Behandlungsmaßnahmen darin unterstützen, alle Faktoren, die den Schmerz begünstigen, zu minimieren und durch Maßnahmen zu ersetzen, die Ihnen dabei helfen, ein Leben mit weniger oder keinem Schmerz genießen zu können.

Das Nervensystem

Sehen wir uns einmal das Nervensystem an, das für unsere fehlgeleitete Schmerzempfindung verantwortlich zeichnet, außerdem die Wichtigkeit des Gleichgewichts zwischen Sympathikus und Parasympathikus und die komplexen Mechanismen, die bei der Verarbeitung von Reizen eine entscheidende Rolle spielen.

Unser Nervensystem besteht aus zwei Einheiten:

- dem zentralen Nervensystem, bestehend aus Gehirn und Rückenmark
- dem peripheren Nervensystem, bestehend aus allen Nervenbahnen, die sich außerhalb von Gehirn und Rückenmark befinden

Das zentrale Nervensystem ist für die Steuerung der Skelettmuskulatur, das Denken und die Informationsverarbeitung, die Organfunktionen und für unsere emotionalen Vorgänge zuständig.

Das periphere Nervensystem verarbeitet alle Informationen, die aus dem zentralen Nervensystem kommen, und lässt uns entsprechend reagieren und handeln. Informationen aus der Peripherie werden wiederum an das zentrale Nervensystem weitergeleitet. Diese werden dort verarbeitet und eine Antwort wird an die Peripherie zurückgeschickt.

Zum peripheren Nervensystem gehören

- das somatische Nervensystem
- das vegetative Nervensystem

Das somatische Nervensystem ist für die willkürlich steuerbaren Funktionen des Körpers zuständig. Wir nehmen Informationen von außen auf und können bewusst entscheiden, wie wir auf diese reagieren. Nehmen Sie beispielsweise, während Sie auf einem Stuhl sitzen, die Information wahr, dass dieser unbequem ist, können Sie die Entscheidung treffen, Ihre Sitzposition zu verändern oder aufzustehen. Es entsteht ein Handlungsimpuls, dem Sie willkürlich nachgehen können.

Beim vegetativen Nervensystem (VNS), auch autonomes Nervensystem genannt, handelt es sich um den Teil des peripheren Nervensystems, den wir nicht willentlich beeinflussen können. Alle lebenswichtigen Körperfunktionen aufrechtzuerhalten ist eine seiner Aufgaben, die Funktionen der inneren Organe, die Durchblutung, Hormonregulierung, Stoffwechselvorgänge, Kreislauf, Herzschlag, Atmung und Verdauung, um nur einige zu nennen. Das vegetative Nervensystem besteht aus zwei Regulatoren: Sympathikus und Parasympathikus. Der Sympathikus mobilisiert den Körper und versetzt ihn in die Lage, zu kämpfen oder zu fliehen bzw. körperliche oder geistige Leistungen zu vollbringen. Der Parasympathikus ist der Gegenpol, er sorgt für Entspannung und Ruhe. Den Sympathikus kann man mit einem Gaspedal eines Autos und den Parasympathikus mit dem Bremspedal vergleichen. Diese zwei Anteile arbeiten idealerweise so zusammen, dass ein optimales inneres Gleichgewicht aufrechterhalten bleibt bzw. jeder Anteil situationsangemessen mal überwiegt und mal in den Hintergrund tritt. Auch wenn wir hierauf keinen willentlichen Einfluss haben, können wir das Aufrechterhalten dieser inneren Balance unterstützen. Dies spielt bei der Reiz- und Schmerzverarbeitung eine wichtige Rolle.

Wenn wir eine Information wahrnehmen, werden entsprechende Signale an das Gehirn weitergeleitet und es erfolgt eine Antwort, die eine Reaktion auslöst.

Unser Gehirn bekommt auf drei unterschiedlichen Wegen Informationen/Input. Die erste Möglichkeit ist die »Exterozeption«. Mit unseren fünf Sinnen (Riechen, Tasten, Schmecken, Hören und Sehen) nehmen wir Informationen von außen auf.

Unter Interozeption versteht man das Wahrnehmen der Vorgänge im Innern des Körpers. Dazu gehören Informationen, die die Organe aussenden, die Atemfrequenz, Herzfrequenz, Thermoregulation und die Selbstwahrnehmung.

Propriozeption, auch Tiefensensibilität genannt, bezeichnet eine komplexe Sinneswahrnehmung, die das Gehirn über den Aktivitätszustand der Gelenke, Muskeln und Sehnen informiert. Durch diese Mechanismen müssen wir z. B. nicht nachdenken, wenn wir eine Treppe hinauf- oder hinabgehen oder plötzlich auftauchenden Objekten ausweichen. Unser Körper stellt die dafür notwendige Motorik und Aktivität ohne unser bewusstes Zutun zur Verfügung.

Nach der Informationswahrnehmung folgt die Verarbeitung bzw. die Interpretation. Jeder Mensch reagiert individuell auf dieselbe Information. Die bisherigen Lebenserfahrungen spielen bei der Interpretation eine entscheidende Rolle. Die Reaktionen gründen dabei auf den beiden Hauptfunktionen des Nervensystems: 1. Überleben sichern. 2. Für Bewegung sorgen.

Als Output bezeichnet man unsere persönliche Reaktion auf das Wahrgenommene.

Dieser Punkt ist für uns interessant, denn: Liegen Defizite in der Verarbeitung von Informationen vor, können diese eine reduzierte Beweglichkeit, reduzierte Kraft und eine erhöhte Muskelspannung hervorrufen, was wiederum zu chronischen Schmerzen führen kann.

Sympathikus und Parasympathikus

Wie oben erwähnt, sorgen Sympathikus und Parasympathikus für eine optimale Balance u.a. in der Hormonregulierung, in den Stoffwechselvorgängen, im Herz-Kreislauf-System und bei der Atmung. Befindet sich unser vegetatives Nervensystem im Gleichgewicht, so stehen die Chancen gut für eine körperliche und geistige Gesundheit. Durch eine mangelnde Regulationsfähigkeit im vegetativen Nervensystem kann eine Dysbalance entstehen, die wiederum zu einem geschwächten Immunsystem, einem hohen Muskeltonus (Seite 67), diversen psychischen Problemen und chronischen Schmerzen führen kann. Oft liegt eine Überreizung des Sympathikus vor, die uns innerlich in einer chronischen Alarmbereitschaft hält. Unsere Stoffwechselvorgänge können in diesem Zustand nicht optimal funktionieren, da unser gesamtes körperliches System den Gegenspieler des Sympathikus, den Parasympathikus braucht, um optimal zu funktionieren.

Evolutionsgeschichtlich wurde der Sympathikus aktiviert, wenn eine Gefahr vorlag. Als Beispiel sei hier der berühmte Säbelzahntiger genannt. Unser Nervensystem möchte zu jeder Zeit unser Überleben auf optimale Weise sichern. Das heißt, dass sich in der Konfrontation mit Gefahr unser Nervensystem in den sympathikotonen Zustand schaltet, um alle Ressourcen für eine Kampf- oder Fluchtreaktion bereitzustellen. Das Gehirn wechselt in den Überlebensmodus, der Herzschlag wird beschleunigt, die Bronchien werden geweitet, der Blutdruck wird erhöht, die Aktivität des gesamten Verdauungstraktes wird lahmgelegt. Eine gute Versorgung der Muskeln mit Nähr- und Sauerstoff ist somit gewährleistet, um spontane, überlebenswichtige Entscheidungen treffen zu können. Am Beispiel des Säbelzahntigers heißt das: Kämpfen oder Weglaufen. Hauptsächlich wird in diesem Fall der Transmitter Noradrenalin ausgeschüttet, eine chemische Substanz, die Nervenverbindungen an Synapsen aktiviert.

Nun begegneten unsere Vorfahren nicht allstündlich einem Säbelzahntiger, sondern sie waren nur gelegentlich mit Gefahrensituationen konfrontiert und konnten dann wieder entspannen. Unser heutiger Lebensstil hingegen begünstigt eine dauerhafte Überaktivierung des Sympathikus. Der Säbelzahntiger kommt im Gewand von Zeit- und Leistungsdruck, Verantwortung, Reizüberflutung, dem Bedürfnis, es anderen recht zu machen, mangelndem Selbstwertgefühl, chronischem Schlafmangel und vielen weiteren gesellschaftlichen und persönlichen Faktoren. Wir sind im Alltag immer mehr Reizen ausgesetzt und unsere Welt ist in den letzten Jahren immer schnelllebiger geworden. Immer mehr müssen wir funktionieren, konkurrieren, uns mit anderen vergleichen, dürfen keine Schwäche zeigen und haben kaum Zeit für Ruhe im Alltag. Wir hetzen von A nach B und am Abend erwarten uns die privaten und häuslichen Pflichten. Zum Abschalten greifen wir zu ungesundem Essen, schalten den Fernseher ein, um uns berieseln zu lassen, rauchen und trinken Alkohol. Eine dauerhafte Schieflage führt unweigerlich zu verschiedenen körperlichen und psychischen Erkrankungen. Ein Burnout-Syndrom ist ein typisches Ergebnis einer dauerhaften sympathikotonen Übererregung.

Um unseren Muskeltonus (Seite 67) zu senken, den Organen Gelegenheit zur Regeneration zu geben und die allgemeine Balance im Körper wiederherzustellen, sind aktive, bewusste Ruhephasen vonnöten. Herrscht Balance im autonomen Nervensystem, haben Gelenk- und Rückenerkrankungen, Schmerzen und eine allgemeine Krankheitsanfälligkeit wenig Chance, sich zu manifestieren und zu chronifizieren. Unsere Zellen und Organe arbeiten reibungslos, unser Hormonhaushalt befindet sich im Gleichgewicht, wodurch unsere Abwehrkräfte gestärkt sind. Wir müssen also für ausreichend bewusste und aktive Erholung sorgen, um hauptsächlich Acetylcholin ausschütten zu können, damit unser Parasympathikus für aufbauende Vorgänge sorgen kann.

Die Vergangenheit als Grundlage der Regulationsfähigkeit

Neben den Herausforderungen, die wir derzeit in unserem Alltag erleben, die unseren Sympathikus in einen überaktiven Zustand versetzen, haben unsere vergangenen Erfahrungen und Erlebnisse ebenfalls einen großen Einfluss auf unser Nervensystem. Die hormonellen Vorgänge im Körper entstehen unter anderem durch unsere Empfindungen. Ganz gleich, wie weit Erlebnisse zurückliegen, die unseren Sympathikus in einen überaktiven Modus versetzt haben: Wenn wir nach dem Erleben nicht in der Lage sind, uns selbst wieder zu regulieren und zurück in die Balance zu finden, tragen wir die Ursache für eine Überaktivität weiterhin in uns.

Ein Beispiel: Tim und Udo sind beide als Verwaltungsfachangestellte für eine große Firma tätig. Vor etwa 20 Jahren, frisch nach ihrer Ausbildung, haben beide in ähnlicher Position begonnen. Beide sind verheiratet und Väter zweier Kinder. Aufgrund der wirtschaftlichen Lage werden mehrere Angestellte gekündigt, darunter auch Tim und Udo. Tim ist im ersten Moment vollkommen überrascht und traurig. Zu Hause angekommen, spricht er mit seiner Frau Lisa darüber. Lisa tröstet ihn, spricht ihm gut zu und sieht optimistisch in eine neue Zukunft. Tim ist zwar noch recht geknickt, kann sich aber in den darauffolgenden Tagen gut mit den Tatsachen arrangieren. Seine Trauer weicht allmählich, sodass er immer positivere Gedanken entwickelt und motiviert in seine Zukunft blickt. Er erkennt außerdem das Positive an der Situation: Er kann Zeit mit seiner Frau und mit seinen Kindern verbringen, während er sich beruflich umorientiert. Und er erkennt auch, dass er sowieso nicht glücklich mit der Arbeitsstelle gewesen war und tief im Inneren etwas ganz anderes machen möchte. Also nutzt er die Gelegenheit und beschäftigt sich mit seinen wahren Interessen und informiert sich über Möglichkeiten, seinen eigentlichen Berufswunsch zu verwirklichen.

Udo ist ebenfalls fassungslos, als er die Information von seinem Chef vermittelt bekommt. Schon im Gespräch gehen ihm Horrorszenarien durch den Kopf. Er bekommt Schweißausbrüche, sein Herz schlägt schneller, er spürt eine Enge in der Brust. Aufgrund des Kloßes im Hals ist er nicht in der Lage, seine Gefühle auszudrücken und schluckt alles hinunter. Udo ist am Boden zerstört. Die Gespräche mit seiner Frau machen ihm keinen Mut. Das Gefühl seiner eigenen Wertlosigkeit steigt Tag für Tag. Kurz nach seiner Entlassung verfällt er in Depressionen und muss therapeutische Hilfe suchen, um beruflich wieder Fuß fassen und sich wieder um seine Kinder und seine Frau kümmern zu können.

Eine zunächst einmal »neutrale« Information hat zwei Menschen erreicht, die sich in ähnlichen Lebenslagen befinden. Während Tim seine Trauer schnell überwinden kann und sich hauptsächlich auf die positiven Seiten seiner Entlassung fokussiert, kommt Udo ohne professionelle Hilfe mit seiner Situation nicht gut zurecht. Seine Selbstregulation funktioniert nicht ausreichend und er befindet sich in einer Dysbalance.

Das Beispiel zeigt: Wie wir mit Erlebnissen und Erfahrungen umgehen, beeinflusst dauerhaft unser Wohlbefinden. Aus diesem Grund ist es wichtig, unsere innere Haltung gewissen Erlebnissen und Personen gegenüber zu verändern, um einen positiven Effekt auf unsere Regulationsfähigkeit und unsere Gesundheit zu bewirken. Wir müssen lernen, mit der Vergangenheit Frieden zu schließen, um uns innerlich ausgeglichen zu fühlen. Buchstäblich müssen wir loslassen. Wenn wir auf der geistigen und emotionalen Ebene lernen, loszulassen, so wird sich unser Körper ebenfalls entspannen können und der Muskeltonus sinkt. Halten wir jedoch an nicht förderlichen oder schädlichen Gedanken fest, indem wir andere verurteilen, Wut, Groll und Hass empfinden, wird sich unser Körper nicht entspannen und heilen können.

Die Wichtigkeit und Notwendigkeit, im Hier und Jetzt verweilen zu können, möchte ich an dieser Stelle ebenfalls kurz erwähnen. Ich halte eine regelmäßige Meditationspraxis für unumgänglich, wenn es um eine ganzheitliche Gesundheit geht. Inzwischen gibt es viele fundierte und anerkannte Studien, die die positiven Effekte der Meditation belegen. Um nur ein paar positive Aspekte einer regelmäßigen Meditation zu nennen: Sie erlangen Kontrolle über Ihre Gedanken und sind Ihren Gefühlen weniger stark ausgeliefert. Ihre Regulationsfähigkeit wird gestärkt. Ihre psychische Widerstandsfähigkeit steigt, Sie reagieren nicht mehr überemotional und

Frühe Grundlagen

Der Grundstein für unsere Selbstregulationsfähigkeit wird Forschungen zufolge bereits im pränatalen Stadium gelegt. In diesem Stadium ist der Embryo mit dem Nervensystem der Mutter verbunden. Das bedeutet, dass das Baby den Hormonen der Mutter schutzlos ausgeliefert ist. Es nimmt alles wahr, was die Mutter fühlt und denkt. Wir übernehmen also schon im Bauch unserer Mama eine Veranlagung dafür, wie wir später mit Herausforderungen im Leben umgehen werden. Während der gesamten Kindheit und Jugend verfestigen sich diese Mechanismen. Die Bindung zu den Eltern spielt neben dem generellen Umfeld (Schule, Freunde, Bekannte, Familienangehörige etc.) und weiteren Informationskanälen dabei die entscheidendste Rolle. Auf dieses Thema werden wir später intensiver eingehen.

handeln mit mehr Bedacht, anstatt aus dem Affekt heraus. Sie werden sich Ihren wahren Bedürfnissen bewusst. Und der positive Effekt auf den chronischen Schmerz soll hier nicht unerwähnt bleiben.

Der Vagusnerv

Der Vagusnerv ist der längste unserer 12 Hirnnerven und der größte Anteil des Parasympathikus. Vom Hirnstamm entspringend, ist er an der Regulation fast aller inneren Organe beteiligt und kontrolliert unter anderem den Blutzucker, die Atmung und die Herzfrequenz. Er erhält zudem die Kommunikation zwischen dem Bauchhirn und dem Kopfhirn aufrecht: Informationen aus den Verdauungsorganen werden an das Gehirn weitergeleitet und vom Gehirn zurück zu den Verdauungsorganen.

Der Vagusnerv wird laut der Polyvagal-Therorie (nach Dr. Stephen W. Porges) in einen vorderen und einen hinteren Nerv unterteilt. Der vordere ist bei einem gesunden Organismus vorherrschend. Zu seinen Aufgaben gehören Selbstheilung, Erholung, Verdauung, Kontakt und Kommunikation. Ist unser System jedoch überfordert, kann der Sympathikus aktiviert werden und wir geraten innerlich in den Kampf-oder-Flucht-Modus. Oder aber unser Nervensystem löst den »Totstellreflex« aus. Hierbei übernimmt der hintere Teil des Vagusnervs das Ruder. Zu beobachten ist dieser Reflex bei Tieren sehr gut, wenn sie keinen Ausweg mehr sehen und dies die einzige Möglichkeit darstellt, sich vor dem Feind zu schützen. Dieser Selbstschutzmechanismus kann sich auch bei uns Menschen automatisch aktivieren. Traumatische Erlebnisse, die wir nicht gut verarbeiten konnten, können uns durch diese Mechanismen noch immer in einer Art Schockstarre halten, was sich durch chronische Schmerzen, übermäßige Erschöpfung, Depressionen, flachen Atem und weitere Symptome bemerkbar machen kann. Im Abschnitt Dissoziation (Seite 39) gehen wir etwas genauer darauf ein.

Ist der Vagusnerv gut entwickelt und »stark«, können wir emotionale Erlebnisse gut verarbeiten und kompensieren und uns nach stressigen Situationen schnell wieder erholen. Ist die regulative Funktion dieses wichtigen Nervs eingeschränkt, erhöht sich die Anfälligkeit für Erkrankungen, psychische Störungen und Störungen des Herz-Kreislauf-Systems deutlich.

Viele Übungen im Praxisteil dieses Buches stimulieren den Vagusnerv so, dass dieser aktiviert wird und somit regulativ wirken kann.

Erkrankungen im Zusammenhang mit Schmerz

Befassen wir uns kurz mit einigen konkreten medizinischen Krankheitsbildern rund um das Thema Schmerz. Oft beeinflussen und befördern sich die folgenden Krankheiten gegenseitig.

Neben undifferenzierten chronischen Schmerzen gibt es auch konkrete Schmerzerkrankungen, die ich hier vorstellen möchte. Zudem können mit chronischen Schmerzen, egal wodurch sie ausgelöst werden, diverse Begleiterscheinungen/-erkrankungen einhergehen, denen wir uns ebenfalls widmen wollen.

Ein Hinweis vorweg: Lassen Sie sich nicht dazu verleiten, sich einzureden, an allem erkrankt zu sein, wovon Sie in diesem Buch lesen. Das ist schnell passiert; Ärzte können ein Lied singen von Patienten, die »Dr. Google« konsultiert haben und sich daraufhin die fürchterlichsten Erkrankungen einbilden. Ich kenne das Phänomen auch selbst: Beim Besuch der »normalen« Heilpraktikerschule, in der es primär um körperliche Erkrankungen und deren Behandlungsmöglichkeiten geht, identifizierte ich mich mit allen Krankheiten, die wir durchnahmen. In der einen Woche litt ich unter Herzrhythmusstörungen, in der darauffolgenden Woche an Nierenversagen, in der Woche darauf an Hepatitis C. Aber natürlich bildete ich mir die Symptome nur ein. Während des Studiums zum Heilpraktiker für Psychotherapie geschah das Gleiche mit den psychischen Erkrankungen: Mal hatte ich eine schwere Depression, danach eine stark ausgeprägte Zwangsneurose, darauf folgte eine psychische Störung mit organischer Ursache. Mit der Zeit und weiteren Fortbildungen lernte ich, alles etwas nüchterner zu betrachten und mich nicht mit jeder einzelnen Erkrankung zu identifizieren.

Langer Rede kurzer Sinn: Versuchen Sie die Informationen ganz nüchtern und neutral zu lesen. Sie sollen Ihr Verständnis erweitern, denn je mehr Sie wissen, desto besser wissen Sie, was Sie für sich selbst tun können. Ob Sie nun an einer der erwähnten Erkrankungen leiden oder nicht, Sie können es schaffen, durch die Übungen in Zusammenhang mit Ihrem neuen Mindset ein erfüllteres Leben führen. Haben Sie wirklich einen begründeten Verdacht auf eine Erkrankung, suchen Sie einen entsprechend spezialisierten Arzt auf oder sprechen Sie mit Ihrem Hausarzt darüber. Er berät Sie sicher gern.

Fibromyalgie-Syndrom (FMS)

Das Fibromyalgie-Syndrom gehört zu den chronischen Schmerzerkrankungen, die sich seit einigen Jahren auf dem Vormarsch befinden. Man geht aktuell von ca. 2 % Betroffenen in der deutschen Bevölkerung aus. Zu den Hauptsymptomen gehören chronische Schmerzen (seit mindestens drei Monaten), Schlafstörungen, schnelle Erschöpfung, Abgeschlagenheit, mangelnde Konzentrationsfähigkeit. Außerdem können zusätzlich Beschwerden der inneren Organe auftreten (Verdauungsorgane, Herz, Lunge). Psychische Erkrankungen, wie Depressionen oder eine Angststörung sowie überempfindliche Sinneswahrnehmungen, ähnlich der Hochsensibilität, sind ebenfalls typische Begleitsymptome.

Ist es bei Ihnen zu einer Diagnose gekommen, haben Sie vermutlich einen langen Leidensweg hinter sich. Denn um ein Fibromyalgie-Syndrom zu diagnostizieren, ist es notwendig, andere Erkrankungen auszuschließen. Erst dann ist es möglich, eine sichere Diagnose zu stellen. Daher haben Fibromyalgie-Betroffene vorher oft eine lange Ärzte-Odyssee hinter sich. Leider kennen sich längst nicht alle Ärzte mit der Erkrankung aus, und es gibt auch solche, die schlicht negieren, dass sie existiert, und den Patienten unterstellen, sie bildeten sich die Beschwerden ein. Wenn die Diagnose gestellt wurde, sollten Sie sich darum unbedingt in die kompetenten Hände eines mit dieser Erkrankung erfahrenen Arztes begeben.

Aktuellen Forschungen zufolge gibt es bei Fibromyalgie-Patienten Auffälligkeiten in verschiedenen Hirnregionen, die für die Schmerzverarbeitung zuständig sind. Interessant ist, dass nicht nur eine Überreaktion auf Sinneswahrnehmungen vorliegt, sondern auch eine überempfindliche Schmerzwahrnehmung. Kleine muskuloskeletale Veränderungen, leicht erhöhte muskuläre Anspannung oder winzige Verletzungen können stärkere Schmerzen auslösen als bei Nichtbetroffenen. Vermutlich sind die Nervenzellen übersensibilisiert, die für die Schmerzwahrnehmung verantwortlich sind (nozizeptive Neuronen). Dadurch werden die Schmerzen verstärkt wahrgenommen.

» *Die Reizverarbeitung des Gehirns kann durch traumatische Lebensereignisse, Leistungsdruck, Stress, Anspannung oder psychisch-emotionale Probleme beeinträchtigt sein.* «

Neben der erhöhten Sensibilität des Nervensystems liegen Störungen des körpereigenen

Schmerzhemmsystems vor. Vermutlich entsteht dieser Effekt durch den mangelnden Schlaf und die dadurch geringe Regulation im Nervensystem. Nur durch ausreichend Schlaf und Erholung ist es dem Nervensystem möglich, Botenstoffe auszuschütten, die die Schmerzwahrnehmung regulieren.

Mögliche Ursachen

Eine klare Ursache zur Entstehung gibt es (noch) nicht. Vermutet wird nicht eine einzige Ursache, sondern eher ein Bündel bzw. Verkettungen von Ursachen. Hier bringt hoffentlich weiterführende Forschung in der Zukunft Klarheit und möglicherweise auch neue Behandlungsmöglichkeiten. Es gibt mehrere Forschungsansatzpunkte:

So könnte zum Beispiel eine genetische Veranlagung eine Rolle spielen, ebenso bakterielle oder virale Infektionen, die dem Krankheitsgeschehen vorausgingen. Bei vielen Betroffenen sind erhöhte Konzentrationen verschiedener Antikörper nachweisbar, was darauf schließen lässt, dass das Immunsystem eine zentrale Rolle bei der Entstehung dieser chronischen Schmerzerkrankung spielen könnte. In Verdacht steht außerdem eine Beeinträchtigung des Reparaturvorgangs, mit dem Mikrotraumata in Muskeln, Sehnen und Gelenken behoben werden. Das könnte auch erklären, warum Betroffene schneller zu Muskelkater neigen und sich langsamer von ihm erholen. Auch biochemischen und neurologischen Ursachen wird seitens der Forschung nachgegangen. Psychische Ursachen stellen ebenfalls eine Möglichkeit zur Entstehung dar. Ich stelle in meiner Praxis immer wieder fest, dass Patienten mit einer Fibromyalgie-Diagnose vor allem in der Kindheit und/oder Jugend psychischem Leid ausgesetzt waren. Ob diese Erfahrungen für die Entstehung dieser Schmerzerkrankung ursächlich sind, oder für eine Störung in der Schmerzreizverarbeitung gesorgt haben, durch die dann eine Fibromyalgie entstanden ist, kann man nicht genau sagen. Klar ist, dass Stress, Leistungsdruck und mangelnde Erholung die Symptome verstärken.

Im Blutbild sind bei den meisten Betroffenen erhöhte Werte des Stresshormons Cortisol nachweisbar: ein Indiz für Unausgeglichenheit auf neuronaler Ebene. Daneben ist ein Mangel an Serotonin, dem Glückshormon, sowie von Endorphinen feststellbar, die u. a. für die Schmerzunterdrückung zuständig sind.

Therapie

Herkömmliche Schmerzmittel schaffen meistens keine Abhilfe. Als Betroffener kann man leicht an der Krankheit verzweifeln, da die starken Schmerzen das Leben mühselig machen und vieles erschweren. Kommen Begleiterscheinungen wie Depressionen oder das chronische Fatigue-Syndrom (CFS) hinzu, haben es die Betroffenen noch schwerer, den Alltag zu bewältigen. Ergebnis des Ganzen ist nicht selten eine langfristige Arbeitsunfähigkeit bis zur Frühberentung.

Viele Mediziner sind der Auffassung, Fibromyalgie sei nicht heilbar. Meiner Meinung nach spiegelt diese Vermutung jedoch nur den aktuellen Stand der Forschung wider. Dass es für die Heilung dieses komplexen Krankheitsbildes noch keine Studien oder Erfahrungen gibt, sollte Sie nicht demotivieren. Vieles war der Medizin nicht bekannt, bis dann Möglichkeiten erforscht und gefunden wurden. Einige meiner Patientinnen haben bereits eine hohe Linderung erfahren, die typischen Symptome sind für sie nicht mehr so belastend bzw. haben mit der Zeit drastisch abgenommen. Folglich könnte man also sagen, dass keine Fibromyalgie mehr besteht, da nicht mehr alle Symptome vorliegen, die Voraussetzung für eine Diagnose sind. Bleiben Sie einfach positiv und optimistisch und glauben Sie daran, ein wesentlich schmerzfreieres Leben führen zu können.

Sie sind als Betroffene/r der Krankheit nicht hilflos ausgeliefert. Vielmehr sind Sie, gerade weil es für die Fibromyalgie keine einfache Therapie per »Pille« gibt, umso mehr gefordert, Ihre eigenen Wege zu finden, mit ihr umzugehen. Die Therapie, so zeigt sich bei Fibromyalgie-Patienten immer wieder, muss absolut individuell für jeden einzelnen Betroffenen entwickelt und zusammengestellt werden – was dem einen hilft, nützt der anderen womöglich wenig.

Grundsätzlich lässt sich sagen: Wie bei vielen anderen Schmerzerkrankungen auch, ist es für von Fibromyalgie Betroffene wichtig, in Bewegung zu bleiben. Der Grat ist hier aber sehr schmal, da eine zu hohe Belastung der Muskulatur die Schmerzen deutlich erhöhen kann. Sorgen Sie dafür, dass Sie sich regelmäßig bewegen. Es ist wichtig, kein Vermeidungsverhalten zu entwickeln, das würde die Symptome nur verstärken. Glückshormone werden unter anderem durch Bewegung ausgeschüttet, damit ist sie eine Art »natürliches Schmerzmittel«. Seien Sie aber nicht zu übermotiviert und vor allem: Sollten Sie an Gruppenkursen in einem Yoga- oder Fitness-Studio teilnehmen, vergleichen Sie sich nicht mit Personen, die topfit, gelenkig und schmerzfrei sind. Respektieren Sie Ihre Grenzen und erforschen Sie diese mit der Zeit. Bewusste, tiefe Entspannung ist auf der anderen Seite ebenfalls sehr wichtig, um das Nervensystem zur Regulation anregen zu können. Verwechseln Sie Entspannung aber bitte nicht mit übermäßigem Schlaf. Ein übermäßiger jedoch nicht als erholsam empfundener Schlaf kann ein Anzeichen für eine Depression sein.

Eine optimale Kombination zwischen Entspannung und sanfter Bewegung mit mäßiger muskulärer Aktivität ist ratsam. Sie selbst werden experimentieren müssen und mit der Zeit Ihre eigenen Grenzen erkennen und einschätzen lernen. Bleiben Sie in Bewegung, fokussieren Sie sich aber nicht auf starken Muskelaufbau. Da ohnehin ein sehr hoher Tonus vorhanden ist, kann gezielter Muskelaufbau kontraproduktiv wirken und die Anfälligkeit für Verkrampfungen und die Schmerzintensität erhöhen sowie einschränkend auf die Beweglichkeit wirken. Sollten Sie an Morgensteifigkeit leiden, mobilisieren Sie achtsam Ihre Gelenke. Halten Sie die Gelenke in Bewegung, die Muskulatur entspannt und geschmeidig. Massagen können ebenfalls dabei helfen, zu entspannen. Darüber hinaus haben sie einen regulativen Effekt auf die Schmerzreizverarbeitung. Außerdem wirken sich Massagen, vor allem durch die Berührung der Körperrückseite, positiv auf die Körperwahrnehmung aus.

In Einzelsitzungen mit Fibromyalgie-Patientinnen und -Patienten stelle ich fest, dass neben den typischen Symptomen häufig bestimmte Körperareale in bestimmter Weise betroffen sind. Immer wieder beobachte ich ein- oder beidseitige Schultergelenkschmerzen, Hüftgelenkschmerzen, Sehnenscheidenentzündungen und Karpaltunnelsyndrom, Tinnitus, Hexenschuss und Ischialgie. Diese Symptome entstehen vermutlich unter anderem durch einen hohen Muskeltonus im gesamten Körper. In Einzelsitzungen habe ich die Möglichkeit, individuell auf die Bedürfnisse meiner Patienten einzugehen. Durch gezielte Dehn- und Mobilisationsübungen kann man Dysbalancen entgegenwirken. Entspannungsverfahren sorgen neben den positiven Effekten auf die Psyche für eine Entspannung der Muskulatur.

Nutzen Sie als Betroffene/r die Möglichkeiten, die dieses Buch Ihnen aufzeigt, und suchen Sie sich professionelle Hilfe durch erfahrene Ärzte und Therapeuten.

Rheumatoide Arthritis

Die Ursache der rheumatoiden Arthritis ist noch nicht bekannt. Vermutet wird eine vererbte Veranlagung, zudem weiß man, dass Rauchen zu den Risikofaktoren gehört. Vermutet werden außerdem Infektionen mit bestimmten Erregern. Die Erkrankung wird allgemein als »Alte-Leute-Krankheit« betrachtet, was allerdings nicht ganz richtig ist: Auch junge Menschen (zwischen 35 und 45 Jahren) können betroffen sein. Etwa fünf Prozent der Betroffenen sind sogar Kinder und Jugendliche. Frauen sind in etwa 3 x häufiger betroffen als Männer. Weltweit sind etwa 24 Millionen Menschen an rheumatoider Arthritis erkrankt, in Deutschland zählt man etwa 1,5 Millionen Patienten.

Typische Symptome der rheumatoiden Arthritis, umgangssprachlich Rheuma genannt, sind Gelenkschmerzen mit zum Teil stark ausgeprägten Bewegungseinschränkungen. Zu Beginn sind in der Regel die kleinen Gelenke, wie die der Finger und Füße betroffen, bevor größere Gelenke befallen werden.

Diese Erkrankung wird als Autoimmunerkrankung eingeordnet, da das Immunsystem versucht, gesunde, körpereigene Zellen zu zerstören. Dadurch kommt es zu Entzündungsreaktionen der Gelenkflüssigkeit und der Gelenkinnenhaut. Das Immunsystem wird also fehlgesteuert, da gesunde Knorpelzellen des Gelenkes wie ein Erreger angegriffen werden. Die Gelenkknorpel können dadurch nicht mehr mit Nährstoffen versorgt werden. Es wird ein Prozess in Gang gesetzt, durch den Knorpel- und Knochengewebe abgebaut und zerstört wird. Die Gelenke versteifen, deformieren sich, es entstehen Schmerzen. Auch Gelenkbänder und Gelenkkapseln werden angegriffen. Die Gelenkenden können sogar vollständig zusammenwachsen, sodass keine Bewegung mehr möglich ist. Meist beginnen die Beschwerden in den Fingern sowie Zehen beider Körperhälften. Mit der Zeit sind Fußgelenke, Ellenbogen, Knie und Schultern ebenfalls betroffen, in fortgeschrittenen Stadien weitet sich die Entzündung bis zur Halswirbelsäule aus. Die Schmerzen in den Gelenken treten häufig in Schüben auf; Morgensteifigkeit, Sehnenscheidenentzündungen sowie das Karpaltunnelsyndrom (Schmerzen im Handgelenk) kommen häufig vor. Betroffene leiden unter anderem auch an typischen Entzündungszeichen wie verstärktem Schwitzen, Müdigkeit, Abgeschlagenheit, Appetit- und Gewichtsverlust und einem allgemeinen Krankheitsgefühl.

Therapie

Je eher sich Betroffene in Behandlung begeben, desto günstiger ist die Prognose für den Verlauf der Erkrankung. Erste Anzeichen sind neben einer untypisch langen (über eine Stunde) Morgensteifigkeit, Fieberschübe, lange andauernde Abgeschlagenheit, meist symmetrische Gelenkentzündungen (beispielsweise die Fingergelenke beider

Hände). Die Ärzte können durch die Gabe von Medikamenten, Injektionen und weiteren medizinischen Maßnahmen möglichen Langzeitschäden vorbeugen. Über Blutuntersuchungen kann das Fortschreiten der Krankheit überwacht werden. Um den Zustand der Gelenke einschätzen und den Krankheitsverlauf beobachten zu können, werden bildgebende Untersuchungen (Röntgen, MRT) durchgeführt.

Zur klassischen medikamentösen Behandlung werden Immunsuppressiva verordnet. Ziel dieser Medikamente ist, das Immunsystem daran zu hindern, sich gegen eigene, gesunde Zellen zu richten. Zu Beginn einer medikamentösen Therapie können zusätzlich, zeitlich begrenzt, auch Glukokortikoide verordnet werden, die wirksam gegen Entzündungen und den dadurch entstehenden Schmerz sind.

Neben der medikamentösen Behandlung ist es für Betroffene wichtig, in Bewegung zu bleiben, um die Gelenke und ihre Beweglichkeit längstmöglich zu erhalten. Um dem Krankheitsprozess entgegenzuwirken, sollten Sie als Betroffene/r täglich alle Gelenke mobilisieren. Die Übungen in diesem Buch sind bestens dafür geeignet. Achten Sie darauf, falls Sie an einer rheumatoiden Arthritis leiden, dass Sie bei allen Übungen unter Ihrer Schmerzgrenze bleiben. Sprechen Sie gerne mit Ihrem Arzt oder Physiotherapeuten über die Übungen, die ich vorschlage.

Rheumatoide Arthritis und die Psyche

Es empfiehlt sich jedoch, die Krankheit nicht nur auf körperlicher Ebene anzugehen. Speziell für Betroffene einer Autoimmunerkrankung ist es ratsam, zu hinterfragen, was die Erkrankung auf psychosomatischer Ebene begünstigt haben könnte. Das Immunsystem kämpft gegen körpereigene, gesunde, intakte Zellen – wogegen kämpft der Mensch vielleicht innerlich? Folgende Fragen könnten inspirieren:

- Wie aufopfernd sind Sie?
- Sind Sie perfektionistisch veranlagt?
- Wie gehen Sie mit Ärger, Wut und Aggressionen um?
- Können Sie Gefühle angemessen ausdrücken oder »schlucken« Sie sie eher hinunter?
- Gab es schwere Lebensereignisse, die Sie belasten?
- Haben Sie einen Weg, Spannungen gesund abzubauen?
- Wie steht es um Schuldgefühle und Selbstvorwürfe?
- Leiden Sie unter starken Ängsten?

Falls Sie in psychologischer Behandlung sind, sprechen Sie gerne über diese Themen mit Ihrem Therapeuten. Sollten Sie schwer zu bewältigende Probleme mit den in den Fragen angesprochenen Themen haben, scheuen Sie sich nicht davor, einen Therapeuten aufzusuchen. Zudem bekommen Sie in diesem Buch mentale Übungen, die Sie dabei unterstützen werden, auch auf der psychisch-seelischen Ebene Linderung zu erfahren, was sich direkt auch auf die Schmerzen/Schmerzwahrnehmung auswirkt.

Rheumatoide Arthritis und Ernährung

Große Erfolge erzielen Betroffene meiner Erfahrung nach mit einer Änderung der allgemeinen Lebensweise. Vor allem spielt eine bewusstere Ernährung eine große Rolle. Jegliche Art von Nahrung, die wir zu uns nehmen, hat im Körper eine Wirkung. Lebensmittel können uns dabei unterstützen, möglichst lange gesund zu bleiben, aber auch durch die Ernährung begünstigte Erkrankungen wieder zu reduzieren bzw. die Symptome zu minimieren. Antientzündliche Lebensmittel sollten für Sie täglich auf dem Speiseplan stehen, nicht nur, wenn Sie unter Rheuma leiden. Es finden in unserem Körper viele Entzündungsprozesse statt, die für uns (noch) nicht sichtbar sind. Durch eine antientzündliche Ernährung beugen Sie möglichen Erkrankungen vor. Verzichten sollten Sie in erster Linie auf Fleisch und Wurstwaren sowie auf Eier, da diese einen hohen Anteil an Arachidonsäure aufweisen. Dabei handelt es sich um eine vierfach ungesättigte Fettsäure aus der Gruppe der der Omega-6-Fettsäuren. Legen Sie den Fokus hauptsächlich auf vollwertig-pflanzliche Lebensmittel mit einem hohen Anteil an Omega-3-Fettsäuren. Auch auf künstliche Phosphate sollten Sie weitestgehend verzichten. Diese befinden sich häufig in gesüßten Limonaden sowie »Cola-Getränken«, in Fleisch, Wurst- und Backwaren und werden oft in der Fast-Food-Industrie eingesetzt.

Omega-6-reiche Lebensmittel, die Sie meiden oder zumindest reduziert zu sich nehmen sollten, sind:

- Fleisch und Wurstwaren
- Fertiggerichte
- Fast Food
- Käse, Butter, Hühnereier
- Sonnenblumenöl, Sojaöl, Margarine
- Haselnüsse, Sonnenblumenkerne, Mohn

Omega-3-reiche Lebensmittel, die Sie konsumieren sollten:

- fettreiche Fische wie Hering, Makrele, Lachs, Sardinen und Thunfisch
- Leinsamen, Chiasamen, Walnüsse, Hanfsamen
- Leinöl, Chiaöl, Rapsöl, Hanföl, Walnussöl

Falls Sie Wert darauf legen, Lebensmittel zu sich zu nehmen, die eine möglichst geringe Schadstoffbelastung aufweisen, seien hier pflanzliche Alternativen in Form von Algenöl als optimale Omega-3-Quelle empfohlen. Die Omega-3-reichen Fischsorten weisen einen hohen Anteil an diesen Fettsäuren auf, da sie sich von kleineren Fischen und Meerestieren ernähren, die Algen konsumieren.

Viele Rheuma-Patientinnen und -Patienten habe ich bereits begleiten dürfen und habe hautnah miterlebt, wie Sie durch eine bewusstere Ernährung die Beschwerden drastisch reduzieren konnten.

Chronisches Fatigue-Syndrom (CFS)

Dieses Phänomen befindet sich ebenso wie das Fibromyalgie-Syndrom auf dem Vormarsch. Man stößt überraschenderweise hier unter anderem auf junge Menschen, die nach blühender Gesundheit aussehen, denen es aber miserabel geht. Ich selbst hatte viele Jahre mit dem chronischen Fatigue-Syndrom (Fatigue = Müdigkeit/Erschöpfung) zu kämpfen und Schwierigkeiten, Hilfe zu bekommen. Sieht man gesund, frisch und knackig aus, wird man mit seinen Beschwerden von den meisten Ärzten nicht ernst genommen.

Die Forschung zu diesem Phänomen steckt noch in den Kinderschuhen. Ärzte vermuten eine Multisystemerkrankung, die unter anderem das Nervensystem beeinträchtigt. Charakteristische Symptome sind rasche und extreme Erschöpfung und starke, manchmal zeitverzögert einsetzende Erschöpfung nach Belastung. Auch kleinste körperliche oder psychische Belastungen können zu übermäßiger Erschöpfung führen. Weitere Symptome, wie zum Beispiel die erhöhte Schmerzwahrnehmung, können dadurch verstärkt werden. Nach meiner Erfahrung tritt das Fatigue-Syndrom häufig in Verbindung mit Fibromyalgie auf.

Um eine Diagnose stellen zu können, müssen andere Ursachen für die Symptome ausgeschlossen werden – eine Herausforderung auch für erfahrene Ärzte. Viele Betroffene berichten, dass die Krankheit nach einem Infekt angefangen hat. Als Ursache werden Infektionen z. B. mit dem Eppstein-Barr-Virus vermutet. Außerdem kommen auch andere Herpesviren, Grippe- und Erkältungsviren in Betracht. Wissenschaftler vermuten zudem, dass Viren oder Bakterien einen störenden Einfluss auf das Nerven-, Hormon- und Herz-Kreislauf-System haben könnten. Einigen Studien zufolge laufen bei einem Teil der Betroffenen entzündliche Vorgänge im zentralen Nervensystem ab. Auch die Mitochondrien, die Energiekraftwerke der Zellen, scheinen davon betroffen zu sein. Neben Infektionserkrankungen stehen eine genetische Disposition, chronischer Stress sowie traumatische Erlebnisse im Verdacht. Gezielte Therapiemaßnahmen gibt es noch nicht.

Für mich gab es Zeiten, zu denen ich kaum in der Lage war, zehn Minuten am Stück spazieren zu gehen. Ich bewegte mich sehr langsam, fast wie in Zeitlupe. Zeitgleich litt ich unter extremen Schmerzen am ganzen Körper. Ich war vollkommen erschöpft, alles erschien mir äußerst mühsam. Zu Hause angekommen schlief ich meist 2–3 Stunden am Stück. Falls es Ihnen ähnlich geht wie mir damals, können Sie mich als lebenden Beweis dafür sehen, dass es möglich ist, diesen von Erschöpfung, Müdigkeit und Schmerz gezeichneten Dauerzustand zu verändern. Ich möchte nicht behaupten, dass ich vollkommen frei von Symptomen bin. Ich habe aber mein Leben wieder in den Griff bekommen. Alle Symptome haben sich deutlich reduziert.

Mein wichtigster Rat an dieser Stelle: Bleiben Sie am Ball mit den Übungen aus diesem Buch, geben Sie nicht so schnell auf. Eine Verbesserung stellt sich meist nach einer längeren Periode ein. Ihr gesamtes System braucht Zeit, um sich umstellen zu können. Die gesamten Abläufe in Ihrem Körper funktionieren Ihren Gewohnheiten und Denkstrukturen entsprechend. Bis Sie sich neue, förderliche Gewohnheiten angeeignet haben und diese in Fleisch und Blut übergegangen sind, braucht es seine Zeit. Seien Sie also sanft zu sich selbst, gleichzeitig gehen Sie aber mit einer Portion Disziplin an die Sache heran. Es wird sich lohnen!

Depressionen

Eine von vielen möglichen Ursachen, die eine Depression begünstigen, sind chronische Schmerzen. Da sie eine große seelische Belastung und Einschränkung darstellen, können Verzweiflung, Ängste sowie Perspektivlosigkeit entstehen, die zur Verkrampfung der Muskulatur und zu einer Verstärkung der Schmerzen führen. Die Tendenz zu psychischen Erkrankungen wie z. B. einer Depression ist deshalb relativ groß.

Sollten Sie sich in der Beschreibung dieser nicht zu unterschätzenden psychischen Erkrankung wiederfinden, möchte ich Sie inständig auffordern, sich so schnell wie möglich in therapeutische Behandlung zu begeben, zur Not sogar eine Klinik aufzusuchen. Vor allem bei einer Depression kann es relativ spontan zu suizidalen Gedanken kommen. Diese Möglichkeit wird von vielen Betroffenen unterschätzt. Falls Sie bereits solche Gedanken hatten, auch wenn diese nur von kurzer Dauer waren, dann betone ich noch einmal: Suchen Sie sich bitte schnell einen Therapeuten oder fahren Sie in eine Klinik und teilen Sie klar und nachdrücklich mit, wie es Ihnen geht!

» *Erste Hilfe erhalten Sie bundesweit bei der Telefonseelsorge unter 0800–1110111 (evangelisch) oder unter 0800–1110222 (katholisch) oder unter der 116123.* «

Im Gegensatz zu einer »normalen« Lustlosigkeit oder Traurigkeit ist eine Depression wesentlich schwerwiegender. Eine Depression verschwindet nicht von allein. Aufmunterung, gutes Zureden aus dem Umfeld und Ablenkungen haben auf eine Depression keinen Effekt. Verschleppen Sie eine Depression, kann sie nicht nur in ihrer Intensität schlimmer werden, Sie werden mit der Zeit immer unfähiger, Ihr Leben im Griff zu behalten oder irgendeine Art von Lebensfreude oder Lebensqualität zu genießen. Außerdem kann sich eine Depression verkörperlichen, was unter dem Begriff »larvierte Depression« bekannt ist. Ein Kernsymptom einer larvierten Depression sind chronische körperliche Schmerzen. Sie sehen also: eine Depression kann sowohl Folge körperlicher Schmerzen als auch ihre Ursache sein.

Im ICD wird eine Depression mit »typischen Symptomen« und »Nebensymptomen« be-

Die möglichen Symptome einer Depression und ihre gegenseitige Verstärkung

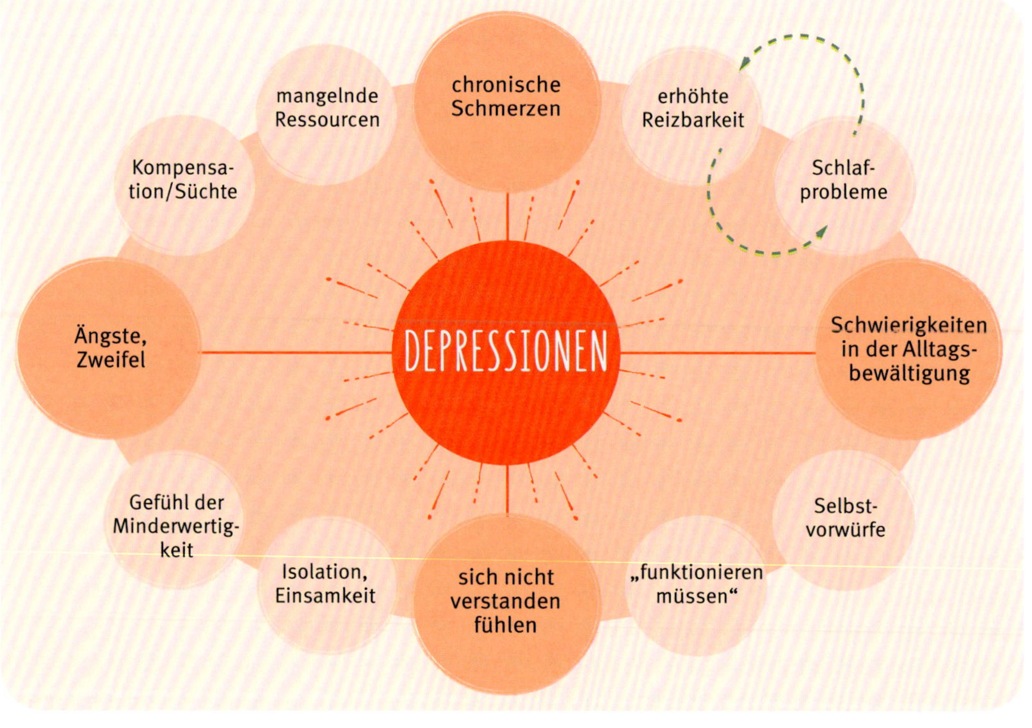

schrieben. Zu den typischen Symptomen gehören:
- niedergedrückte Stimmung
- innere Leere und Interessenverlust, Freudlosigkeit
- Müdigkeit und Antriebslosigkeit

Zu den Nebensymptomen gehören:
- vermindertes Selbstwertgefühl, Selbstzweifel
- Schuldgefühle und Selbstvorwürfe, Gefühl von Wertlosigkeit
- Konzentrations- und Aufmerksamkeitsstörungen
- negative und pessimistische Zukunftsperspektiven
- extremes Schlafbedürfnis/Schlafstörungen
- starke Unruhe und innere Erregtheit
- Libidoverlust/Verlust des sexuellen Interesses
- Suizidgedanken
- verminderter Appetit

Die Symptome sind in der Grafik dargestellt. Sie zeigt auch, wie sie sich gegenseitig verstärken und potenzieren können. Nicht alle müssen für die Diagnose einer Depression vorhanden sein, denn es wird zwischen leichter, mittelgradiger und schwerer Depression unterschieden. Unabhängig vom Schweregrad ist es äußerst wichtig, sich psychische Hilfe zu suchen, sollten einige Punkte auf Sie zutreffen. Daran braucht Ihnen nichts, absolut nichts unangenehm zu sein. Es zeugt von Größe und guter Selbsteinschätzung, wenn Sie erkennen: »Ich brauche Hilfe, um mit meinen Gedanken und Problemen fertig zu werden.« Um Ihrem Glück und Ihrer Zufriedenheit näher zu kommen, braucht es manchmal jemanden, der Ihr Leben von außen betrachtet und Sie für ein Stück des Weges an die Hand nimmt. Dafür ist Hilfe da und davon sollten wir alle Gebrauch machen. Es kommt zwar vor, dass eine Depression aus eigener Kraft bewältigt wird, doch es ist eher selten.

Neben körperlichen, ggf. chronischen Erkrankungen begünstigt ein Zusammenspiel mehrerer Faktoren eine Depression. Dazu gehören u. a.: ein gestörter Botenstoffwechsel im Gehirn, fehlregulierte Stresshormone, Medikamentenmissbrauch, genetische Veranlagung, Stress, Schicksalsschläge/traumatische Erlebnisse, negative Denkmuster/Lebenseinstellung, Vitaminmangel (insbesondere Vitamin D_3).

Die gute Nachricht zum Schluss: Eine Therapie ermöglicht es, depressive Episoden zu mildern oder sogar vollkommen abklingen zu lassen. Die Chance dazu ist umso höher, je eher sie behandelt wird. Die Mentalübungen in diesem Buch können Sie darin unterstützen, einer Depression vorzubeugen. Falls Sie sich bereits in Behandlung aufgrund einer psychischen Erkrankung befinden, besprechen Sie mit Ihrem Therapeuten, inwiefern die Übungen für Sie geeignet sind.

Dissoziation und Alexithymie

Der Zustand einer Dissoziation dürfte jedem Menschen vertraut sein. Mehrmals täglich schweifen wir gedanklich ab, sind nicht voll präsent. Unsere Aufmerksamkeit ist wie verflogen, Gefühle nehmen wir nicht vollständig wahr, ebenso wenig unseren Körper. Denken Sie z. B. an eine lange Autofahrt auf einer monotonen Landstraße. Irgendwann stellt sich ein tranceähnlicher Zustand ein, und nach der Ankunft können wir uns an Teile der Fahrt gar nicht erinnern. Bei monotonen Handlungen, die wir gut beherrschen, erhöht sich die Tendenz, dass wir in so einen Zustand geraten. Wir agieren nur noch automatisch, aus dem Unterbewusstsein heraus. Einem Fahranfänger passiert das eher nicht, da er sich voll auf seine Tätigkeit konzentrieren muss – bei zunehmender Routine kommt es häufiger vor.

Unsere kleinen, alltäglichen Dissoziationen haben in der Regel keinen Krankheitswert, da wir eigenständig in der Lage sind, unsere Aufmerksamkeit wieder vollständig herzustellen. Bei einer Dissoziation mit Krankheitswert befinden Sie sich in einer Art Dauertrance. Sie sind dann nicht mehr in der Lage, Ihren Körper und Ihre Empfindungen voll und ganz wahrzunehmen. Dieser Mechanismus erfüllt in gewissen Situationen einen Zweck, da wir uns zum Beispiel in Gefahrensituationen auf diese Art schützen können. Gäbe es diesen Selbstschutz nicht, wären wir in bedrohlichen oder traumatischen Situationen nicht in der Lage, zu überleben. Es ist also eine Art Überlebensreflex der Psyche, sich vom Körper abzuspalten. Missbrauchsopfer zum Beispiel reagieren oft in dieser Weise auf ihre traumatischen Erlebnisse. Gerade als Kind bleibt uns oft nichts anderes übrig, als innerlich zu erstarren. Dieses Erstarren gleicht dem Totstellreflex, der bei Tieren sehr gut zu beobachten ist. Wir verlieren jedoch zunehmend den Zugang zu uns selbst, je länger dieser Zustand andauert.

Menschen mit einer »chronischen« Dissoziation können zerstreut oder abwesend wirken. Mangelnde Aufmerksamkeits- und Konzentrationsfähigkeit können ebenfalls Nebensymptome einer Dissoziation sein. Auch die körperlichen Empfindungen werden nicht mehr wahrgenommen. Die mangelnde körperliche und geistige Präsenz führt zu einer Art Gefühlsarmut. Die mangelnde Fähigkeit, seine Gefühle benennen und verarbeiten zu können, wird in der Fachsprache Alexithymie genannt. Eine Alexithymie tritt häufig als Symptom einer Depression auf.

Mehreren Studien zufolge nehmen interessanterweise die Schmerzen zu, je weniger wir im Körper präsent sind. In diesem Zustand der Erstarrung erhöht sich automatisch unser Muskeltonus. Bleibt dieser dauerhaft hoch, verlernen wir das Entspannen, was wiederum die Schmerzen erhöht. Man könnte Schmerzen hier als einen Schrei nach mehr Aufmerksamkeit werten, so wie ein Baby schreit, das einfach nur wahrgenommen werden möchte. Genau aus diesem Grund müssen wir dem Körper wieder beibringen, bewusst loszulassen und zu entspannen, und wieder in Kontakt mit uns selbst kommen. Ziel auf dem Weg zu weniger Schmerzen ist deshalb unter anderem, sich selbst, seine Empfindungen, seinen Körper intensiver wahrzunehmen. Im Übungsteil finden Sie wertvolle Achtsamkeitsübungen, die Sie leicht in Ihren Alltag integrieren können. Das Thema Vertrauen spielt in diesem Geflecht ebenfalls eine wichtige Rolle, auf das wir im Übungsteil ebenfalls eingehen werden.

Hochsensibilität

Schon als Kind war ich derjenige unter meinen Geschwistern und Freunden, der deutlich emotionaler und in gewisser Weiser feinfühliger als die anderen war. Manchmal überwältigten mich Situationen, die ich aber nicht so ohne Weiteres verlassen konnte, da ich viel zu klein war. Als Jugendlicher stellte ich fest, dass mich z. B. bestimmte akustische Reize übermäßig stark störten. So bat ich meine Familie, besonders leise zu sein, wenn ich noch schlief. Durch laute oder unangenehme Geräusche geweckt zu werden, stresste mich sehr.

Während meiner Jugend erlebte ich weiterhin Situationen, in denen ich mich äußerst unwohl fühlte. Manchmal überflutete mich ganz plötzlich eine Hitzewelle und binnen Sekunden war ich am gesamten Körper schweißgebadet. In anderen Situationen, z. B. in den öffentlichen Verkehrsmitteln, übermannte mich ein Gefühl der Enge, das sich ziemlich bedrohlich anfühlte und mich sofort hinaus an die frische Luft eilen ließ, um wieder tief atmen zu können. Diese und ähnliche Ereignisse häuften sich mit der Zeit.

Ein hochsensibler Mensch (auch HSP – Highly Sensitive Person) nimmt Reize wesentlich intensiver wahr als nicht hochsensible Menschen. Das innere Alarmsystem von Hochsensiblen ist empfindlicher justiert. Große Erschöpfung, ein hohes Ruhebedürfnis und der Wunsch nach Erholung sind oft die Folge einer Überreizung. Um ihr vorzubeugen ist es notwendig, seinen persönlichen Grenzen mehr Beachtung zu schenken und rechtzeitig auf die Bremse zu treten, bevor sie überschritten werden.

Meiner Ansicht nach wird sich die Zahl von hochsensiblen Menschen proportional zu den stetig steigenden Reizen und Anforderungen unserer Gesellschaft erhöhen. Menschen, die bereits unter den üblichen alltäglichen Herausforderungen leiden, sich schnell erschöpft fühlen, ein großes Bedürfnis nach Ruhe und Stille haben, schnell reizbar sind und nicht sehr belastbar, haben die Grenzen ihrer Verarbeitungsfähigkeiten bereits erreicht. Unsere Welt wird aber immer schnelllebiger. Dadurch können wir unser Bedürfnis nach Ruhe, Erholung und Pause nicht wahrnehmen. Darunter leiden Hochsensible besonders. Ein Burnout oder andere psychische Erkrankungen lassen dann nicht mehr lange auf sich warten.

Reizüberflutung bei hochsensiblen Menschen

Reize werden grundsätzlich folgendermaßen unterteilt:

- visuell (Sehen)
- auditiv (Hören)
- olfaktorisch (Riechen)
- gustatorisch (Schmecken)
- taktil (Tasten und Fühlen)

Taktile Reize werden wiederum aufgeteilt in:

- Tastsinn (Druck, Berührung, Vibration)
- Schmerzsinn
- Temperatursinn

Manche Hochsensible leiden besonders unter bestimmten Reizen, während sie andere ganz gut verarbeiten können. Es gibt aber auch HSP, die sich grundsätzlich durch jegliche Art von Reizen überfordert fühlen. Hochsensibilität äußert sich ähnlich wie die Hypervigilanz in einer erhöhten Wachsamkeit und somit Reizbarkeit. Forschungen zufolge müssen HSP keine traumatischen Erlebnisse erfahren haben, um eine erhöhte Wahrnehmung zu entwickeln, während die Hypervigilanz als Traumafolgestörung kategorisiert wird. Es erfordert viel Erfahrung und Feingefühl eines Therapeuten, um beides klar abzugrenzen, da beide Phänomene oft zusammen auftreten und einander bedingen können.

Viele HSP fühlen sich nicht verstanden von Menschen, die keine so feinsinnige Wahrnehmung haben. Während andere sich in ungelüfteten, stickigen, engen oder überfüllten Räumen wohlfühlen, können solche Orte den Flucht-Kampf-Modus in einem hochsensiblen Menschen aktivieren. Dies zeigt sich u. a. in erhöhter Reizbarkeit, Unwohlsein, Schweißausbrüchen, Nervosität bis hin zu Panikattacken.

» *Falls Sie sich in einer Therapie befinden, sprechen Sie bitte ausführlich mit Ihrem Therapeuten über Ihre Sensibilität. Dadurch kann er Sie besser in Ihrem Prozess unterstützen.* «

Auch die Schmerzwahrnehmung und -verarbeitung von HSP kann intensiver sein als bei nicht hochsensiblen Menschen. Das lästige Kratzen des Etiketts am T-Shirt kann HSP zum Wahnsinn treiben, eine routinemäßige Blutentnahme beim Arzt geht mit stundenlangen unangenehmen Schmerzen einher. Gleichzeitig zeichnen sich HSP auch durch eine hohe Feinfühligkeit und emotionale Empfindsamkeit aus.

Falls Sie sich in der Beschreibung einer hochsensiblen Person wiederfinden, können Sie sicher sein, dass die in diesem Buch beschriebenen Übungen einen positiven Effekt auch auf Ihre Hochsensibilität haben werden. Dabei geht es nicht darum, nicht mehr empathisch oder feinfühlig zu sein, sondern vielmehr darum, Reize besser verarbeiten zu können, die inneren Ressourcen zu stärken, selbst die Intensität der sensiblen Empfänglichkeit regulieren zu können. Es ist eine Kunst und eine Herausforderung, die eigene Hochsensibilität für sich selbst produktiv zu nutzen. In vielen Berufen fühlen sich HSP durch die vielen Reize überfordert, wodurch der Grad der Erschöpfung und das Bedürfnis nach Ruhe entsprechend hoch sind.

Da unser Nervensystem u. a. für die Wahrnehmung, Reizverarbeitung und für das Feedback auf die Reize zuständig ist, können wir auch hier von einem unserer hilfreichsten Werkzeuge, dem Atem, Gebrauch machen. Und da unser Gehirn zwischen Realität und Vorstellung nicht unterscheidet und unabhängig davon Hormone ausschüttet, bietet uns die Fähigkeit der Imagination im Umgang mit den Reizen ebenfalls eine vielversprechende Hilfe. Sie finden in diesem Buch entsprechende Übungen.

Tipps für hochsensible Menschen

Hier schon einige Tipps, die Sie anwenden können, wenn Sie sich in bestimmten Situationen unwohl fühlen, Reize zu intensiv wahrnehmen, unruhig werden oder Situationen nicht ausweichen können.

Wahrnehmung: Ganz gleich wo Sie sich befinden und was Sie machen, bleiben Sie mit Ihrem Körper verbunden. Das heißt, versuchen Sie, sich selbst von innen zu spüren. Gedanklich dürfen Sie dabei nicht abdriften. Wenn es die Situation erlaubt, können Sie beispielsweise Ihre Hand ganz genau betrachten und mit der anderen Hand über sie streichen. Oder Sie könnten versuchen, Ihre Füße wahrzunehmen und sie etwas hin und her bewegen. Die Wahrnehmung können Sie in alle Körperteile lenken. Es kommt darauf an, dass Sie sich mit sich selbst, mit Ihrem Körper verbinden und sich nicht in der Reizwahrnehmung verlieren.

Entspannen: Nehmen Sie ganz genau wahr, ob sich körperlich etwas verändert. Ziehen Sie die Schultern hoch? Atmen Sie flacher und schneller? Spannen Sie die Hände, Arme oder Beine an? Entspannen Sie ganz bewusst den gesamten Körper. Beginnen Sie in den Schultern und lassen Sie die Anspannung einfach abfließen. Gehen Sie dann genauestens jeden Körperteil achtsam durch und kontrollieren Sie, ob irgendwo noch Anspannung festsitzt. Wiederholen Sie dies mehrmals, bis Sie das Gefühl bekommen »Aaaahhh, ich bin ent-spannt«.

Atmen: Auch Ihre Atmung kann Ihnen verraten, ob Sie entspannt oder angespannt sind. Verbinden Sie sich innerlich mit Ihrem Atem, indem Sie Ihre Aufmerksamkeit auf ihn richten. Falls Sie feststellen, dass Ihr Atem flach ist, Sie also nicht bis tief in Ihren Bauch hineinatmen, versuchen Sie sich innerlich so zu entspannen, dass Sie tiefer atmen können. Sie können dabei innerlich beim Einatmen bis fünf zählen und beim Ausatmen bis sechs. Lassen Sie beim Einatmen Ihren Bauch sich nach außen wölben und mit dem Ausatmen abflachen. Das Ausatmen kann auch durch den leicht geöffneten Mund erfolgen. Schauen Sie selbst, was Ihnen guttut, und wiederholen Sie es mehrmals, bis sich ein Gefühl der Entspannung einstellt.

Sie können »Entspannen« und »Atmen« auch wunderbar miteinander verbinden: Stellen Sie sich einfach vor, wie jegliche Anspannung mit dem Ausatmen von Ihnen abfließt.

Nein sagen: Ganz wichtig, insbesondere für hochsensible Menschen, ist der Mut, einfach einmal Nein zu sagen. Nur zu gerne wollen hochsensible Menschen andere glücklich machen und eine harmonische Umgebung. Dadurch liegt der Fokus oft im Außen, die Verbindung zu den eigenen Bedürfnissen wird ignoriert. Achten Sie deshalb gut auf sich selbst und sagen Sie öfter einmal »Nein, tut mir leid, das geht nicht«, bevor es zu spät ist und Sie sich übernehmen.

Den Fokus verändern: Sollten Sie sich dabei ertappen, dass Sie unter dem Schicksal von anderen Menschen oder Tieren leiden, verändern Sie Ihren Fokus. Das heißt nicht, dass Sie andere Lebewesen ignorieren sollen. Sie könnten zum Beispiel einem leidenden Wesen imaginär Liebe und Kraft schicken und sich danach auf etwas anderes, etwas Schönes fokussieren. Dadurch finden Sie in Ihre eigene innere Kraft zurück. Oft verlieren Hochsensible sich in Gedanken und Gefühlen, die sie herunterziehen. Wir können uns aber dafür entscheiden, anders zu denken und uns anders zu fühlen. Daran sollten wir stets denken. Schütteln Sie einfach die negativen Energien ab, richten Sie sich innerlich neu aus und sehen Sie auch die schönen Dinge im Leben.

Imagination: Stellen Sie sich eine für andere unsichtbare, magische Schutzblase vor. Die Schutzblase hält alles von Ihnen fern, das Sie belastet, und lässt nur positive, schöne Dinge von außen an Sie heran, von denen Sie möchten, dass sie durchgelassen werden. In dieser Blase können Sie loslassen, sich entspannen und tief atmen.

Im Prinzip können Sie sich alles vorstellen, was Sie darin unterstützt, sich sicher, geschützt und wohler zu fühlen. Ich möchte Sie auch dazu ermutigen, Situationen auch einfach einmal zu verlassen. Wenn Sie sich in einer Situation befinden, die nicht auszuhalten ist, dürfen Sie gehen. Sorgen Sie für sich selbst und tun Sie sich keinen Zwang an. Das würde nur für noch mehr Anspannung und somit mehr Unwohlsein sorgen.

Was Verdauung mit Schmerz zu tun hat

Unsere inneren Organe werden maßgeblich vom vegetativen Nervensystem gesteuert. Das heißt, dass ein aus dem Gleichgewicht geratenes Nervensystem unser Verdauungssystem beeinträchtigen kann.

Verdauungsstörungen kommen bei chronischen Schmerzpatienten nicht selten vor. Ruhe und Entspannung sind für eine gut regulierte Verdauung unverzichtbar. Ist man auf neuronaler Ebene jedoch chronisch übererregt, können die Verdauungsorgane nicht adäquat arbeiten. Dies liegt daran, dass der Sympathikus, wenn er uns in Alarmstimmung versetzt, auch unsere Verdauungstätigkeit drosselt, woraus unterschiedliche Verdauungsbeschwerden wie Durchfall, Verstopfung oder ein Reizdarmsyndrom entstehen können. Präparate, die die Verdauung »regulieren« sollen, helfen nicht gegen die eigentlichen Ursachen. Gegen eine akute Linderung ist nichts einzuwenden, doch langfristig sollte die Wurzel des Problems angegangen werden. Die in diesem Buch vorgestellten Übungen sprechen auch das vegetative Nervensystem an. Dadurch stellen wir das Gleichgewicht zwischen Sympathikus und Parasympathikus wieder her, was sich positiv auf alle Organe und somit auch auf die Verdauung auswirkt.

Mit dem Thema Ernährung und Verdauung begann ich mich, wie mit anderen Gesundheitsthemen auch, vor etwa 20 Jahren zu beschäftigen. Meine Verdauung war damals eine einzige Katastrophe. Organisch waren keine Auffälligkeiten feststellbar. Somit erhielt ich schnell den Stempel »Reizdarmsyndrom«. Täglich von heftigen Beschwerden geplagt zu sein, raubte mir meine letzte Kraft. So begann ich, im damals noch spärlich ausgestatteten Internet nach Lösungen zu recherchieren. Viele »Wundermittel« wurden angeboten. Ich griff nach jedem Strohhalm, doch nichts half langfristig.

Das Innere Kind

Eines Tages fand ich in einem Forum eine Empfehlung, die mich verwirrte: Es handelte sich um ein Buch mit dem Titel »Aussöhnung mit dem inneren Kind« von Margaret Paul und Erika J. Chopich. Wie sollte das denn bei Verdauungsproblemen helfen? Doch ich war bereit, alles zu versuchen; ohne lange nachzudenken, gab ich meine Bestellung auf.

Heute weiß ich, dass das Buch ein Klassiker auf dem Gebiet der psychologischen Ratgeber ist. Es veränderte mein Leben. Damals war mir das Konzept des Inneren Kindes noch gänzlich unbekannt. Ich wusste nicht, dass es sich um einen Anteil unserer Persönlichkeit handelt, der bestimmte Emotionen und die dadurch entstandenen Selbstüberzeugungen abgespeichert hat. Man könnte diesen Anteil auch als »Verletzungen aus der Kindheit« umschreiben. Oder als »prägende Erlebnisse, die uns noch immer in der Rolle des Kindes festhalten, welches wir einst waren«. Stecken wir in bestimmten Lebensbereichen oder auf bestimmte Lebensthemen bezogen noch immer in der Rolle dieses Kindes, benehmen wir uns auch als Erwachsene wie damals, sind vielleicht »bockig«, wenn wir etwas nicht bekommen oder fühlen uns bestraft, wenn etwas nicht rund läuft. Auch ein mangelndes Selbstwertgefühl kann von einem verletzten Inneren Kind herrühren.

Unsere Bezugspersonen in unserer Kindheit taten für gewöhnlich ihr Bestes. Sie gaben uns nach ihren Fähigkeiten Zuwendung, Liebe und erzogen uns. Trotz bester Absichten passierten dabei jedoch Versäumnisse. Vielleicht gaben sie uns in bestimmten Momenten nicht die Aufmerksamkeit, die wir brauchten. Vielleicht wurden wir (unabsichtlich) gekränkt, durften uns nicht entfalten, sehnten uns nach Trost, Liebe, Zuneigung, fühlten uns zurückgestoßen, wertlos, nicht würdig, verletzt. Diese Empfindungen, Erfahrungen und Erinnerungen aus der Kindheit werden symbolisch als das Innere Kind bezeichnet. Sie prägen uns und unsere Selbstüberzeugungen.

Das Innere Kind trägt wesentlich dazu bei, wie wir das Leben betrachten, mit dem Alleinsein, mit Problemen oder Zurückweisungen umgehen. Menschen, die durch eine behütete Kindheit, in der ihre emotionalen Bedürfnisse befriedigt wurden, ein gesundes und gut ausgeprägtes Selbstwertgefühl besitzen, werden sich nicht so schnell verletzt fühlen, wenn sie kritisiert werden. Menschen mit einem verletzten und bedürftigen Inneren Kind sind weniger kritikfähig, nehmen Kritik persönlicher und fühlen sich schnell degradiert.

Schön und gut, aber was hat das mit der Verdauung zu tun? Erinnern wir uns: Unser vegetatives Nervensystem steuert unsere Organe, einschließlich der Verdauungsorgane. Das vegetative Nervensystem wird durch unsere Emotionen beeinflusst. Gerät es aus dem Gleichgewicht, kann sich dies unter anderem in einer unregelmäßigen, gestörten Verdauung widerspiegeln.

Ich für meinen Teil folgte den Empfehlungen des Buches und machte die beschriebenen

Übungen. Diese waren mir teilweise ziemlich suspekt, doch meine Verzweiflung trieb mich an. Monate vergingen, in denen ich mich intensiv mit dem Buch, später auch mit dem dazugehörigen Übungsbuch beschäftigte. Tatsächlich stellte ich nach einer langen Tortur endlich eine Verbesserung fest. Ich hatte das Gefühl, »vollständiger« zu sein. Eine innige Verbindung zu meinem Inneren Kind entstand und ich war nicht mehr so schnell traurig, gekränkt und deprimiert. An dieser Stelle möchte ich Ihnen die Arbeit mit dem Inneren Kind dringend ans Herz legen.

Während der Beschäftigung mit meinem Inneren Kind las ich zudem viel über das Thema Ernährung und stieß auf das Phänomen »Laktoseintoleranz«. Konnte dies mein Problem sein? Ich kaufte mir Laktasetabletten aus der Apotheke und konsumierte weiterhin Milch und Milchprodukte. Nach einer kurzen Verbesserung meiner Symptome war ich bald wieder da, wo ich angefangen hatte. Ich strich jegliche Milchprodukte von meinem Speiseplan und stieg auf pflanzliche Alternativen um. Damit verbesserten sich meine Symptome schlagartig.

Nach vielen weiteren Recherchen begann ich auf meinen Säure-Basen-Haushalt zu achten. Ich begann mich vitaler zu fühlen, meine Verdauung war besser als je zuvor. Als ich danach eine Zeit lang auch auf glutenhaltige Lebensmittel verzichtete, hatte ich praktisch keine Verdauungsbeschwerden mehr. Ich studierte immer mehr Bücher, recherchierte und sammelte Erfahrungen. Es folgten eine Leber-Reinigungskur sowie mehrere Phasen einer sanften Darmsanierung.

Warum ist eine gute Verdauung so wichtig?

Unsere Zellen benötigen Vitamine, Mineralstoffe, Spurenelemente und essenzielle Fettsäuren, damit die Stoffwechselprozesse reibungslos ablaufen können. Die Mikronährstoffe dienen als Treibstoff für die Gesunderhaltung des Körpers. Langfristig kann das Immunsystem durch eine unregelmäßige Verdauung geschwächt sein, da wir nicht in der Lage sind, Nährstoffe so zu zersetzen, damit wir wichtige Mikronährstoffe aufnehmen zu können. Folgerichtig bedeutet dies eine höhere Krankheitsanfälligkeit.

Anspannung ist Gift für die Verdauung. Menschen mit einer hohen Sympathikus-Aktivität verbrauchen nachweislich mehr Mikronährstoffe. Der Körper »verbrennt« durch den erhöhten Energiebedarf, der durch die Übererregung entsteht, mehr. Obendrein wird im Zustand der Über-Aktivität, also im Kampf-oder-Flucht- bzw. Stress-Modus die Verdauung durch das Nervensystem automatisch herunterreguliert. Nur im entspannten Zustand geben wir unserem Verdauungssystem die Gelegenheit dazu, aktiv zu werden und das Aufgenommene adäquat zu verstoffwechseln. Dadurch erhalten unsere Zellen die nötige Energie, um die lebenswichtigen Prozesse im Körper aufrechtzuerhalten und sich ständig zu erneuern.

Doch nicht nur für unsere körperliche Gesundheit ist eine gut funktionierende Verdauung essenziell. Bestimmte Vitamine und Mikronährstoffe sorgen für ein harmonisches Gleichgewicht in unserem Hormonhaushalt. Um die nötigen Nährstoffe aufnehmen zu können, ist wiederum eine gut funktionierende Verdauung mit einem gesunden Darmmilieu nötig. Durch Störungen und Fehlbesiedlungen im Darm kann es zu einer Unterversorgung oder Fehlregulation im Hormonhaushalt kommen. Dies kann unsere Psyche maßgeblich beeinflussen. Wir können uns also nicht nur körperlich, sondern auch psychisch gesund essen. Voraussetzung dafür ist eine gute Verdauung mit der Fähigkeit, Vitamine und Mikronährstoffe aufnehmen sowie Hormone optimal regulieren zu können.

Stille Entzündung und oxidativer Stress

Eine Entzündung ist eine natürliche Abwehrreaktion unseres Immunsystems, um schädliche Reize zu eliminieren. Äußerlich kann eine Entzündungsreaktion durch Rötung und Schwellung sichtbar werden. Außerdem können Schmerzen entstehen und der betroffene Bereich in seiner Funktion beeinträchtigt sein.

Doch nicht alle Entzündungsprozesse sind für uns sichtbar, da sie im Körper ablaufen. Mediziner sprechen von »silent inflammation«, also von einer »stillen Entzündung«. Solche können zahlreiche Krankheiten, wie Rheuma, Diabetes, Herzerkrankungen, Depressionen und Krebs, aber auch chronische Schmerzen begünstigen. Stille Entzündungen werden u. a. durch Umweltgifte, Zahnherde, Zigarettenrauch, Übergewicht, Vitamin- und Mineralstoffmangel, Darmprobleme (Leaky-Gut-Syndrom) und freie Radikale ausgelöst.

Freie Radikale sind Moleküle mit einem ungepaarten Elektron, die andere, intakte Moleküle angreifen, um selbst wieder eine chemische Stabilität zu erreichen. Dadurch können Stoffwechselvorgänge gestört werden und ein Ungleichgewicht im Organismus entstehen, was als oxidativer Stress bezeichnet wird. Erste Anzeichen können Konzentrationsschwäche, Muskel- und Gelenkschmerzen, Kopfschmerzen, erhöhte Infektanfälligkeit, verminderte Sehfähigkeit und dauerhafte Müdigkeit sein.

Zucker und zuckerhaltige Lebensmittel, Alkohol, verarbeitete Speisen und sehr üppige Mahlzeiten, Umweltgifte und Chemikalien wie Spritzmittel und Abgase sowie Kosmetika mit künstlichen Zusatzstoffen fördern oxidativen Stress. Schlafmangel, psychischer sowie körperlicher Stress, z. B. durch Leistungssport oder zu viel körperliche Arbeit, begünstigen ebenfalls die Entstehung. Um das Gleichgewicht wiederherzustellen, ist es ratsam, diese Faktoren zu vermeiden und täglich frische Lebensmittel mit vielen Antioxidanzien zu genießen. Zu diesen gehören u. a.: Spinat, Gurke, Linsen, Rote Bete, Ingwer, Kurkuma, Tomaten, Pfirsiche, Grünkohl, Weißkohl, Blumenkohl, Orangen, Äpfel, Zwiebeln, Avocado, Haferflocken, Rucola, Brokkoli, Walnüsse, und Beeren. Außerdem wirken die Vermeidung von Stress und Entspannungsmethoden oxidativem Stress entgegen.

Die Darm-Hirn-Achse

Sicherlich haben Sie schon einmal gehört, dass ein gesunder Darm für gute Abwehrkräfte sorgt. Das ist aber nicht alles. Manchmal wird der Darm auch als das »zweite Gehirn« bezeichnet.

Der Darm spielt nicht nur eine Rolle für unsere körperlichen Gesundheit und unsere körperlichen Abwehrkräfte, sondern auch für die Gesundheit der Psyche. Die Forschung geht davon aus, dass es eine Verbindung gibt zwischen unserer Darmflora und unserem Gehirn – die Darm-Hirn-Achse. Unser »Kopfhirn«" ist mit unserem »Bauchhirn« durch unzählige Nervenbahnen verbunden und diese beiden Instanzen stehen in ständigem Informationsaustausch miteinander. Der Vagusnerv spielt eine tragende Rolle in diesem Austausch.

Im Darm trägt ein Erwachsener etwa 2 kg Bakterien mit sich herum; die Zusammensetzung ist bei jedem Menschen anders. Die Gesamtheit aller Mikroorganismen in unserem Verdauungstrakt wird Darm-Mikrobiom genannt. Wir nähren mit unseren Essgewohnheiten die Bewohner unseres Darms und bestimmen deren Einfluss auf unseren Körper und unser seelisches Wohlbefinden; je nach Zusammensetzung unseres Darmmilieus sind wir anfällig für bestimmte körperliche und psychische Leiden oder erfreuen uns bester Gesundheit. In Forschungen konnte nachgewiesen werden, dass die Darmbakterien Einfluss auf kognitive Prozesse, unsere Regulationsfähigkeit, Emotionen und auf unsere Schmerzwahrnehmung haben. Auch gibt es Hinweise, dass zwischen unserer Darmflora und bestimmten neurologischen Erkrankungen Zusammenhänge bestehen.

» *Unser Darm ist von über 30 Billionen Mikroorganismen besiedelt. Aus ebenso vielen Zellen besteht unser Körper* «

Ein gut funktionierendes »Kopfhirn« sorgt für ein gut funktionierendes »Bauchhirn«" und umgekehrt, vereinfacht ausgedrückt. Beachtenswert in diesem Zusammenhang ist, dass 90 % des Informationsaustausches vom Bauch- zum Kopfhirn erfolgt. Neben den Nervenverbindungen zwischen dem Kopf- und Bauchhirn halten auch Botenstoffe (Neurotransmitter und Hormone) die Kommunikation aufrecht.

Anzeichen einer beeinträchtigten Darm-Hirn-Achse:

- Reizdarmsyndrom
- Unverträglichkeit von protein- und stärkehaltigen Nahrungsmitteln

- Unverträglichkeit von fetthaltigen Nahrungsmitteln
- Blähbauch nach dem Essen
- regelmäßige Bauchbeschwerden nach dem Essen

Hormone

Die Ausschüttung dieser wichtigen Botenstoffe, die direkten Einfluss auf unseren Gemütszustand haben, werden durch die Darmflora und bestimmte Darmbakterien reguliert. Der direkte Einfluss des Darmmikrobioms auf unsere Stimmung und Stressverarbeitungsfähigkeit wurde in vielen Untersuchungen festgestellt. Eine harmonische Zusammenarbeit in der Regulation und Zusammensetzung der Hormone kann durch eine »gestörte« Darmflora stark beeinträchtigt sein, was wiederum zu diversen körperlichen (inklusive Schmerzverarbeitungsstörung) und psychischen Leiden führen kann.

Hier ein Überblick über wichtige Hormone:

Adrenalin wird typischerweise in Stress- und Gefahrensituationen ausgeschüttet. Die Bildung erfolgt im Nebennierenmark.

Cortisol arbeitet in Stress-Situationen eng mit Adrenalin zusammen und wird in der Nebenniere produziert. Ein Überschuss kann zu Immundefekten, Stoffwechselstörungen, Übergewicht, Diabetes und psychischen Störungen führen. Ein Mangel, der oft bei Burnout-Syndromen festgestellt wird, kann Mattigkeit, Antriebsschwäche und Entzündungen begünstigen.

Dopamin, Serotonin und Noradrenalin sind als die Glückshormone bekannt. Im Zusammenspiel koordinieren sie im Organismus u. a. Bewegung, Leistungsfähigkeit, Konzentration und Motivation, wirken stimmungsaufhellend und fördern Glücksgefühle.

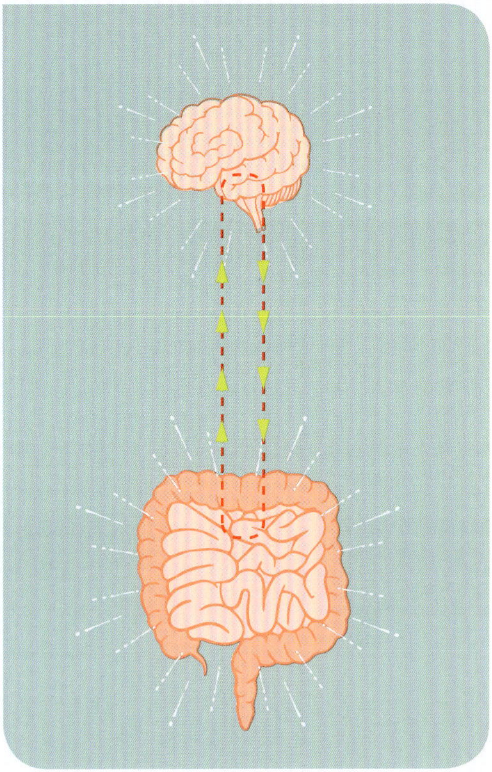

Die Darm-Hirn-Achse

Endorphine wirken als Schmerzstiller und sind deshalb als körpereigenes Opium bekannt. Sie haben die Fähigkeit, den Körper in eine Art »Rauschzustand« zu versetzen, und blockieren die Schmerzübertragung. Durch das Verspüren von Freude, durch Lachen und Bewegung können wir selbst für die Ausschüttung von Endorphinen sorgen.

Melatonin, auch als Schlafhormon bekannt, steuert den Tag-Nacht-Rhythmus (die zirkadiane Rhythmik). Es wird im Verdauungstrakt und in der Zirbeldrüse gebildet und hat eine antioxidative Wirkung. Bei Dunkelheit kann Serotonin in Melatonin umgewandelt werden. Mit einer »Abendroutine« und geregelten Abläufen vor dem Schlafengehen können wir ganz bewusst den Körper bei der Produktion dieses Schlafhormons unterstützen.

Die Sechs-Wochen-Darmkur

Vielen Patienten kann, unabhängig von den Gründen für ihre Verdauungsbeschwerden, eine Darmsanierung Linderung verschaffen. Außerdem profitieren Sie von vielen weiteren positiven Effekten und stärken z. B. Ihre Abwehrkräfte.

Mögliche Gründe für Verdauungsbeschwerden können neben einer allgemein ungesunden Lebensweise der Verzehr von (zu viel) Zucker sein, eine neuronale Dysbalance (z. B. durch Stress oder durch psychische Traumata), die Einnahme von Antibiotika – die auch die »guten« Darmbakterien abtöten – sowie eine Vielzahl weiterer Faktoren.

Ich möchte Ihnen hier eine sanfte Methode empfehlen, durch die Sie Ihre Verdauungsorgane entlasten und resetten können. Nach der sechswöchigen Kur ist es selbstverständlich sinnvoll, einige »destruktive« Gewohnheiten langfristig abzulegen, um die Gesundheit des Darms und dadurch die des gesamten Körpers und Nervensystems aufrecht zu erhalten. Besonders bei Fibromyalgie und Rheuma, die bislang nicht heilbar sind, sollten Sie die Kur unbedingt in Erwägung ziehen, um Ihre Beschwerden dauerhaft zu lindern. Ich beobachte bei meiner Tätigkeit als Therapeut hier immer wieder große Erfolge.

Bitte sprechen Sie mit Ihrem Arzt ab, ob die hier vorgestellte Darmsanierungskur für Sie geeignet ist. Ich empfehle, die Kur für eine Dauer von mindestens sechs Wochen durchzuführen. Nutzen Sie diese Zeit nicht nur für die körperliche Entgiftung. Bereiten Sie sich auf Ihre Darmkur vor, indem Sie darüber reflektieren, worauf Sie grundsätzlich im Leben verzichten möchten, um bewusster und gesünder zu leben. Verbringen Sie zu viel Zeit vor dem Fernseher, gehen Sie zu selten in die Natur, möchten Sie sich mehr bewegen oder verschwenden Sie zu viel Zeit mit den sozialen Medien? In welchen Lebensbereichen möchten Sie »entgiften«? Worauf möchten Sie in Zukunft dauerhaft verzichten und was möchten Sie vielleicht regelmäßig in Ihrem Leben etablieren, das Ihnen guttut? Machen Sie sich gerne Notizen dazu.

Vorbereitung

Eine gute Vorbereitung ist die halbe Miete bei einer Darmkur. Sammeln Sie gesunde

Rezepte und überlegen Sie, wie Sie Ihre Mahlzeiten gut im Voraus zubereiten können, sodass Sie nicht täglich Stunden in der Küche verbringen müssen, wenn Sie das nicht möchten. Vollkornreis lässt sich zum Beispiel in größeren Mengen wunderbar zubereiten und im Kühlschrank für mehrere Tage lagern. So können Sie immer nur die gewünschte Menge entnehmen und erwärmen. Auch Gemüse können Sie vorgedünstet entweder im Kühlschrank oder im Gefrierfach lagern. Hülsenfrüchte wie Kichererbsen und Bohnen können Sie vorgekocht im Glas einkaufen, sodass diese nach dem Abbrausen nur noch erwärmt werden müssen.

Während der drei bis sechs Wochen empfehle ich, konsequent auf gluten- und zuckerhaltige Lebensmittel sowie auf tierische Nahrungsmittel zu verzichten. Der Verzicht kann gleichzeitig eine Bereicherung sein, da Sie während dieser Zeit viele neue Speisen kennenlernen können.

Ich empfehle, während der Darmkur möglichst unbehandelte, also biologisch angebaute Lebensmittel zu konsumieren. Falls Sie zögern, weil Bio-Lebensmittel teurer sind als herkömmlich erzeugte Ware, bedenken Sie: Durch den Verzicht auf tierische Erzeugnisse und industriell verarbeitete Lebensmittel und »Süß- und Knabberkram« sparen Sie eine Menge Geld. Bevor Sie Ihre Darmkur beginnen, könnten Sie sich vorab über die Preise der (Super-)Märkte in Ihrer Umgebung informieren. Ich persönlich kaufe einige regionale Gemüsesorten in Bio-Qualität beim Discounter, den Haupteinkauf tätige ich in einem relativ günstigen Bio-Supermarkt. Letztlich ist es eine Frage der Priorität. Wofür geben Sie am meisten Geld aus? Sind Sie es sich selbst wert, wertvolle, gesunde Speisen zu sich zu nehmen, dafür aber eventuell ein wenig mehr Geld auszugeben bzw. an anderer Stelle zu sparen?

»Zutaten« für die Darmkur

Folgende Produkte benötigen Sie für die Darmsanierung:

- Flohsamenschalen (erhältlich in Bioladen, Reformhaus oder Drogerie)
- Zeolith (Klinoptilolith) (erhältlich im Reformhaus oder im Onlinehandel)
- Myrrhinil Intest Dragees, 200-Stück-Packung (erhältlich in der Apotheke)
- Probiotika (erhältlich im Onlinehandel, in Reformhäusern oder in Bioläden)
- Olivenblättertee/Olivenblattextrakt (erhältlich in Reformhäusern oder im Onlinehandel)
- Papayakerne (direkt aus dem Inneren der frischen Frucht)

Flohsamenschalen und Zeolith Die Basis der Kur bildet ein »Shake«, den Sie in der ersten Woche einmal am Tag, am besten mindestens eine Stunde vor dem Frühstück, zu sich nehmen. Dabei handelt es sich um Wasser mit zwei Teelöffeln Flohsamenschalen und einem Teelöffel Zeolith. Flohsamenschalen sind Ballaststoffe pur. In Flüssigkeit quellen sie schnell auf. Deshalb ist es wichtig, das Getränk zügig zu trinken, wenn Sie vermeiden wollen, eine Art Gel zu sich zu nehmen. Verrühren Sie die Flohsamenschalen zusammen mit dem Zeolith-Pulver in mindestens 0,3 Liter Wasser, am besten in einem Schraubglas oder Shakebecher, damit Sie das Gemisch gut durchschütteln können. Wichtig: Viel stilles Wasser sollten Sie ohnehin trinken, aber besonders wichtig ist es bei der Einnahme von Flohsamenschalen, denn durch das Aufquellen im Verdauungstrakt wird viel Flüssigkeit gebunden. Trinken Sie also gerne noch ein Glas Wasser hinterher.

Der Darm wird durch das Aufquellen der Flohsamenschalen effektiv gereinigt. Das Zeolith sorgt für die Bindung von Giftstoffen im Körper.

In der zweiten Woche trinken Sie bitte sowohl morgens als auch abends (etwa eine Stunde vor dem Schlafengehen) einen Shake. Ab der dritten Woche sind es dann drei Shakes am Tag. Achten Sie darauf, dass Sie zwischen dem Trinken der Shakes und den Mahlzeiten mindestens eine Stunde Abstand halten. Ich empfehle außerdem, ab der dritten Woche eine Mahlzeit durch einen Shake zu ersetzen. Falls Sie für gewöhnlich also drei Mahlzeiten zu sich nehmen, reduzieren Sie sie auf zwei (zum Beispiel ein spätes Frühstück, also ein »Spätstück«, sowie eine Abendmahlzeit).

Myrrhinil Intest Dragees Myrrhinil Intest Dragees sind ein pflanzliches Arzneimittel, welches zur unterstützenden Behandlung bei unspezifischen Magen-Darm-Problemen seit über 60 Jahren eingesetzt wird. Die Hauptwirkstoffe des Präparates, Kamille, Kaffeekohle und Myrrhe, wirken krampflösend, entzündungshemmend und stabilisieren die Darmbarriere, die aus der Darmschleimhaut, Zellverbindungsproteinen, einer Schleimschicht und »guten« Darmbakterien besteht. Eine intakte Darmbarriere hält schädliche Keime davon ab, in die Blutbahn zu gelangen. Außerdem kommt die antibakterielle, wundheilende und blähungslindernde Eigenschaft der Kamille zum Einsatz, während die Kaffeekohle zusätzlich Giftstoffe binden kann. Nehmen Sie 3 x täglich 4 Tabletten mindestens 30 Minuten vor den Mahlzeiten über mindestens drei Wochen ein, bei Bedarf auch länger.

Probiotika/Präbiotika Für die Darmgesundheit ist es wichtig, die Darmflora nach einer Entgiftungskur mit Symbiotika (Pro- und Präbiotika) »aufzubauen«. Bei Probiotika handelt es sich unter anderem um Bifido- und Lactobazillen, die sich im Darm nur dann ansiedeln, wenn die Bedingungen für sie günstig sind. Für ein gesundes Darmmilieu brauchen die Probiotika Nahrung in Form von Präbiotika. Präbiotika sind lösliche Ballaststoffe, die unverdaut in den Dickdarm gelangen und dort den Probiotika als Nahrung dienen. Besonders reich an präbiotischen Ballaststoffen sind folgende Lebensmittel: Artischocken, Chirorée, Lauch, Bananen, Roggen und Knoblauch. Gemeinsam sorgen Prä- und Probiotika für ein starkes Immunsystem, schützen vor Krankheitserregern, regeln die Verdauung und produzieren u. a. Vitamin K. Deshalb wird zunächst für eine Entgiftung und Reinigung gesorgt, bevor ein Präparat mit Probiotika und eventuell Präbiotika eingenommen wird. Die

Einnahme richtet sich nach Zusammensetzung und Form des Präparats. Generell werden 1–3 Kapseln pro Tag oder bei Pulver ein Esslöffel empfohlen. Bestehen zum Beispiel starke Verdauungsbeschwerden seit langer Zeit, würde ich drei Kapseln am Tag empfehlen. Auch spielt es eine Rolle, ob Sie bereits regelmäßig Darmkuren, vor allem nach Antibiotika-Einnahme, gemacht haben oder nicht. Lassen Sie sich im Zweifelsfall von Ihrem Arzt beraten.

Olivenblättertee/Olivenblattextrakt Seit Jahrtausenden werden die antiparasitären, entzündungshemmenden, antiviralen und immunsteigernden Eigenschaften der Olivenblätter in der Naturheilkunde genutzt. Schon die alten Römer und Griechen setzten die heilenden Blätter in ihrer Medizin ein. Für die Darmgesundheit sind sie sowohl als Tee oder als Extrakt in Kapselform ein wertvoller Helfer. Trinken Sie während der Darmkur 1–2 Tassen des Tees täglich. Die empfohlene Dosis in Kapselform variiert je nach Oleuropein-(Antioxidans-)Gehalt des Produktes. Halten Sie sich bitte an die Empfehlungen des Herstellers.

Papayakerne Während das Fruchtfleisch der Papaya Sie mit reichlich Vitamin C versorgt, schützen die Kerne vor Parasitenbefall im Darm. Mehrere Studien belegen die Heilwirkung der Papayakerne. Auch die antibakterielle Wirkung wurde in vielen Studien belegt. Die Kerne schmecken scharf, fast wie Pfefferkörner. Deshalb mögen sie für den ein oder anderen gewöhnungsbedürftig sein. Doch Sie werden von den guten Eigenschaften profitieren. Ein Esslöffel am Tag reicht. Schneiden Sie die Papaya der Länge nach in der Mitte durch. Mit einem Esslöffel lassen sich die Kerne aus beiden Hälften leicht entnehmen. Die ausgelösten Kerne können Sie luftdicht im Kühlschrank für mehrere Tage aufbewahren. Sie können während der gesamten sechs Wochen täglich einen Esslöffel zwischen oder zu den Mahlzeiten verzehren.

Zusätzlich empfehle ich während der Darmreinigung, aber auch, um langfristig wichtige Nährstoffe zu erhalten:

- Sango-Korallen-Pulver (erhältlich in Reformhäusern oder im Versandhandel)
- Omega-3-Algenölkapseln (erhältlich in Reformhäusern oder im Versandhandel)
- Artischockensaft
- Apfelessig
- Sauerkraut
- Knoblauch

Sango-Korallen-Pulver Ein fester Bestandteil meiner Empfehlungen, wenn es um die Gesundheit im Allgemeinen und nicht nur während einer Darmkur geht, ist das Sango-Korallen-Pulver. Neben einer optimalen Zusammensetzung aus Kalzium und Magnesium bietet uns die Sango-Koralle über siebzig verschiedene Mineralien und Spurenelemente. Durch die hohe Bioverfügbarkeit (Aufnahmefähigkeit des Körpers) unterstützt dieses Naturpräparat unsere Organfunktionen und Stoffwechselvorgänge im Körper. Die Mineralstoffdepots können aufgefüllt werden, was Mangelerscheinungen vorbeugt und für ein besseres Wohlbefinden sorgt. Empfohlen wird einmal am Tag eine Messerspitze bis zu einem Teelöffel, verrührt in einem Glas stilles Wasser, getrunken auf nüchternem Magen (oder mit mindestens einer Stunde Abstand zu Mahlzeiten).

Omega-3-Algenölkapseln Omega-3-Öl, insbesondere in Form von EPA und DHA, sind essenziell für unsere kognitive Leistungsfähigkeit, haben einen schützenden Effekt für unser Herz-Kreislauf-System und lindern

Studien zufolge Entzündungssymptome und Gelenkschmerzen. Nehmen Sie 1–2 Kapseln täglich mit reichlich Flüssigkeit ein.

Artischockensaft Um die Leber während der Darmkur zu entlasten beziehungsweise bei ihrer Hauptaufgabe, der Entgiftung, zu unterstützen, hat die Natur uns die Artischocke zur Verfügung gestellt. Unter anderem sorgen folgende Stoffe in der Artischocke für ihre heilsame Wirkung: Kaffeesäure, Chlorogen- und Neochlorogensäure, Cynarin, Bitterstoffe, Flavonoide sowie Sesquiterpene. Die Artischocke fördert den Leber- und Gallenfluss, die Cholesterin- und Blutfettwerte werden gesenkt und die Fettverdauung wird verbessert. Unter anderem wird die Artischocke gegen dyspeptische Beschwerden wie Blähungen, Völlegefühl, Sodbrennen, Übelkeit und Erbrechen verordnet. Allgemein profitieren Sie von der regulativen und entgiftenden Wirkung dieser Heilpflanze. Trinken Sie zwei- bis dreimal täglich (etwa 100–150 ml) naturreinen Artischockensaft, für mindestens zwei Wochen.

Apfelessig Auch vom Trinken von Apfelessig (täglich ein Glas, etwa ein Esslöffel auf ein Glas stilles Wasser) profitieren Sie während der Darmkur. Damit sich die Wirkung optimal entfalten kann, trinken Sie ihn am Morgen auf nüchternen Magen, mindestens 30 Minuten vor Ihrer ersten Mahlzeit (oder vor dem ersten Shake). Zu einer gesunden Darmflora verhelfen die darin enthaltenen Milchsäurebakterien sowie die Essig- und Apfelsäure. Schädlichen Darmbakterien wird der Nährboden entzogen, während ein leicht saures Milieu im Darm gefördert und Verdauungssäfte angeregt werden.

Sauerkraut Durch das Essen von nicht pasteurisiertem Sauerkraut oder durch das Trinken seines Saftes unterstützen Sie die Darmreinigung und durch die darin enthaltenen Milchsäurebakterien den Aufbau der Darmflora. Theoretisch können Sie bereits während der Darmkur Sauerkraut in kleinen Mengen täglich verzehren. Wenn Sie jedoch den Verdacht einer Dünndarm-Fehlbesiedlung haben, beginnen Sie mit dem Verzehr erst nach der Darmkur. Eine Fehlbesiedlung kann sich unter anderem durch Gewichtsverlust, Nährstoffmangel, Durchfall, Blähungen und Schmerzen sowie Krämpfe im Bauchraum bemerkbar machen. Achten Sie beim Essen darauf, das Kraut gut zu kauen und vor dem Hinunterschlucken gut einzuspeicheln. Im Übrigen gilt das für alle Lebensmittel, die Sie zu sich nehmen. Denken Sie daran: »Gut gekaut ist halb verdaut.« Da ist etwas Wahres dran, denn in unserem Speichel sind wichtige Verdauungsenzyme enthalten, die die Nahrung zur Weiterverarbeitung im Magen vorbereiten.

Knoblauch Vor allem durch seine antibakteriellen Eigenschaften wird Knoblauch bei einer Darmkur mit Erfolg verwendet. Roh verzehrt kann der Knoblauch seine Wirkung am besten entfalten. Um die Schärfe abzumildern, empfehle ich ein paar Scheiben einer Zehe mit etwas Reis oder Joghurt zu verzehren. Kauen Sie gut vor dem Hinunterschlucken, damit der Körper die Wirkstoffe leicht aufnehmen kann. Verzehren Sie täglich 1–2 Zehen zu oder zwischen den Mahlzeiten.

Darmkur in der Praxis

Viele fürchten sich davor, sich auf eine Darmsanierung einzulassen, da sie berufstätig sind, Sport treiben oder sich das einfach aufgrund ihrer Gewohnheiten nicht zutrauen. Ich möchte Ihnen die Bedenken nehmen, falls welche vorhanden sein sollten. Sie dürfen viel essen, Ihnen steht eine große Auswahl an Lebensmitteln zur Verfügung, aus denen Sie köstliche Gerichte zaubern können. Falls Sie bereits selbst regelmäßig mit frischen Zutaten kochen, wird es für Sie kein Problem darstellen, bestimmte Lebensmittel durch andere zu ersetzen. Sollten Sie jedoch neu auf diesem Gebiet sein, schlage ich vor, zunächst einmal ein wenig zu üben und zu experimentieren, bevor Sie mit der Darmkur beginnen. Suchen Sie sich pflanzliche, vollwertige Rezepte aus und probieren Sie ein wenig, was Ihnen leichtfällt und schmeckt. Falls Sie noch nie gekocht haben oder keine Übung darin haben, können Sie sich durch das vorherige Üben und Experimentieren gut auf die sechs Wochen einstimmen. Sie werden mit der Zeit routiniert im Zubereiten von Mahlzeiten, besorgen vielleicht schon mal einige Grundnahrungsmittel, sodass es Ihnen wesentlich leichter fällt, regelmäßig gesunde, frische Mahlzeiten mit relativ wenig Aufwand zuzubereiten.

Zudem können Sie Ihr Frühstück allmählich an die anstehende Darmkur anpassen. Inzwischen gibt es eine große Auswahl an glutenfreien Haferbrei-Mischungen, aus denen Sie mit frischem Obst, Nüssen, Kernen und Pflanzenjoghurt ein gesundes, sättigendes und schmackhaftes Frühstück zubereiten können. Grüne Smoothies eignen sich ebenfalls bestens als Frühstück oder als Zwischenmahlzeit. Um von den Nährstoffen eines grünen Smoothies optimal zu profitieren, benötigen Sie einen Hochleistungsmixer mit mindestens 30.000 Umdrehungen pro Minute. Schauen Sie sich gerne die Empfehlungen auf meiner Homepage an, falls Sie nicht schon einen besitzen.

Rezept-Tipp

Als Smoothie-Grundrezept eignet sich: Eine Banane, eine Handvoll junger Blattspinat, eine kleine Knolle Kurkuma, eine Prise schwarzer Pfeffer, ein Stück Avocado, ein paar Walnüsse, etwas frische Kräuter nach Wahl (z. B. Petersilie, Koriander, Basilikum). Füllen Sie mit einem Pflanzendrink (z. B. Reisdrink) auf und wählen Sie die »Smoothie-Taste« Ihres Mixers oder mixen Sie so lange, bis keine Stückchen mehr vorhanden sind.

Sogar auf Brot brauchen Sie während der Fastenperiode nicht zu verzichten. Die Auswahl an glutenfreien Brotsorten ist nicht nur in Bio-Supermärkten, sondern auch in vielen Discountern groß. Um nicht auf vollwertige Ballaststoffe verzichten zu müssen, die die Darmtätigkeit anregen, empfehle ich die tägliche Zufuhr von Leinsamen, die Sie außerdem mit guten Fetten versorgen.

Beispieltag

Ein »gewöhnlicher« Fastentag könnte wie folgt aussehen:

- nach dem Aufstehen: ein Glas Wasser mit einem Schuss naturtrübem Bio-Apfelessig.
- mindestens eine halbe Stunde später: 1 Flohsamenschalen-Zeolith-Shake
- mindestens eine halbe Stunde danach als Frühstück: grüner Smoothie oder (warmer) Haferbrei mit Früchten und Dattelsirup
- Kalte Mahlzeit (am Mittag oder Abend, je nachdem, wann Sie kochen können): Hier bieten sich belegte Brote, z. B. mit Humus,

Avocado, Sprossen, veganen Aufstrichen, Tomaten, Gurken etc. an.

- Warme Mahlzeit (am Mittag oder Abend): Viel frisches Gemüse in unterschiedlichen Variationen. Als »Sättigungsbeilage« eignen sich Vollkornreis, Quinoa, Buchweizen, Süßkartoffeln, Kartoffeln, Protein-Nudeln z. B. aus Kichererbsen, Linsen oder Bohnen.
- Frisch zubereitete Salate können Sie ebenfalls einbauen.
- Als süße Snacks können Sie unbehandelte Trockenfrüchte mit Nüssen kombinieren, wie z. B. Datteln mit Walnüssen, zudem Obstpüree mit Pflanzenjoghurt, sogar zuckerfreie vegane Schokolade, mit Datteln gesüßt, ist eine gute Alternative.
- Sauerkraut können Sie als Topping für warme Gerichte oder für belegte Brote verwenden.
- Artischockensaft können Sie nach den Mahlzeiten trinken.
- Olivenblättertee eignet sich gut am Abend, vorausgesetzt, es ist kein grüner Tee beigemischt. Mit Lavendel wird Olivenblättertee ebenfalls angeboten, was eine beruhigende Wirkung hat.

Falls Sie ab der dritten Woche eine Mahlzeit ausfallen lassen, können Sie Gemüsesäfte oder Gemüsebrühe trinken. Diese haben eine sättigende Wirkung und versorgen Sie zudem mit wichtigen Nährstoffen. Trinken Sie langsam und schluckweise.

Tipps

- Um Heißhunger-Attacken zu vermeiden, sorgen Sie besonders in der ersten Woche dafür, dass Sie stets gesättigt sind und als Notnagel Trockenfrüchte, Obst und Walnüsse griffbereit haben.

Die drei Stufen des Fastens

FASTENPLAN

Je nach Ihren Erfahrungswerten mit Fastenkuren können Sie selbst entscheiden, wie intensiv Sie diese sechswöchige Kur nutzen möchten. Sie haben die Möglichkeit, die ganzen sechs Wochen bei dem roten Plan zu bleiben.

Trauen Sie sich mehr zu, halten Sie sich ab Woche 3 an den gelben Plan.

Möchten Sie noch mehr von der Kur profitieren, steigen Sie ab Woche 5 auf den grünen Plan um.

1. UND 2. WOCHE: »
- 1 Zeolith-Shake am Morgen
- Früh-/Spätstück
- 1 warme Mahlzeit

3. UND 4. WOCHE: »
- 1 Zeolith-Shake am Morgen
- Früh-/Spätstück
- 1 warme Gemüsebrühe
- 1 Shake am Abend

5. UND 6. WOCHE: »
- 1 Zeolith-Shake am Morgen
- frisch gepresste Gemüsesäfte
- 1 warme Gemüsebrühe
- 1 Shake am Abend

Einfaches Gemüsebrühe-Rezept

Gemüsebrühe können Sie gut auf Vorrat zubereiten und in Glasflaschen im Kühlschrank bis zu einer Woche aufbewahren, sodass Sie diese nicht jeden Tag zubereiten, sondern nur aufwärmen müssen. Ein einfaches Rezept für eine gesunde Gemüsebrühe:
Suppengemüse, wie Knollensellerie, Karotten, Kartoffeln, Pastinaken, Fenchel, mit Zwiebeln, Knoblauch, Ingwer, Kurkuma, Lorbeerblatt, weiteren Kräutern und Gewürzen wie Rosmarin, Thymian, Salbei, Liebstöckel, Nelken, Wacholderbeeren etwa 30 Minuten leicht köcheln lassen. Seihen Sie das Gemüse ab und genießen sie die Brühe ohne das Gemüse. Mit einem Spritzer Zitrone oder frisch geriebener Muskatnuss lässt sich die Brühe vor dem Servieren köstlich verfeinern.

- Meditation wird Sie darin unterstützen, die ersten Tage und Wochen gut zu überstehen. Je bewusster Sie Ihre Kur durchführen, desto leichter wird es Ihnen fallen. Machen Sie sich immer wieder bewusst, dass Sie sich selbst etwas Gutes tun. Gewohnheiten sind stark und tief im Unterbewusstsein verankert und es kann Unzufriedenheit in Ihnen auslösen, wenn Sie diesen nicht nachkommen. Wenn Sie diese Automatismen jedoch bewusst wahrnehmen (wobei Ihnen die Meditation helfen kann), können Sie sich ganz bewusst sagen: »Oh, da machen sich Gewohnheiten bemerkbar. Danke, aber ich entscheide mich dafür, darauf zu verzichten, denn ich tue mir momentan etwas Gutes.« Auch auf der psychischen Ebene tun Sie sich etwas Gutes, denn Sie lernen während dieser Anfangszeit Selbstbeherrschung und Selbstkontrolle. Sie lernen, nicht sofort jedem Impuls nachzugeben und bewusste Entscheidungen zu treffen.
- Informieren Sie die Personen, mit denen Sie zusammenleben. Es ist wichtig, dass Sie während dieser Zeit Unterstützung und Verständnis erhalten. Bitten Sie Ihre Lieben darum, während dieser Zeit möglichst etwas »besinnlicher« zu sein, Reize wie übermäßiges Fernsehen zu minimieren und das Essen wie eine kleine Zeremonie zu genießen.
- Beginnen Sie bereits vor der Darmkur, »ungesunde« Lebensmittel nicht mehr einzukaufen, damit diese Sie nicht in schwachen Momenten verführen können. Noch besser wäre natürlich, auch langfristig auf diese zu verzichten.
- Es ist wichtig, dass Sie während der gesamten sechs Wochen in Bewegung bleiben. Die Stoffwechselprozesse werden dadurch angeregt. Auch psychisch wird es Ihnen helfen, die Kur gut zu überstehen. Gehen Sie auch viel an die frische Luft, atmen Sie draußen tief ein und aus. Das trägt ebenfalls aktiv zur Entgiftung des Körpers bei.
- Sie können die sechs Wochen auch dazu nutzen, nicht nur auf ungesunde Lebensmittel zu verzichten, sondern generell Reize zu minimieren und auf nicht förderliche Gewohnheiten zu verzichten, sei es der Kaffeekonsum, Zigaretten oder ähnliche Abhängigkeiten. Statt Kaffee könnten Sie sich (glutenfreien) Getreidekaffee oder (grünen) Tee zubereiten. Inzwischen

gibt es auch geröstete Lupinenbohnen als Kaffee-Ersatz, falls Sie einen Vollautomaten nutzen. Während meiner Darmkur genieße ich täglich einmal einen traditionell zubereiteten Matcha-Tee. Ich freue mich immer sehr darauf, da er nicht nur köstlich schmeckt, sondern für mich eine feste Zeremonie während der Darmreinigung geworden ist.

- Falls Sie Gemüsesäfte nicht selbst frisch zubereiten können, achten Sie beim Kauf darauf, dass es möglichst »Direktsäfte« in Bio- oder Demeter-Qualität sind, damit Sie von den wichtigen Inhaltsstoffen, die im Gemüse enthalten sind, profitieren können. In hoch erhitzten Präparaten oder in Konzentraten sind kaum noch Mikronährstoffe, Spurenelemente und Vitamine enthalten.
- Trinken Sie neben ausreichend stillem Wasser auch verschiedene Kräutertees.

Fallbeispiel:

Die Darmkur als Game-Changer bei rheumatoider Arthritis

» *Ludwig, ein großer, schwerer, gestandener Mann in den 50ern, suchte mich aufgrund seiner rheumatoiden Arthritis auf. Wir vereinbarten etwa zwei Wochen zuvor telefonisch seinen Termin. Da ich mich mit ihm vor allem über das Thema Ernährung unterhalten wollte, schlug ich ihm vor, mich gemeinsam mit seiner Partnerin aufzusuchen. Ich bat ihn, bis zu unserem Termin alle Speisen und Getränke, die er zu sich nahm, täglich zu notieren. Ganz gewissenhaft trug er seinen Notizblock bei sich und überreichte mir diesen voller Stolz.*

Ludwigs Leidensgeschichte hatte vor etwa 10 Jahren begonnen. Zu Beginn nahm er die Morgensteifigkeit und Schmerzen in den Gelenken nicht sehr ernst. Doch innerhalb von wenigen Wochen nahmen die Schmerzen rasant zu. Die Morgensteifigkeit wurde ebenfalls immer hartnäckiger. So suchte er einen Arzt auf, der durch Bluttest und anhand der Symptome, die er schilderte, eine rheumatoide Arthritis diagnostizierte. Seither hatte er zahlreiche unterschiedliche Medikamente eingenommen, die dauerhaft aber keine Linderung gebracht hatten. Die Schmerzen seien nur noch mit Schmerzmittel ertragbar und es fühle sich wie ein nie enden wollender Dauerschub an, erzählte er mir. Bewegung sei kaum noch möglich, seit etwa sechs Jahren sei er erwerbsunfähig. Seine durchschnittliche Schmerzintensität auf einer Skala von 1–10 bezifferte er mit 8. »Es gibt kaum ein Gelenk, das nicht schmerzt, ich habe es satt, es muss sich etwas ändern«, beschwerte er sich.

Ich nahm mir Ludwigs Notizen vor und stellte schnell fest, dass seine Ernährung viele entzündungsfördernde Lebensmitteln enthielt. Wasser wurde so gut wie gar nicht getrunken, nur um seine Medikamente einzunehmen. Über den Einfluss der Ernährung auf die Schmerzen und Entzündungen klärte ich beide ausführlich auf und gab ihnen Hausaufgaben für die kommenden zwei Wochen mit. Diese bestanden zunächst darin, bestimmte entzündungshemmende Lebensmittel täglich zu konsumieren, viel stilles Wasser zu trinken und auf bestimmte Lebensmittel zu verzichten, die Entzündungen fördern. Da sich das Paar mit diesem Thema bisher nicht beschäftigt hatte, wollten wir die Ernährungsumstellung langsam angehen. Ich finde es wichtig, den Partner in solche Prozesse einzubeziehen, da es die Bindung stärkt und es wesentlich einfacher für den Betroffenen ist, wenn er Unterstützung erhält. Außerdem profitiert die Partnerin ebenfalls von den Effekten.

Zwei Wochen vergingen, ehe wir uns erneut in meiner Praxis begegneten. »Es war ein Abenteuer, all die neuen Gerichte mit den für uns ungewöhnlichen Zutaten auszuprobieren«, erzählte Johanna, Ludwigs Partnerin. Gemeinsam hätten sie das Frühstück zubereitet und auch regelmäßig gemeinsam stilles Wasser getrunken. »War gar nicht so schlimm, wie ich befürchtet hatte«, sagte Ludwig, als Liebhaber von deftigen Gerichten, lachend. Seine Schmerzen hätten abgenommen, doch die Morgensteifigkeit wäre fast unverändert. Ein kleiner positiver Nebeneffekt wären die zwei Kilo, die er abgenommen hätte.

Wir erarbeiteten in der zweiten Sitzung ein Übungsprogramm mit sanften Mobilisierungsübungen für die Gelenke am Morgen. Außerdem freute es mich, dass das Paar bereit dazu war, sich auf die sechswöchige Darmkur einzulassen.

Ganz begeistert erzählten sie mir im weiteren Verlauf, wie sehr sie von der Ernährungsumstellung sowie der Darmkur profitierten. Ludwig berichtete, er fühle sich wesentlich fitter, könne sich wieder bewegen und seine Schmerzen seien auf 3 runtergegangen. Morgens fühle er sich auch nicht mehr so steif und hätte unglaubliche 8 Kilo abgenommen. Johanna war fasziniert vom Verschwinden ihrer Hautausschläge und davon, dass sich ihre Verdauung reguliert hatte und sie nicht mehr so »schlapp« sei. Beide versprachen mir, die neuen Gewohnheiten beizubehalten und hatten sogar Freude daran gefunden, gemeinsam zu kochen und neue Rezepte auszuprobieren. «

Intervallfasten

Um doppelt von Ihrer Darmkur profitieren zu können, sollten Sie die Prinzipien des Intervallfastens etwas genauer unter die Lupe nehmen. Bei mir persönlich hat es sich mit der Zeit ganz natürlich entwickelt, dass zwischen meiner letzten Mahlzeit und meiner ersten am Folgetag mindestens 14, manchmal über 16 Stunden vergehen. Dadurch greift der Körper auf Reserven zurück, die er »eingespeichert« hat. Er kann effektiver entgiften und ausscheiden, da er nicht permanent mit dem Prozess des Verdauens beschäftigt ist. Außerdem sollten wir unseren Organen regelmäßig Pausen gönnen, damit diese lange gesund erhalten bleiben. Wir Menschen könnten auch nicht 24 Stunden am Tag arbeiten. Wir brauchen Schlaf, Erholung und Pausen.

Interessant in diesem Zusammenhang ist der englische Begriff »breakfast« für Frühstück. Teilt man das Wort auf, erhält man »break« und »fast«, also »brechen« und »fasten«, im Umkehrschluss: Fastenbrechen. Mit dem Frühstück brechen wir also unser Fasten. Das bringt es auf den Punkt. Würden wir auf das Frühstücken verzichten und ein »Spätstück« daraus machen, würden viele von uns wahrscheinlich ganz automatisch auf die erwähnten 16 Stunden kommen. Ein Beispiel, wie Sie das Intervallfasten integrieren könnten:

- morgens nach dem Aufstehen, z. B. um 8 Uhr: Wasser mit Apfelessig, 30 Minuten später 1 Shake
- erste Mahlzeit in Form von Smoothie/Haferbrei oder belegte Brote um 10 Uhr
- zwischendurch Salat, Obst, Snacks
- um 18 Uhr warme Mahlzeit
- um 20 Uhr letzter Shake

Wasser–die Flüssigkeit des Lebens

Wassertrinken ist nicht nur während der Darmkur, sondern generell sehr wichtig für uns. Ohne stilles Wasser können unsere Zellen nicht gut funktionieren. Auch das Entschlacken wird durch zu wenig Wasser verhindert. Kohlensäurehaltige Mineralwässer sind durch ihren hohen Mineralstoffgehalt gesättigt und besitzen nicht die Fähigkeit, die Zellen zu entgiften und sie mit Wasser zu versorgen. Daher sollten Sie versuchen, täglich 2–3 Liter stilles Wasser zu trinken. Falls es Ihnen schwerfällt, halten Sie sich diese überzeugenden Argumente vor Augen.

- Natürliches, mineralstoffarmes Wasser befreit den Körper von Giftstoffen.
- Es hält Sie länger gesund und vital.
- Die Konzentrations- und Reaktionsfähigkeit wird verbessert.
- Nieren- und Blasenleiden wird vorgebeugt.
- Es beugt Verdauungsbeschwerden vor.
- Die Nierenfunktion wird verbessert.
- Die Stoffwechselprozesse werden in Gang gehalten.
- Es ist notwendig, um entschlacken und entgiften zu können.
- Die Haut bleibt länger straff und gesund.

Flüssigkeitsmangel wiederum führt zu:

- Herzbeschwerden
- Verdauungsbeschwerden
- Kopfschmerzen und Migräne
- Asthma
- Allergien
- Sodbrennen
- Fibromyalgie
- rheumatischen Gelenkschmerzen
- Depressionen und chronischer Müdigkeit
- Nackenschmerzen
- Übergewicht
- allgemein Schmerzen in unterschiedlichen Körperregionen

Falls Sie sich mit den notwendigen 2–3 Litern trotzdem schwertun, können Sie sich schnell mit ein paar Tricks helfen:

- Trinken Sie, ohne lange darüber nachzudenken, ein Glas Wasser in einem Zug.
- Halten Sie stilles Wasser immer griffbereit in Ihrer Nähe, sodass Sie das Trinken nicht vergessen.
- Gewöhnen Sie kleine Rituale an, wie z. B. immer vor dem Essen ein Glas Wasser, immer nach dem Essen ein Glas Wasser etc.
- Eine Scheibe Zitrone im Wasser macht es schmackhafter. Um für Abwechslung

zu sorgen, können Sie auch eine Gurkenscheibe oder Basilikumblätter verwenden.

Viele Menschen sind überzeugt, dass Leitungswasser »Trinkwasser« sei. Dies widerlegen jedoch viele Studien. In vielen Regionen Deutschlands (auch in Hamburg, wo ich aktuell lebe) wurde in unabhängigen Laboren Medikamentenrückstände, Bakterien, Viren, Pestizide, Mikroplastik und weitere unerwünschte Stoffe gefunden. Deshalb möchte ich hochwertiges stilles Wasser in Glasflaschen empfehlen. Auf Wasser in Plastikflaschen sollten Sie verzichten, da die in der Flasche enthaltenen Weichmacher nachweislich in das Wasser übergehen und die Gesundheit beeinträchtigen. Alternativ können Sie ein gutes Filtersystem nutzen. Bitte beachten Sie dabei, dass viele Filtersysteme, besonders die gängigen Marken aus der Werbung, bei unabhängigen Laboruntersuchungen schlecht abschnitten, da die Keimbelastung nach dem Filtern deutlich zunimmt.

Doch auch die Verarbeitung des Wassers hat großen Einfluss auf seine Qualität und auf die Wirkungsweise in unserem Körper. Dem berühmten japanischen Wasserforscher Dr. Masaru Emoto ist es gelungen, durch die Wasserkristall-Fotografie unterschiedliche Einflüsse auf Wasser optisch darzustellen. Viele Faktoren, so auch das Klären des Leitungswassers sowie das Pressen durch die Leitungen, verändern die ursprünglich natürliche Form des Wassers. Je klarer Wasser in seiner Struktur ist, desto mehr können wir von den vielen positiven Eigenschaften profitieren.

Doch nicht nur das Pressen des Wassers durch die Leitungsrohre, sondern auch viele weitere Einflüsse können die Struktur des Wassers aus einer ursprünglich klaren, kristallförmigen in eine disharmonische umwandeln. Gesunde sechseckige Kristallstrukturen des Wassers veränderten sich in »unförmige« Kristalle durch den Einfluss von disharmonischer Musik, Strahlen (z. B. Mikrowellen und Handystrahlung), Worten, die auf den Behälter geklebt worden waren, und deren Schwingungsenergien sowie Gedankenkraft. Bedenkt man in diesem Zusammenhang, dass wir Menschen zu mindestens 70% aus Wasser bestehen, werden einem die Auswirkungen von Gedanken, Strahlen, Worten und Musik auf unseren Körper klarer. Schon oft habe ich sensible Patienten über die Wohltat von harmonischer Musik berichten hören. Unsere gesprochenen sowie gedachten Worte sollten wir bewusst wählen, um unseren Körper zu harmonisieren und in Harmonie zu halten.

Viele Lebensmittel beinhalten Wasser. Werden diese in der Mikrowelle zubereitet, verliert auch das darin enthaltene Wasser die ursprünglich harmonische Kristallform, weshalb diese Geräte für die Essenszubereitung nicht genutzt werden sollten. Für unsere körperliche Gesundheit ist es auch ratsam, mobile Geräte nicht direkt am Körper zu tragen oder beim Telefonierens ans Ohr zu halten, um die Organe möglichst zu schützen.

Chronische Schmerzen und die Psyche

Die Psyche spielt bei Schmerzerkrankungen eine größere Rolle als viele denken. Bei Fibromyalgie z. B. werden psychische Belastungen als mitursächlich gesehen.

Die Art und Weise, wie wir mit äußeren Umständen und Herausforderungen umgehen, auf Personen und Ereignisse reagieren, hängt nur zum Teil davon ab, was wir »in die Wiege« gelegt bekommen haben. Durch unsere Eltern erhalten wir unsere genetische Disposition. Diese bildet das Fundament dafür, wie wir mit unseren Lebensumständen umgehen; dies ist aber nicht unveränderlich.

Nicht nur genetisch werden wir von unseren Eltern beeinflusst. Wir haben gewisse Tendenzen, es unseren Eltern gleich zu tun und sie nachzuahmen (wir haben aber auch die Möglichkeit, es ganz anders zu machen). Wir haben über viele Jahre hinweg miterlebt, wie sie tagtäglich ihr Leben gestalteten, mit Problemen umgingen, anderen Menschen gegenüber eingestellt waren, ob sie ängstlich oder voller Vertrauen waren. Zudem beeinflusst uns die Einstellung unserer Eltern uns gegenüber. Trauen die Eltern einem Kind wenig zu, wird es wahrscheinlich kein großes Selbstbewusstsein entwickeln. Bestärken die Eltern das Kind in allem, was es tut, glauben daran, dass es alles erreichen kann, wird es ein ganz anderes Selbstbewusstsein und eine Selbstwahrnehmung entwickeln. Neben der Erziehung spielen natürlich viele weitere Faktoren eine Rolle. Auch die Schulzeit, unsere dortigen Erfolge und Misserfolge, prägen uns maßgeblich, und natürlich auch unsere Erlebnisse und Erfahrungen in Freizeit und Sport.

Erlebnisse unserer Kindheit und Jugend, besonders die traumatischen, tragen die Hauptverantwortung dafür, ob wir heute in der Lage sind, ein gelassenes, selbstbestimmtes Leben zu führen. Inwiefern wir Verantwortung für unser Leben übernehmen, wie wir mit Herausforderungen umgehen, ob wir eher positive oder negative Zukunftsperspektiven haben, dem Leben vertrauen, ob wir uns als aktiver Gestalter des Lebens oder eher als Opfer der Umstände wahrnehmen. Die Art und Weise, wie wir über uns selbst denken, ob wir uns als wertvoll oder wertlos, als liebenswert oder nicht liebenswert, als würdig oder unwürdig für ein harmonisches, glückliches Leben wahrnehmen, beeinflusst entscheidend, ob wir uns selbst die Erlaubnis erteilen, ein leichtes, glückliches Leben zu führen oder nicht. Diese Selbstüberzeugungen sind tief in uns verankert, sodass wir sie im Alltag gar nicht bewusst wahrnehmen. Sie färben aber unsere Sicht auf die Welt, wie eine getönte Brille.

Um unsere Einstellung uns selbst gegenüber, unsere tief verwurzelten Selbstüberzeugungen zu erkennen und diese zu verändern, brauchen wir die Bereitschaft dazu, unser Leben zu verändern. Das heißt unter anderem: Gewohnheiten, also automatisierte Abläufe, verändern sowie die eigenen Werte und Glaubensmuster überdenken und anpassen. Veränderungen können zu Beginn sehr mühsam sein; es ist viel bequemer, bei unseren Gewohnheiten zu bleiben. Doch so anstrengend eine Veränderung ist – sie lohnt sich langfristig.

Unsere Gedanken lassen Gefühle entstehen. Immer wiederkehrende Gedanken erzeugen immer wiederkehrende Gefühle, die zu Emotionen werden, mit denen wir uns identifizieren und durchs Leben gehen. Deshalb ist es wichtig, bei den Gedanken anzusetzen und diese durch neue, positive Glaubenssätze zu ersetzen. Dies kann ein langer Prozess sein. Schließlich haben Sie sich jahrelang mit Ihren jetzigen Glaubenssätzen identifiziert und halten diese für richtig. Unsere Gedanken, Gefühle und Emotionen setzen in unserem Gehirn entsprechende Prozesse in Gang. So werden in ähnlichen Lebenssituationen ähnliche Neurotransmitter und Hormone ausgeschüttet. Durch diese festgefahrenen Abläufe entstehen ebensolche Verhaltensmuster. Falls Sie z. B. glauben, es nicht zu verdienen, Glück im Leben zu haben, werden Sie diese Selbstüberzeugung immer wieder bestätigt bekommen. Während eine Person z. B. eine plötzlich auftauchende Geldnot als Herausforderung sieht, könnte ein Mensch, der sich als wertlos erachtet, resignieren, Depressionen entwickeln und denken: »Immer passiert mir das, ich bin einfach ein Pechvogel, das Leben mag mich nicht, ich bin wertlos und verdiene es einfach nicht.« Diesen Kreislauf müssen wir durchbrechen, indem wir unsere tiefsten Überzeugungen ändern, damit neue Gedanken, Gewohnheiten und Emotionen unser Leben bestimmen können.

Auch die Angst vor Verurteilung, Bewertung oder die Angst vor Versagen kann uns in eine erhöhte Alarmbereitschaft versetzen, in der wir permanent angespannt sind. Anstatt gelassen und selbstbewusst durch das Leben zu schreiten, fürchten wir uns davor, nicht gut genug in den Augen der anderen zu sein. In meiner Praxis habe ich festgestellt, dass viele Patienten mit chronischen Schmerzen die Tendenz haben, genauso fleißig und leistungsfähig sein zu wollen wie die anderen. Doch ignoriert man die körpereigenen Signale, werden der innere Druck, die Anspannung und die Schmerzen immer größer. Stattdessen sollten Sie einen Weg finden, Ihre Andersartigkeit zu akzeptieren und die wahren Stärken zu erkennen und zum Ausdruck zu bringen.

Unsere innersten Überzeugungen, Gewohnheiten und Gedankenmuster können Prozesse im Körper in Gang setzen, die unsere Schmerzen fördern. Schmerzen führen zu Anspannung und Stress, was wiederum Schmerzen zur Folge hat – ein Teufelskreis. Um diesen zu durchbrechen, müssen wir

- unsere Überzeugungen infrage stellen und neue Gedankenmuster entwickeln,
- erforschen, welchen Lebensumständen gegenüber wir mehr Gelassenheit entwickeln können,
- herausfinden, welche Selbstüberzeugungen und Gedankenmuster dafür sorgen, dass wir innerlich angespannt sind,
- erkennen, wie es um unser Selbstwertgefühl steht und ob wir uns selbst als würdig für ein angenehmes Leben empfinden,
- untersuchen, ob es Lebensbereiche und Gewohnheiten gibt, die uns eher schaden als helfen.

Unsere Psyche in all ihren Facetten ist eine der Hauptursachen für chronische Schmerzen. Eine wichtige Komponente auf dem Weg zu weniger Schmerzen und damit zu einem leichteren Leben sind die tief in uns verankerten Überzeugungen. Diese werden wir identifizieren und sie durch neue, förderliche Perspektiven, Überzeugungen, Gedanken und Einstellungen ersetzen. Dabei werden Sie lernen, Dinge klar, gelassen und entspannt wahrzunehmen, um nicht in einer permanenten inneren Erregung gefangen zu sein.

Fallbeispiel:

Psychische Faktoren als Verstärker der Fibromyalgie

» *Eine bemerkenswerte Antwort erhielt ich von Laura, als ich wissen wollte, seit wann sie an ihren aktuellen Verkrampfungen in der Schulter leide. Sie blickte in die Luft, überlegte und antwortete: »Seitdem mein Mann zu Hause ist, also seit genau einer Woche.« Laura ist 49 Jahre alt, beruflich als Teamleiterin einer Werbeagentur tätig. Seit einer Ewigkeit hätte sie chronische Schmerzen, erzählte sie. Vor zwei Jahren hätte sie die Diagnose Fibromyalgie erhalten; zusätzlich zu den typischen Schmerzen litt sie auch an ständiger Erschöpfung. »Manchmal ist mein gesamter Körper mit Schmerzen übersät und ich fühle mich total erschöpft. Mich auf der Arbeit zu konzentrieren, kostet mich sehr viel Kraft«, ließ sie mich wissen.*

Ich würde sie als ziemlich zarte und sensible Person beschreiben. Sie spricht leise, ist sehr bedacht in ihrer Wortwahl, freundlich und ruhig. In ihrer Kindheit musste sie immer brav sein und sich benehmen. Auf ihre Meinung wurde kein Wert gelegt, besonders geliebt und anerkannt hätte sie sich auch nie gefühlt. Sie erzählte mir außerdem, dass sie als Kind kaum Selbstvertrauen gehabt hatte und oft ge-

hänselt worden war, weil sie so schlank und schüchtern gewesen war. Auch jetzt, sagt sie, koste es sie viel Überwindung, sich sowohl zu Hause als auch im Job durchzusetzen. Ihr Mann arbeite aufgrund der aktuellen Verordnungen zur Bekämpfung der Corona-Pandemie seit einer Woche von zu Hause aus. Der zeitliche Zusammenhang zu ihren verkrampften Schultern fiel ihr jedoch nicht auf.

Ich wies sie darauf hin, dass ich das interessant fände, und ging näher auf das Thema ein. Skeptisch hörte sie mir zu und nahm körperlich mit verschränkten Armen und Beinen eine verschlossene Haltung ein. Doch nach einer kurzen Zeit der Stille, in der sie sichtlich in sich ging, wurde ihr klar, dass sie die ständige Präsenz ihres Ehemannes unter Stress setzte. »Er kann ja noch nicht einmal mehr zum Sport gehen, um sich abzureagieren«, beschwerte sie sich. »Ich habe das Gefühl, er kontrolliert mich«, fügte sie hinzu. Wir sprachen eingehend über ihre Beziehung zu ihrem Ehemann und wo möglicherweise ihre unbewusste körperliche Reaktion den Ursprung hat. Sie fühlte sich in vielerlei Hinsicht nicht wertgeschätzt, deshalb tat sie so viel für ihn in der Hoffnung, die ihr zustehende Anerkennung zu erhalten. Immer wieder würde sie enttäuscht, da er nicht sehe, was sie alles leiste. Nur kritisieren könne er. »Er ist genau wie mein Vater«, sprach sie kopfschüttelnd mit Tränen in der Stimme.

Ich gab ihr zu verstehen, dass es den wenigsten Menschen leicht fällt, andere anzuerkennen, zu loben und ihnen wohltuende Worte zu schenken. Andere zu kritisieren sei unterdessen ganz leicht. Dies tun aber Menschen nur, um sich selbst wertvoller zu fühlen, indem sie andere degradieren. Außerdem haben die meisten, denen es schwerfällt, andere wertzuschätzen, selbst wenig Anerkennung erhalten. Sie sah ein, dass es nicht nur an ihm lag und dass er es bestimmt nicht absichtlich machte. Ich schlug ihr vor, in einer ruhigen Minute, vielleicht während eines Spaziergangs in der Natur, mit ihrem Mann über ihre Empfindungen zu sprechen. Als Hausaufgabe musste sie jeden Tag aufschreiben, warum sie auf sich selbst stolz ist und zusätzlich notieren, was sie alles Tolles geleistet hat.

Wir erwarten oft von außenstehenden Menschen ein gewisses Verhalten. Entspricht das Verhalten nicht unseren Vorstellungen, sind wir enttäuscht, traurig oder wütend. Insbesondere uns nahestehende Menschen sind in der Lage, die »roten Knöpfe« in uns zu betätigen, die uns schnell kränken können. Doch diese Knöpfe tragen wir in den meisten Fällen bereits seit vielen Jahren mit uns. Hätten wir sie nicht, würde uns das Verhalten nicht so sehr stören. Laura lernte mit der Zeit, ihren Standpunkt auf freundliche, aber bestimmte Weise klarzumachen. Sie wurde im Laufe der Sitzungen immer selbstbewusster. Das Verhalten ihres Mannes kränkte sie nicht mehr so schnell, denn sie verstand, dass sie sein Verhalten entsprechend ihren Gefühlen sich selbst gegenüber interpretierte und er es gar nicht so böse meinte, wie sie es ihm unterstellte. Ihre Beziehung gewann an Harmonie, da sie sich Zeit dafür nahmen, regelmäßig schönen Ritualen nachzugehen, in denen sie offen miteinander sprachen und sich gegenseitig wertschätzende Worte schenkten. Auch ihre Schmerzen ließen nach.

Laura ist inzwischen durch die Fibromyalgie deutlich weniger beeinträchtigt und souveräner im Umgang mit der Krankheit. Dank ihrer hohen Sensibilität ist sie nun, da sie mehr auf ihre Bedürfnisse achtet, in der Lage, zu erspüren, wenn sie sich verkrampft und verspannt, und kann frühzeitig entgegenwirken. So ist die Krankheit in ihrer Intensität deutlich abgemildert. «

Selbstregulation und Resilienz

Die Erziehung, die wir genießen durften, bestimmt zum Großteil darüber, wie es um unsere Regulationsfähigkeit und Resilienz bestellt ist. Besitzt ein Mensch eine gute Selbstregulation, ist er in der Lage, seine Emotionen, Impulse, Handlungen und die Aufmerksamkeit gut zu steuern. In stressigen Situationen besitzt er die Fähigkeit, Ruhe zu bewahren und mit klarem Kopf, ohne sich in Emotionen zu verlieren, zu re-agieren.

Unter Resilienz versteht man die seelische Widerstandsfähigkeit. Sie bezeichnet unsere Fähigkeit, mit Druck, Ungewissheit, Rückschlägen und Veränderungen gut zurechtzukommen. Wir erinnern uns an Tim, der mit seinem Jobverlust besser klarkam als Udo.

Menschen, die eine gut funktionierende Selbstregulationsfähigkeit und Resilienz besitzen, können in der Regel Herausforderungen im Leben leichter bewältigen. In Diskussionen und Gesprächen bewahren sie Ruhe und können sich gewählt ausdrücken. Sie sind nicht so schnell verletzt, haben großes Vertrauen ins Leben und sind im Allgemeinen entspannter.

Um herauszufinden, wie es um Ihre Fähigkeit zur Selbstregulation und Resilienz steht, können Sie über folgende Fragen für einige Minuten reflektieren:

- Wie schnell bin ich verletzt, eingeschnappt, enttäuscht oder traurig?
- Fahre ich schnell aus der Haut und rege mich auf?
- Gerate ich in Stress, wenn ich unter Zeitdruck stehe?
- Habe ich große Ängste und Sorgen?
- Wie gut kann ich schlafen?
- Vertraue ich darauf, dass alles gut läuft?
- Leide ich unter Energielosigkeit und Erschöpfung?
- Wie gut kann ich mich auf eine Sache fokussieren?
- Lasse ich mich schnell ablenken?
- Wie gut funktioniert meine Verdauung?
- Komme ich ins Schwitzen, wenn mir etwas unangenehm ist?
- Lasse ich mich von der negativen Stimmung anderer leicht anstecken?
- Bin ich ungeduldig, wenn etwas nicht so läuft, wie ich es mir wünsche?
- Wie stark sind meine Existenzängste ausgeprägt?
- Fühle ich mich genug wertgeschätzt?
- Wie glücklich bin ich mit meinem Leben?
- Bin ich in der Lage, schnell zu vergeben?

Je größer Ihr Verständnis für innerseelische und psychische Vorgänge wird, desto besser können Sie daran arbeiten, bewusster mit Umständen, Situationen und mit Ihrem eigenen Verhalten umzugehen. Vielleicht regen Sie sich immer wieder über ein bestimmtes Verhalten eines Freundes oder Arbeitskollegen auf. Oder Sie sind schnell genervt oder wütend, wenn jemand etwas Bestimmtes sagt oder macht. In unserem Alltag passieren so viele Dinge, die wir innerlich bewerten und die uns »triggern« (quasi unsere »roten Knöpfe« stimulieren). Läuft alles so, wie wir es uns vorstellen, sind wir scheinbar glücklich. Doch wenn mal etwas nicht unseren Vorstellungen entspricht, fahren wir schnell aus der Haut. Oder noch schlimmer: Wir tun so, als machte es uns nichts aus, aber innerlich explodieren wir.

Je mehr uns alltägliche Erlebnisse triggern, desto negativer wirkt sich das auf unser Nervensystem aus. Wir sind angespannter, und das wiederum bedeutet, dass unsere Anfälligkeit für Schmerzen erhöht ist. Wir erinnern uns an die Informationswahrnehmung, die Informationsverarbeitung und den Output (Seite 25). Den ganzen Tag über nehmen wir Informationen auf, verarbeiten diese und reagieren auf sie. Wie die vielen Informationen verarbeitet werden und welche Art Reaktion, also Output entsteht, ist eng mit der Selbstregulationsfähigkeit und Resilienz verbunden. Sie werden feststellen, dass Sie, wenn Sie in herausfordernden Situationen entspannter sind und mit Bedacht und bewusst reagieren, besser mit ihnen umgehen können. Sie werden immer weniger zum Spielball des Lebens. Das Leben werden Sie mehr und mehr selbst-bewusst gestalten können.

Der Muskeltonus und die Psyche

Unsere Muskulatur steht in engem Kontakt mit unserem Nervensystem und reagiert ständig auf die Informationen, die es von ihm erhält. Je nach Information und Deutung bildet sich unser Muskeltonus. Der Muskeltonus ist der Grundspannungszustand unserer Muskeln. Er verändert sich sehr subtil und ist dabei kaum wahrnehmbar. Als Kind ist unsere Muskulatur noch ganz weich und geschmeidig. Unsere Erlebnisse und Erfahrungen beeinflussen mit der Zeit diesen Grundzustand der Muskulatur, ebenso unsere Bewegungs- und Haltungsmuster. Auch Gedanken, Emotionen und Erlebnisse wirken sich auf unseren Muskeltonus aus. Denken Sie nur einmal daran, wie Sie reagieren, wenn Sie sich so richtig erschrecken. Was macht Ihre Muskulatur in so einem Moment? Und nun überlegen Sie, wie es sich auf den Muskeltonus auswirken mag, wenn ein Mensch jahrzehntelang mit Ängsten, Sorgen, Kummer und Selbstzweifeln durchs Leben geht. Hinzu kommt der Alltagsstress, den wir zusätzlich irgendwie verarbeiten müssen.

Durch das viele Arbeiten und unzählige weitere Stressoren des Alltags haben wir verlernt, richtig abzuschalten, zu entspannen, das Nervensystem und dadurch den Muskeltonus herunterzufahren. Dazu brauchen wir nicht nur Entspannung im Außen, es ist vor allem wichtig, unseren Geist zu entspannen und unsere Emotionen herunterzuregeln. In einem Zustand der größtmöglichen Entspannung ist unser Geist am zugänglichsten. Daher enthält dieses Buch auch eine Reihe von Entspannungsübungen.

Unser Atem

Was macht Ihr Atem, wenn Sie sich erschrecken? Richtig: Sie halten die Luft an. Es geschieht automatisch, da dieser Vorgang durch das autonome Nervensystem gesteuert wird, er ist eine reflexartige Reaktion des Körpers, die Sie kurzzeitig in einen Zustand des Erstarrens führt. Das sagt eigentlich schon alles darüber aus, wie unser Atem mit unserer Wahrnehmung, unseren Gefühlen, Gedanken und Emotionen verbunden ist. Äußere Umstände, Verhaltensweisen von anderen Menschen, Gedanken, Erinnerungen, kurz – alles, was wir erleben, erlebt haben und erleben werden, kann unseren Atem stocken lassen. Ganz gleich, wie weit diese Erlebnisse in der Vergangenheit liegen. Sind bestimmte Erlebnisse aus Ihrer Vergangenheit, unter denen Sie gelitten haben, nicht integriert, verarbeitet oder bereinigt, so können diese Sie flach atmen, schreckhaft, ängstlich, ungeduldig und aufbrausend sein lassen. Der Atem ist ein Spiegel, der Ihnen zeigt, wie es um Ihr Nervensystem bestellt ist.

» *Versuchen Sie einmal, tief ein- und auszuatmen und gleichzeitig wütend oder ängstlich zu sein.* «

Immer wiederkehrende, belastende Erlebnisse in der Vergangenheit können unser Nervensystem in eine dauerhafte Alarmbereitschaft versetzen, wodurch eine chronische Anspannung und ein flacher Atem vorprogrammiert sind. Auch einmalige, hoch emotionale oder traumatische Erlebnisse können unser Nervensystem langfristig in einem unausgeglichenen Zustand halten. Dieser kann sich äußern in:

- Schlafstörungen
- Verdauungsstörungen
- chronischem Gefühl des Gestresstseins
- Hypersensibilität
- hoher emotionaler Erregbarkeit
- Empfinden von wenig Lebensfreude
- Unfähigkeit, zur Ruhe zu kommen
- hoher Infektanfälligkeit
- chronischen Verspannungen und Schmerzen

Entspannung und tiefer Atem gehen Hand in Hand. Sowohl die bewusst herbeigeführte körperliche Entspannung als auch bestimmte Atemtechniken fungieren als hilfreiche Werkzeuge auf dem Weg zu mehr Gelassenheit, Entspannung und dadurch weniger Schmerzen. Ein angespannter Körper sowie ein unregelmäßiger, flacher Atem hindern uns daran, positive Emotionen zu empfinden und voller Optimismus in die Zukunft zu schauen. Anspannung und ein flacher Atem begünstigen die Schmerzen.

Vergangenheitsbewältigung

Unser Nervensystem kann nur in dem Maße erfolgreich regulativ in uns tätig sein und wirken, wie wir es ihm erlauben und es darin unterstützen. Wir können auf verschiedenen Ebenen positiven Einfluss auf die komplexen Vorgänge unseres Nervensystems nehmen. Eine wichtige Komponente dabei ist unsere Vergangenheit. Unser Nervensystem spiegelt unseren geistigen, körperlichen und emotionalen Zustand wider, und dieser wird auch durch die Vergangenheit mitgeprägt. Wenn Sie beispielsweise in der Vergangenheit Erlebnisse mit Menschen hatten, denen Sie nicht vergeben konnten, tragen Sie diese Emotionen noch immer in sich und diese können Sie auch Jahre später noch belasten. Jobverluste und die dadurch entstandenen Ängste, Trennungen von Menschen, enttäuschtes Vertrauen, traumatische Erlebnisse, die Sie innerlich erstarren ließen, mangelndes Selbstwertgefühl durch die strenge Erziehung oder die fehlende Zuneigung und Liebe Ihrer Eltern – was Sie erlebt haben und worunter Sie noch immer leiden, ob bewusst oder unbewusst, können nur Sie herausfinden.

Ich möchte Sie an dieser Stelle dazu motivieren, falls Sie nicht bereits in Behandlung sind, einen guten Therapeuten zu suchen, der Sie in der Bewältigung Ihrer Vergangenheit unterstützen und inspirieren kann.

Warum es so wichtig ist, die Vergangenheit zu klären

Die Vergangenheit können wir nicht verändern, das ist Fakt. Wir haben aber die Möglichkeit, unsere Sichtweise allem Geschehenen gegenüber zu verändern. Ihre Einstellung zum Leben, Ihr Umgang mit Herausforderungen, Ihre Entscheidungen, haben Sie dorthin gebracht, wo Sie heute stehen. Wir können vom Leben nicht erwarten, dass es sich verändert, wenn wir an unseren Gedanken, Emotionen und Verhaltensweisen festhalten. Unsere Entscheidungen basieren zum Großteil auf unserer Lebenserfahrung, unserer Einstellung zum Leben, unseren Emotionen.

Darum ist es so wichtig, sich klar dafür zu entscheiden, sich verändern zu wollen. Wir müssen in erster Linie die Bereitschaft haben, loszulassen. Nur wenn wir in der Lage sind, alles, woran wir festhalten, loszulassen, haben wir beide Hände frei, um Neues zu empfangen. Um neue Erfahrungen machen zu können, müssen wir gewohnte Pfade verlassen, den Mut dazu aufbringen, neue Wege zu gehen.

Dabei kann es sehr befreiend sein, die Perspektive zu wechseln. Betrachten Sie das, was geschehen ist, anders. Fragen Sie sich, *wofür* es passiert ist. Anstatt zu denken, dass etwas gegen Sie passiert ist, könnten Sie denken, dass etwas für Sie passiert ist. Dann können Sie erkennen, welche Chance Ihnen dieses Ereignis bietet, sich weiterzuentwickeln.

Vergebung

Die Bereitschaft zur Vergebung ist meiner Ansicht nach unverzichtbar, wenn es um eine ganzheitliche Gesundheit geht. Mangelnde Vergebungsbereitschaft heißt gleichzeitig auch mangelnde Bereitschaft, loszulassen und die Unfähigkeit, seine Sichtweise zu ändern.

Es geht bei dem Thema Vergebung nicht darum, das Verhalten von Menschen, die Ihnen etwas Schlimmes angetan haben, gutzuheißen. Im Vordergrund sollte in diesem Prozess Ihre eigene Gesundheit und Ihr eigenes Wohlbefinden stehen. Mangelnde Vergebungsbereitschaft ist oft mit negativen und schädlichen Emotionen wie Wut, Ärger und Hass verbunden. Diese Emotionen wirken in uns, auch wenn das Erlebte weit in der Vergangenheit liegt und sie haben viele negative Effekte auf unser Wohlbefinden. Sie schwächen unser Immunsystem, begünstigen dadurch Erkrankungen. Durch den dadurch entstandenen flachen Atem übersäuert unser Körper und durch den erhöhten Muskeltonus steigen die Tendenz und Anfälligkeit für chronische Schmerzen. Folglich ist ein Gesundwerden kaum möglich, wenn wir nicht lernen, zu vergeben.

Entwickeln Sie also in erster Linie für sich selbst und Ihre Gesundheit Vergebungsbereitschaft. Die destruktiven Emotionen, die uns daran hindern, zu vergeben, hindern uns auch daran, das Leben in all seinen Facetten zu genießen. Außerdem beeinflusst uns die mangelnde Vergebungsbereitschaft im Umgang mit anderen Menschen und Umständen. Wir haben dadurch eine größere Tendenz, uns verletzt zu fühlen oder uns über bestimmte Verhaltensweisen oder Umstände zu ärgern. Es fehlt uns dadurch an Verständnis, Mitgefühl und Sanftmut. Es ist schwieriger, Freude, Liebe und Glück zu empfinden, wenn wir im Inneren Wut, Angst, Hass usw. spüren. Diese Emotionen sind wie Fesseln an unseren Füßen, die uns davon abhalten wollen, ein entspanntes, zufriedenes und glückliches Leben zu führen. An den Worten von Buddha ist etwas Wahres dran, als er sagte:

» *An Zorn festhalten ist wie Gift trinken und erwarten, dass der andere stirbt.* «

Lassen Sie diese Worte ruhig bewusst wirken und lesen Sie den Satz langsam mehrmals. Anders ausgedrückt bedeuten diese Worte: Jemand anderem gegenüber negative Emotionen zu empfinden, wird die andere Person nicht verändern. Man schadet nur sich selbst.

Eine nicht vorhandene Bereitschaft zu vergeben, bedeutet meist das Festhalten an Vorwürfen, Schuldzuweisungen, Wut, Hass, Angst sowie das Aufrechterhalten einer »Opfer-Mentalität«. Wir haben also eine Entschuldigung für unsere Wut und unsere anderen destruktiven Emotionen. Oft nehmen wir dabei aber nicht wahr, dass uns diese innere Grundhaltung davon abhält, uns in Richtung Gesundheit zu entwickeln.

Selbstvergebung

Mindestens so wertvoll und wichtig wie die Bereitschaft, anderen Menschen zu vergeben, ist die Entwicklung der Selbstvergebung. Nicht nur anderen gegenüber sollten wir Verständnis und Mitgefühl entwickeln. Auch Sie haben es verdient, sich selbst gegenüber Verständnis und Mitgefühl zu haben.

Im Prinzip ist es nicht notwendig, sich selbst zu vergeben, wenn Sie verstanden haben, dass jeder Mensch in jeder Situation stets das tut, was er für richtig hält, und seinem derzeitigen Bewusstsein und Wissensstand entsprechend Entscheidungen trifft, reagiert und handelt. Wie kommt es dann, dass wir dazu tendieren, uns selbst gegenüber eine Art Unzufriedenheit, Schuldgefühle und Selbstvorwürfe zu entwickeln?

Auch dies kann schon in der Kindheit angelegt werden. Viele Menschen haben schon in frühen Jahren, durch die Eltern, das Schulsystem oder andere Einflussfaktoren, vermittelt bekommen, sie seien minderwertig oder dumm und machten alles falsch. Ein unheilvolles Fundament, das durch andere Erfahrungen genährt werden kann, bis ein riesiger Berg an Schuldgefühlen in uns entstanden ist.

Hier geht es darum, Mitgefühl und Verständnis sich selbst gegenüber zu entwickeln. Sich selbst zu akzeptieren, zu lieben, zu erkennen, dass Sie ein liebenswerter, wertvoller Mensch sind. Wenn Sie erkennen, wie wertvoll Sie sind, wird sich in Ihnen automatisch viel transformieren. Die Fassade, die über viele Jahre aufgebaut wurde, darf endlich abfallen. Sie brauchen dann niemandem mehr irgendetwas vorzumachen. Denn das

Wichtigste ist, dass Sie selbst sich annehmen, akzeptieren und lieben wie Sie sind. So, wie Sie jetzt sind. Mitgefühl empfinden, Verständnis für sich selbst empfinden. Sie müssen nicht anderen Menschen gefallen. Sie können und dürfen sich selbst vergeben, weil Sie nichts falsch gemacht haben. Sie haben nur in der Vergangenheit Ihrem Bewusstsein und Wissensstand entsprechend gehandelt und Entscheidungen getroffen. Selbstvorwürfe werden Sie nur darin bestätigen, dass Sie es nicht verdient haben, ein besseres Leben zu führen. Sie werden Sie davon abhalten, dass Ihnen Last von den Schultern abfällt und Sie Ihr Potenzial entfalten und sich selbst zu 100% selbst verwirklichen können.

Das Thema Vergebung greifen wir noch anhand einer Übung (Briefeschreiben) auf. Reflektieren Sie aber an dieser Stelle über Folgendes:

- Wie sehr halten mich meine eigenen Selbstüberzeugungen davon ab, mein Potenzial zu verwirklichen?
- Ist es möglich, dass ich ein friedliches, liebevolles Leben führe, wenn ich mir selbst und anderen Vorwürfe mache?
- Was würde innerlich, auf emotionaler Ebene geschehen, wenn ich anderen Menschen und mir selbst einfach vergebe und stattdessen Liebe und Mitgefühl anderen und mir selbst gegenüber empfinde?

Loslassen

Loslassen ist so mannigfaltig wie das Leben an sich. Nehmen Sie sich einige Minuten Zeit und sinnieren Sie darüber nach, was Loslassen für Sie bedeutet. Wovon könnten Sie sich befreien? Was könnten Sie alles loslassen? An welchen Verhaltensweisen halten Sie fest? Macht sich dieses Festhalten körperlich bemerkbar? Was könnte geschehen, wenn Sie bestimmte Dinge loslassen würden?

» *Ich bin bereit, mich zu verändern.*
Ich bin bereit, loszulassen.
Ich vertraue dem Leben. «

Loslassen und Vergebung gehen immer Hand in Hand. Sind wir nicht bereit loszulassen, können wir nicht wahrhaftig vergeben. Vergebung kann ein langwieriger Prozess sein. Sind Sie glücklich mit Ihrer Haltung, Ihrer Einstellung und Ihren Gedanken die Vergangenheit betreffend? Dann sollten Angst, Wut, Aggression, Ärger, Anspannung usw. Fremdwörter für Sie sein. Wenn Sie wirklich vollkommen zufrieden, optimistisch, gelassen, liebevoll, frei von Verurteilungen, glücklich und erfüllt leben, dann darf ich Sie beglückwünschen, dass Sie Ihren inneren Frieden gefunden haben. Ist dies jedoch nicht der Fall und Sie wünschen sich mehr Gelassenheit, inneren Frieden, Freude, Glück und Liebe, dann ist die Wahrscheinlichkeit groß, dass die Gründe, die Sie daran hindern, so zu durchs Leben zu schreiten, in Ihrer Vergangenheit liegen.

» *Wo stehen Sie aktuell in Ihrem Leben?*
Sind Sie auf dem richtigen Kurs? «

Fallbeispiel:

Hass als Zerstörung von innen

» *Wie wichtig Loslassen und Vergebung sind, habe ich am eigenen Leib erfahren, als ich im Jahr 2000 an einem Tumor erkrankte und operiert wurde. Der lebensverändernde Startschuss meiner Reise ereignete sich beim Aufwachen aus der Narkose. Da meine Lungenflügel durch die Operation kollabiert waren, war es mir nicht möglich, Luft zu holen. Gleichzeitig empfand ich so starke Schmerzen, dass ich dachte: »Okay, so fühlt es sich also an zu sterben. Das muss der Tod sein, denn die Schmerzen sind überirdisch.«*

Wie von Sinnen stieß ich Töne aus und strampelte mit meinen Füßen gegen die Matratze. Eine Krankenschwester wurde auf mich aufmerksam, verabreichte mir eine Spritze, Tabletten sowie Tropfen. Ich konnte aufatmen. Atem- und Puste-Übungen zum Aufbau meiner Lungenflügel waren meine einzige sinnvolle Beschäftigung während der folgenden Tage. Während meines Aufenthalts verstarb mein direkter Nachbar an seiner Erkrankung. Mit gerade einmal Mitte 50 verabschiedete er sich von seiner Frau und seinen Kindern.

Diese und weitere einprägsame Erfahrungen während dieser Zeit fungierten, langfristig betrachtet, als Alarmsignal zum Aufwachen. So, wie ich bis dato gelebt hatte, konnte ich nicht weiterleben. Ich war ein junger Mensch voller Wut und Hass. Ich verlor das Vertrauen in die Medizin, ich distanzierte mich von meinem anerzogenen Glauben. Die Fragen, die mich am meisten beschäftigten, waren: »Warum gibt es Menschen, die im hohen Alter kerngesund sind?«, »Warum werden so junge Menschen, wie ich es bin, krank?«, »Warum wirken viele, die meiner Religion angehören, so unglücklich, wenn es doch ein so glücklich machender und erfüllender Weg sein soll?«

Durch das Stellen dieser Fragen veränderte sich mein gesamtes Leben. Ich wurde regelrecht zu einem neuen Menschen. Ich erkannte den Zusammenhang zwischen Vergebungsbereitschaft und Schmerzen. Wie aus dem Nichts tauchte eines Tages eine Eingebung in mir auf: »Der Hass deinem Vater gegenüber frisst dich von innen auf.« Ich erschrak. Sie war so klar und deutlich, dass ich sie nicht infrage stellen konnte. Wie kann das sein, dass Hass mich von innen auffressen kann, dachte ich mir. Gleichzeitig erschien es mir logisch, da ich so unfassbar wütend auf ihn war. Und das seit vielen Jahren. Beim bloßen Gedanken an ihn bekam ich Schweißausbrüche, Herzrasen und zittrige Knie. Manchmal hatte ich Fantasien, ihm körperlich Schmerzen zuzufügen, damit er genauso leide, wie ich all die Jahre gelitten hatte.

Mein Vater war äußerst gewalttätig seiner Familie gegenüber. Regelmäßig wurden wir auf brutale Weise körperlich misshandelt. Ich sah mit an, wie er meine

Mutter regelmäßig schlug. Eines Tages packte er sie an den Haaren und drohte mit einem Messer, ihre Kehle zu durchschneiden. Währenddessen versteckte ich mich hinter dem Vorhang der Balkontür und bangte um das Leben meiner Mutter und um mein eigenes. Dies ist nur eines von unzähligen Erlebnissen dieser Art. Mein gewalttätiger, unberechenbarer, stets betrunkener Vater machte mir die Kindheit zur Hölle, bis meine Mutter sich überwinden konnte, ihn mit uns zusammen zu verlassen.

Nach der Trennung fühlten wir uns erleichtert. Doch das kleine schüchterne Kind wuchs zu einem aggressiven, hasserfüllten Jugendlichen heran. Mit den Jahren wurde meine Wut so groß, dass ich sie bei jeder Gelegenheit an anderen Menschen auslebte. Das Konzentrieren und Lernen fielen mir zusehends schwerer, sodass ich die siebte Klasse wiederholen musste.

Mir wurde klar: Damit ich nicht erneut erkranke, muss sich etwas verändern. Ich muss lernen, zu vergeben. An erster Stelle für mich und für meine eigene Gesundheit. Deshalb begann ich, die Vergangenheit positiv zu sehen, und erkannte, dass mein Vater mir die Gelegenheit dazu bot, Vergebung zu lernen, zu erkennen, wie sehr derart negative Emotionen einen Menschen körperlich krank machen können. Das Geschehene verändert sich dadurch nicht. Wir sehen dadurch aber vieles anders, sodass wir uns innerlich auch verändern können. Wir entspannen dadurch regelrecht, da belastende Emotionen losgelassen werden und auch aus dem Körper entweichen können.

Sie müssen nicht unter körperlicher Gewalt gelitten haben, damit sich geistige und körperliche Prägungen manifestieren können. Ganz gleich wie, Ihre Vergangenheit hat Sie geprägt. Für das Nervensystem spielt es keine Rolle, ob die Erfahrungen jetzt geschehen oder ob sie lange der Vergangenheit angehören. Wenn Ihre Empfindungen noch vorhanden sind, seien diese auch noch so tief vergraben, bestimmen Sie Ihr Leben. Auf körperlicher Ebene heißt das, dass ich viele Jahre mit einer hohen inneren Anspannung gelebt habe. Dadurch war natürlich mein Atem flach. Mein Muskeltonus war erhöht, ich konnte nicht entspannen. Mental bin ich ein ängstlicher Mensch gewesen. Zukunfts- und Existenzängste plagten mich ständig. Ich fühlte mich orientierungslos, hatte keinen Halt, fühlte mich wie verloren. Schlafen konnte ich nicht gut, ich tendierte zum Suchtverhalten. Es fiel mir schwer, einen Job lange zu behalten. Regelmäßig musste ich umziehen. Ich war nicht imstande, eine Beziehung zu führen. Das war der rote Faden, der sich durch mein Leben zog.

Durch die Arbeit an mir selbst veränderte sich nicht nur mein Leben, ich selbst wurde zu einem anderen Menschen. Deshalb möchte ich Sie motivieren: Auch Sie können zu einem neuen Leben erwachen. «

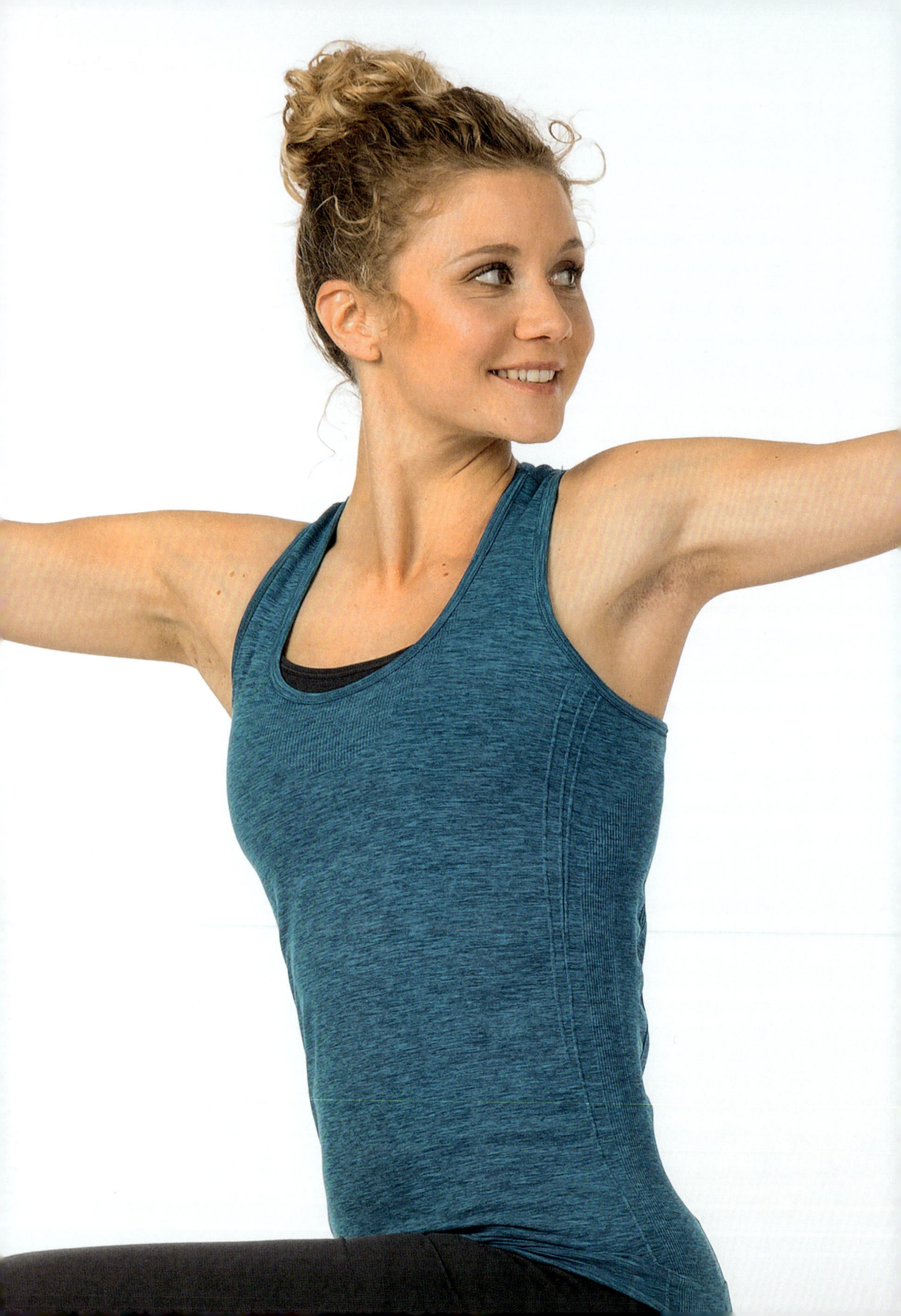

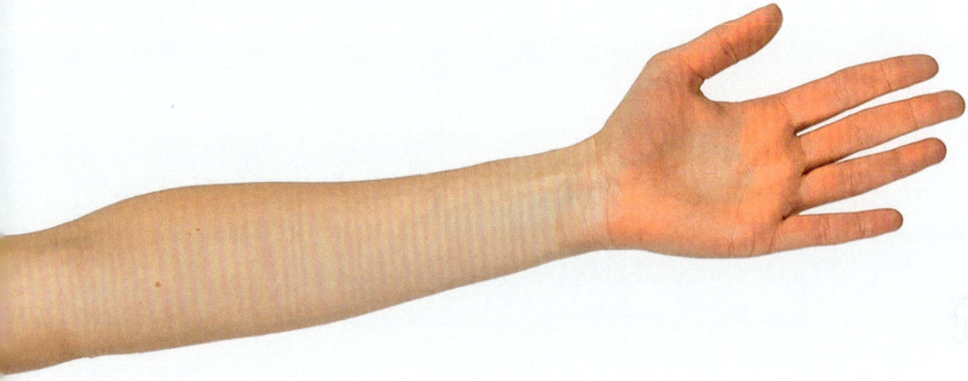

Ihr neuer Weg

Es wird Zeit, aktiv zu werden. Viele Übungen warten auf Sie, die Ihnen helfen werden, einen neuen Weg einzuschlagen in Richtung eines erfüllteren Lebens.

Die Sache mit den Gewohnheiten

Jeder neue Weg bedeutet, dass alte Gewohnheiten über Bord geworfen werden müssen. Das ist leichter gesagt als getan. Doch mit der Zeit und etwas Disziplin werden Sie es schaffen!

Die mentalen sowie körperlichen Übungen, die gleich folgen werden, sollen Ihnen nicht nur helfen, Ihre Schmerzen durch aktive Mitwirkung zu beeinflussen, sondern Sie auch darin unterstützen, alle Ihre Lebensbereiche positiv zu beeinflussen.

Aktuellen Studien zufolge sind 66 Tage nötig, damit sich neue Gewohnheiten etablieren können. Wir müssen also 66 Tage lang konsequent an neuen Routinen arbeiten, damit diese neuen, förderlicheren Handlungen alte, destruktive Gewohnheiten ersetzen können. Andere Forschungsergebnisse belegen, dass es länger dauern kann. Ich denke, dass dabei viele Faktoren eine Rolle spielen und man schwer eine immer gültige Faustregel aufstellen kann. Aus eigener Erfahrung weiß ich, dass man die ein oder andere Gewohnheit oder Sucht von jetzt auf gleich dauerhaft ablegen kann. Unabhängig davon, ob neuronale Verbindungen »nur« überlagert oder wirklich gelöscht werden können (was aktuellen Forschungen zufolge noch umstritten ist), müssen wir neue Verknüpfungen herstellen, um neue, »gute« Gewohnheiten erfolgreich etablieren zu können, und in den meisten Fällen braucht dies, wie die meisten Dinge im Leben, eine gewisse Übung.

In der Regel haben sich unsere Gewohnheiten so sehr festgesetzt, dass wir nicht nachdenken müssen, um ihnen nachzugehen. Denken Sie nur an alltägliche Gewohnheiten, wie z. B. der Griff zur Kaffeetasse, zum Schlüsselbund, zum Wecker oder Ähnliches. Wenn wir den Platz eines Objektes nach langer Zeit verändern, dauert es, bis wir diesen im Unterbewusstsein verankern. Bis dies geschehen ist, werden wir uns ganz automatisch nach unseren alten Mustern bewegen, obwohl die Kaffeetasse ganz woanders steht. Würden unsere Gewohnheiten nicht im Unterbewusstsein abgespeichert werden, wäre unser Gehirn überfordert. Wir müssten dann jede Handlung ganz bewusst ausführen und würden viel Energie dafür verbrauchen – und unser Gehirn zielt darauf ab, den Energieverbrauch niedrig zu halten.

Aber auch unsere Gedanken und die damit verknüpften Reaktionen laufen automatisch ab und können seelische oder körperliche Reaktionen bzw. Schmerzen hervorrufen. Es geht nun darum, destruktive Handlungen zu identifizieren und durch neue, produktive, hilfreiche Routinen zu ersetzen.

Ich erinnere mich noch gut daran, wie ich mit etwa 19 Jahren eine »schlechte« Gewohnheit von jetzt auf gleich aufgab. Damals litt ich unter chronischen Halsschmerzen. Sie waren extrem lästig und wollten einfach nicht verschwinden. Eines Tages suchte ich erneut einen HNO-Arzt auf, der mich während der Untersuchung fragte, ob ich Raucher sei. Ich bejahte und kam nicht dazu, hinzuzufügen, dass ich wenig rauchte. Er unterbrach mich: »Wenn Sie nicht aufhören zu rauchen, werden die Schmerzen nie weggehen.« Dieser Satz hat sich tief in mein Gedächtnis eingebrannt. Zu Hause angekommen vernichtete ich meine Zigaretten und erfreute mich daran, als Nichtraucher keine Halsschmerzen mehr zu haben.

Durch diese Erfahrung habe ich gelernt, dass man Gewohnheiten leichter verändern kann, wenn man sich die negativen Folgen der Gewohnheit vor Augen führt. Die Vorstellung, ein Leben lang unter diesen schrecklichen Halsschmerzen zu leiden, war für mich inakzeptabel. Außerdem hatte ich inzwischen einen etwas größeren Selbstwert entwickelt, sodass ich mir auch zu schade war, mir selbst weiterhin bewusst Schaden zuzufügen.

Selbstschädigendes Verhalten ist oft ein Ausdruck von Kompensation. Wir kommen mit bestimmten Umständen nicht zurecht. Aktuelle Geschehnisse, wie z. B. Probleme in der Beziehung, Unzufriedenheit am Arbeitsplatz, gesellschaftliche Umstände, aber auch tiefsitzende Selbst-Überzeugungen spielen dabei eine große Rolle. Deshalb suchen wir uns ein Ventil, um uns Erleichterung für einen kurzen Moment schaffen zu können, wie Rauchen, Essen, Alkohol oder Drogen. Und hier liegt der Haken: Alle Kompensationsstrategien führen nicht zu wahrer Erleichterung bzw. zu wahrer »Befriedigung«. Für einen kurzen Moment mag man sich erleichtert fühlen. Langfristig bleiben aber die tiefsitzenden Muster erhalten, die immer wieder dazu führen, dass ein Mensch wie hypnotisiert nicht förderliches oder selbstschädigendes Verhalten zutage bringt.

Dopamin und Gewohnheiten

Um gewohnte Pfade verlassen und das Leben positiv beeinflussen zu können ist es hilfreich, den Einfluss des Neurotransmitters Dopamin ein wenig genauer unter die Lupe zu nehmen. Dopamin wird auch als »Glückshormon« bezeichnet: Wird es ausgeschüttet, löst dies positive Gefühle in uns aus.

Dopamin ist maßgeblich an der Entstehung von Gewohnheiten und Abhängigkeiten beteiligt. Die Nutzung von Drogen und Rauschmitteln, aber auch der Konsum zuckerhaltiger Lebensmittel o.Ä. führen zu erhöhter Dopaminausschüttung – kein Wunder, dass wir den Zustand wiederherstellen wollen. So kann Dopamin dafür sorgen, dass wir für uns schädliche Handlungen wiederholen und uns so schlechte Gewohnheiten zulegen oder sogar in eine Sucht abrutschen. Der innere Drang für eine kurzzeitige Befriedigung übermannt uns und zwingt uns zum Handeln. Der Sog, der dabei entsteht, zieht uns relativ schnell in seinen Bann, da wir durch die Toleranzentwicklung immer stärkere Reize brauchen. Und auch immer mehr nach dem Motto »höher, schneller, weiter«. Unser System gewöhnt sich schnell an die Stimulation, deshalb brauchen wir mehr und mehr davon, um weiterhin die (Vor-)Freude wahrnehmen zu können.

Bei Süchten entwickelt sich eine Art »Tunnelblick«. Obwohl wir wissen, dass uns etwas nicht guttut, das wir vielleicht ändern möchten, werden wir schwach und geben nach, da wir nur noch auf die Substanz bzw. die Handlung fixiert sind, sobald wir daran denken oder auf irgendeine Art und Weise daran erinnert werden. Hinterher bereuen viele Betroffene die Tat und entwickeln manchmal auch Schuldgefühle.

Da unser Gehirn möglichst wenig Energie verbrauchen möchte und einen geringen Widerstand bevorzugt, holt es sich seine Stimulation eher aus Gewohnheiten, anstatt mehr Aufwand zu betreiben und z. B. größere Ziele zu erreichen, die uns (wesentlich) langfristiger Freude und Befriedigung bringen würden. Aber allein der Gedanke an größere Ziele wirkt für viele Menschen bereits abschreckend. Schließlich ist es mit Arbeit verbunden. Viel einfacher ist es doch, »schwach« zu werden und bequem auf Autopilot weiterzufahren, anstatt bewusst zu denken, zu planen und zu handeln.

Wir können ganz bewusst eine Harmonie in unserem Hormonhaushalt herstellen, indem wir uns bewusst machen, dass Dopamin beim Erreichen von Zielen ausgeschüttet wird und Serotonin, ein weiteres »Glückshormon«, indem wir die Ziele, die wir erreichen, bewusst »feiern«, bzw. genießen. Manchmal ist es schwierig, Gewohnheiten aufzugeben. Doch wenn Sie Gewohnheiten durch neue, förderliche Maßnahmen ersetzen, wird es Ihnen wesentlich leichter fallen. Im folgenden Abschnitt über Achtsamkeit lernen Sie, wie Sie bewusster mit Ihren inneren Impulsen umgehen können.

Die Bedeutung von Achtsamkeit

Das Integrieren von Achtsamkeit (Seite 166) in den Alltag ist eine große Hilfe, wenn es darum geht, das Nervensystem in Balance zu halten. Achtsamkeit bedeutet das intensive und wertfreie Wahrnehmen des Moments. Den ersten Impuls können Sie direkt damit setzen, sich selbst, bevor Sie aufstehen, im Bett wahrzunehmen. Die Verbindung mit dem Körper ist ein Grundpfeiler bei der Praxis von Achtsamkeit. Bleiben Sie also für einen Moment im Bett liegen und lenken Sie Ihre Aufmerksamkeit in Ihren Körper. Nehmen Sie bewusst wahr, wie der Schlaf sich auf Ihren Körper ausgewirkt hat, wie sich Ihr Körper anfühlt. Scannen Sie ihn ganz bewusst von Kopf bis Fuß einmal durch. Halten Sie diese Verbindung aufrecht, wenn Sie aufstehen und mit Ihrer täglichen Routine beginnen.

Bei der Entwöhnung von schlechten Gewohnheiten und Süchten kann Ihnen Achtsamkeit eine große Hilfe sein. Bevor Sie einer Gewohnheit nachgehen, sobald Sie den Impuls wahrnehmen, sagen Sie sich selbst »Stopp«! und halten für einen Moment inne. Nehmen Sie einige tiefe Atemzüge und den Impuls ganz genau wahr. Was geschieht in diesem Moment in Ihrem Körper? Denken Sie an die hormonellen Abläufe, die Sie dazu bringen wollen, »schwach zu werden«. Sie haben jetzt die Möglichkeit, sich ganz bewusst dafür oder dagegen zu entscheiden.

Durch das bewusste Wahrnehmen können Sie die Zügel in die Hand nehmen, anstatt dem Impuls machtlos ausgeliefert zu sein. Entscheiden Sie sich ganz bewusst und voller Klarheit entweder dafür oder dagegen. Sollten Sie sich dagegen entscheiden, ersetzen Sie die Handlung sofort ohne Zögern durch eine andere, förderliche Handlung.

Jede Ihrer Handlungen können Sie im Alltag mit Achtsamkeit beleben, sodass Sie allem mehr Leben einhauchen können. Dadurch werden plötzlich auftauchende Bedürfnisse in ihrer Intensität allmählich abnehmen. Durch Ihre Achtsamkeit im Alltag werden diese quasi im Keim nach und nach immer mehr ersticken.

Zu jeder Zeit können Sie sich im Alltag daran erinnern, achtsam zu sein! Sie haben die Möglichkeit, jeder Handlung, auch alltäglichen Dingen wie Zähneputzen, durch mehr Achtsamkeit mehr Leben zu verleihen, indem Sie das bewusst tun. So als würden Sie in dem Moment meditieren, vollkommen konzentriert auf die Bewegung, auf Ihre Zähne, auf die Geräusche, die dabei entstehen, die Geschmäcker und die Gerüche, die Sie dabei wahrnehmen, das Gefühl, das Sie dabei haben. Ich nutze die Gelegenheit auch noch dazu, mich gut zu erden, indem ich mich fest vor den Spiegel stelle, tief ein- und ausatme, meine Füße ganz bewusst wahrnehme, mich mit der Erde verbinde, dann Schritt für Schritt vollkommen fokussiert das Ritual ausführe.

Bestandsaufnahme

Bevor wir mit den Übungen beginnen, gibt es eine kleine Bestandsaufnahme. Sind Sie bereit, sich selbst kritisch unter die Lupe zu nehmen?

Ich empfehle Ihnen, sich ein schönes, großes Notizheft zuzulegen, das Sie immer mitführen können. Notieren Sie sich in dieses Heft nicht nur die erste Bestandsaufnahme, sondern nutzen Sie es für die mentalen Übungen und um neue Erkenntnisse, Ideen und Ziele zu notieren.

Ziele und Werte im Leben zu haben, belebt uns. Ein Mangel an Visionen und Zielen kann uns schnell in die Monotonie führen. Das Leben kann schneller als wir denken, an uns vorbeiziehen. Oft bekommen wir nicht mit, wie schnell die Zeit vergeht. Einige Menschen streben ihr gesamtes Arbeitsleben danach, endlich in Rente zu sein und dann das Leben zu genießen. Doch wer gibt uns die Sicherheit, dass wir bis dahin gesund oder überhaupt am Leben bleiben? Wir sollten nicht abwarten; es ist nie zu früh, ein erfülltes Leben zu führen, tagtäglich Freude zu verspüren, Spaß zu haben, das zu lieben, was man tut. Vollkommen unabhängig vom Alter kann jeder einzelne Mensch in jeder Lebenslage das Beste aus seinem Leben machen. Was hält uns davon ab?

Zu diesen Fragen lesen Sie die zum Reflektieren inspirierende Geschichte aus dem berühmten Buch »Komm, ich erzähle dir eine Geschichte« des Autors und Therapeuten Jorge Bucay (Seite 82).

Ziehen Sie Bilanz

Kommen wir zur Bestandsaufnahme. Sorgen Sie dafür, dass Sie für eine Stunde vollkommen ungestört sind. Am besten schalten Sie Ihr Smartphone und alle weiteren Störquellen aus. Versprechen Sie sich selbst, dass Sie ehrlich, authentisch und spontan reflektieren werden. Jetzt ist Ihre Zeit!

Ganz oben auf die erste Seite schreiben Sie die Überschrift »Meine Selbstreflexion«. Beantworten Sie folgende Fragen:

- Welcher Art Ketten halten Sie davon ab, Ihr wahres Potenzial zu entfalten? Was

sind Ihre tiefsten Überzeugungen über sich selbst?
- Wodurch sind diese zustande gekommen? Durch wen oder was?
- In welchen Lebensbereichen würde Sie sich gerne endlich weiterentwickeln und vorankommen?
- Welche Selbstüberzeugungen halten Sie davon ab?
- In welchen Lebensbereichen zweifeln Sie an Ihren Fähigkeiten?
- Wie groß auf einer Skala von 0 bis 10 ist Ihr Selbstwertgefühl?
- Welche Lebensbereiche spiegeln Ihr Selbstwertgefühl wider?
- Welche Gewohnheit würden Sie am liebsten ablegen?

Bevor Sie zur nächsten Frage übergehen, atmen Sie einige Male tief ein und aus.
- Nun reflektieren Sie darüber, was Sie als Erstes machen, wenn Sie morgens aufstehen. Zum Smartphone greifen? E-Mails checken? So schnell es geht Kaffee trinken oder die erste Zigarette rauchen? Unabhängig davon, ob Sie etwas »destruktiv« oder »negativ« finden, notieren Sie sich stichwortartig Ihre übliche Morgenroutine.
- Das Gleiche gilt es nun, für Ihre Abendroutine zu reflektieren: Wie sehen Ihre Gewohnheiten aus? Notieren Sie sich alles, was Ihnen dazu einfällt. Auch wenn es nicht relevant erscheint.
- Jetzt reflektieren Sie, wann Ihre Schmerzen auftreten. Falls Sie den ganzen Tag über Schmerzen empfinden, notieren Sie sich, wann diese am stärksten sind. Gehen Sie einen »normalen« Tag im Geiste durch. Gibt es Handlungen, die Ihre Schmerzen verstärken? Gibt es Gedanken, von denen Sie stärkere Schmerzen bekommen? Ängste vielleicht? Wie fühlen Sie sich direkt nach dem Aufstehen? Wie sieht es am Nachmittag aus? Und wie geht es Ihnen abends, wenn Sie im Bett liegen? Denken Sie auch an Ihren Arbeitsplatz (falls Sie berufstätig sind). Treiben Sie Sport? Überlegen Sie, wie Sie sich vor, während und nach dem Sport fühlen. Und auch, wie Sie sich am nächsten Morgen (nach dem Sport) fühlen.

Sollten Sie Schwierigkeiten mit diesen Fragen haben, können Sie sie auch im Laufe der nächsten Tage beantworten oder ergänzen.

Nehmen Sie sich Zeit dafür, Ihre bisherigen Antworten genau zu analysieren:
- Welche neuen Erkenntnisse erhalten Sie dabei? Notieren Sie sich, was Ihnen bei genauerem Betrachten auffällt. Was würden Sie gerne verändern, damit es Ihnen besser geht? Wo haben Sie besonders große Schwierigkeiten mit Veränderungen?
- Schreiben Sie zu jeder Gewohnheit, die Sie verändern/aufgeben möchten, auf, inwiefern diese Sie negativ beeinflusst. Beein-

Der angekettete Elefant

»Als ich ein kleiner Junger war, war ich vollkommen vom Zirkus fasziniert, und am meisten gefielen mir die Tiere. Vor allem der Elefant hatte es mir angetan. Wie ich später erfuhr, ist er das Lieblingstier vieler Kinder. Während der Zirkusvorstellung stellte das riesige Tier sein ungeheures Gewicht, seine eindrucksvolle Größe und seine Kraft zur Schau. Nach der Vorstellung aber und auch in der Zeit bis kurz vor seinem Auftritt blieb der Elefant immer am Fuß an einen kleinen Pflock angekettet.
Der Pflock war allerdings nichts weiter als ein winziges Stück Holz, das kaum ein paar Zentimeter tief in der Erde steckte. Und obwohl die Kette mächtig und schwer war, stand für mich ganz außer Zweifel, dass ein Tier, das die Kraft hatte, einen Baum mitsamt der Wurzel auszureißen, sich mit Leichtigkeit von einem solchen Pflock befreien und fliehen konnte.
Dieses Rätsel beschäftigt mich bis heute. Was hält ihn zurück? Warum macht er sich nicht auf und davon?
Als Sechs- oder Siebenjähriger vertraute ich noch auf die Weisheit der Erwachsenen. Also fragte ich einen Lehrer, einen Vater oder Onkel nach dem Rätsel des Elefanten. Einer von ihnen erklärte mir, der Elefant mache sich nicht aus dem Staub, weil er dressiert sei. Meine nächste Frage lag auf der Hand: »Und wenn er dressiert ist, warum muss er dann noch angekettet werden?«
Ich erinnere mich nicht, je eine schlüssige Antwort darauf bekommen zu haben. Mit der Zeit vergaß ich das Rätsel um den angeketteten Elefanten und erinnerte mich nur dann wieder daran, wenn ich auf andere Menschen traf, die sich dieselbe Frage irgendwann auch schon einmal gestellt hatten.
Vor einigen Jahren fand ich heraus, dass zu meinem Glück doch schon jemand weise genug gewesen war, die Antwort auf die Frage zu finden: Der Zirkuselefant flieht nicht, weil er schon seit frühester Kindheit an einen solchen Pflock gekettet ist.
Ich schloss die Augen und stellte mir den wehrlosen neugeborenen Elefanten am Pflock vor. Ich war mir sicher, dass er in diesem Moment schubst, zieht und schwitzt und sich zu befreien versucht. Und trotz aller Anstrengung gelingt es ihm nicht, weil dieser Pflock zu fest in der Erde steckt. Ich stellte mir vor, dass er erschöpft einschläft und es am nächsten Tag gleich wieder probiert, und am nächsten Tag wieder, und am nächsten ... Bis eines Tages, eines für seine Zukunft verhängnisvollen Tages, das Tier seine Ohnmacht akzeptiert und sich in sein Schicksal fügt.
Dieser riesige, mächtige Elefant, den wir aus dem Zirkus kennen, flieht nicht, weil der Ärmste glaubt, dass er es nicht kann. Allzu tief hat sich die Erinnerung daran, wie ohnmächtig er sich kurz nach seiner Geburt gefühlt hat, in sein Gedächtnis eingebrannt. Und das Schlimmste dabei ist, dass er diese Erinnerung nie wieder ernsthaft hinterfragt hat. Nie wieder hat er versucht, seine Kraft auf die Probe zu stellen.«

Jorge Bucay, Komm, ich erzähl dir eine Geschichte
In der Übersetzung von Stephanie von Harrach

trächtigt sie Ihre Gesundheit? Fehlt Ihnen dadurch die Zeit für Ihre Freunde? Wird Ihre Motivation geraubt? Leiden andere Menschen darunter?

- Notieren Sie sich zum Schluss, was schlimmstenfalls passieren könnte, wenn Sie nichts verändern würden. Wohin würde es führen, wenn Sie weiterhin so leben würden mit allen »negativen«, belastenden Gewohnheiten, die sich womöglich weiter in Ihrer Häufigkeit und Intensität verstärken?
- Nun überlegen Sie, was Sie erreichen wollen. Was soll sich ändern? Denken Sie nicht nur an die negativen Gewohnheiten, die sich ändern sollen, sondern an unterschiedliche Wünsche und Ziele in verschiedenen Lebensbereichen, die durch Ihre jetzigen Gewohnheiten und Selbstüberzeugungen beeinträchtigt sind. Zu folgenden Bereichen können Sie sich Notizen machen:
  - Partnerschaft/Liebe
  - Selbstverwirklichung/Hobbys
  - Beruf/Finanzen
  - Familie
  - Urlaub
  - Zeit
  - Genuss
  - Freunde
  - Natur
  - Bildung
  - Gesundheit
- Überlegen Sie nun, was Ihnen große Freude bereitet.
- In welchen Situationen, bei welchen Tätigkeiten vergessen Sie Ihre Schmerzen, weil Sie einfach glücklich sind?
- Als Nächstes denken Sie an Ihre Kindheit. Was wollten Sie werden, als Sie klein waren? Die Träume, die Kinder haben, mögen »kindlich« klingen, in Ihnen steckt jedoch der Keim Ihrer wahren Fähigkeiten und Begabungen. Leider werden sie selten erkannt und gefördert, sodass nur wenige Menschen ihre wahre Berufung finden.
- Für welche Qualitäten oder Werte steht Ihr Kindheitstraum, wenn Sie ihn genauer analysieren? Hier einige Vorschläge:
  - anderen helfen
  - erfolgreich sein
  - für andere da sein
  - Kreativität
  - Abenteuer
  - Beratung
  - handwerklich tätig sein
  - Dinge erschaffen
  - mit Menschen oder Tieren arbeiten
  - Gerechtigkeit verbreiten
  - mit/in der Natur arbeiten
- Fragen Sie sich, was davon Sie bereits in Ihrem Leben integriert haben. Wie könnten Sie die fehlenden Werte integrieren? Die Integration muss nicht auf der beruflichen Ebene stattfinden.
- Nun überlegen Sie sich einen Plan für jede destruktive Gewohnheit, die Sie ablegen möchten. Nehmen Sie sich dazu jede Gewohnheit separat vor. Danach überlegen Sie, was Sie stattdessen etablieren möchten. Eine Inspiration: Angenommen, Sie möchten die Gewohnheit aufgeben, jeden Abend vor dem Fernseher Süßigkeiten oder etwas Ungesundes zu essen. Sie könnten diese Gewohnheit durchbrechen, indem Sie nichts Ungesundes mehr kaufen und zu Hause aufbewahren. Stattdessen könnten Sie Obst, Trockenfrüchte und unbehandelte Nüsse bereithalten. Oder Sie trinken ein Glas stilles Wasser, sobald das Verlangen auftaucht. Durchbrechen Sie den Kreislauf und ersetzen Sie die alte, schädliche Gewohnheit mit Ihrer neuen, gesunden Handlung. Bleiben Sie stark und konsequent, Sie werden stolz auf sich selbst sein!

Die 60-Tage-Trans-formation

Die folgenden 60 Tage sollen dazu dienen, neue Gewohnheiten zu etablieren, die Sie auf dem Weg zur Schmerzfreiheit unterstützen. Schenken Sie diesem Ritual jeden Morgen eine hohe Priorität, damit sich die Wirkung voll entfalten kann.

Ich werde Ihnen in diesem Kapitel Inspirationen an die Hand geben, die Sie durch Ihren Tag tragen sollen. Insgesamt sind es 20 Affirmationen. Sie werden sie mehrmals laut aufsagen, aufschreiben, sich den gesamten Tag über selbst an sie erinnern und sie in den Tag integrieren. Diese 20 Leitsätze werden dreimal wiederholt, um auf 60 Tage zu kommen.

Außerdem empfehle ich Ihnen, sich jeden Morgen sowie jeden Abend etwa 45 Minuten Zeit zu reservieren für die Körper- und Mentalübungen. Nach den 60 Tagen können Sie sich beliebig lange an diesen Plan halten. Wiederholen Sie die 60 Tage ruhig auch mehrfach, bis Sie das Gefühl haben, in Ihrem neuen Dasein angekommen zu sein und vollständig von den Übungen zu profitieren.

Es wird Sie Überwindung kosten, sich von Ihren alten Gewohnheiten zu befreien. Im Laufe der Jahre haben sich Ihre Routinen verfestigt. Veränderung kann anstrengend sein. Seien Sie deshalb geduldig mit sich selbst, jedoch auch konsequent. Um Ihre innere Motivation anzuregen, können Sie sich selbst folgendes Versprechen geben:

Ich, ...

bin bereit, mein Leben zu verändern. Ich verspreche mir selbst, die kommenden 60 Tage voll auszunutzen, um meinem Ziel, ein glücklicheres, entspanntes und schmerzfreies Leben zu führen, näher zu kommen.

....

....

Ort, Datum, Unterschrift

Tag 1: »Ich bin bereit, mich zu verändern.«

Heute gehen Sie den ersten Schritt in Richtung neue Gewohnheiten, um Ihr Leben zu verbessern und die Schmerzen zu minimieren. Ihr Leitsatz für den ersten Tag lautet: »Ich bin bereit, mich zu verändern.« Dieser Leitsatz wird Ihnen helfen, alte Gewohnheiten loszulassen und neue zu etablieren. Als Zeichen für Ihre Bereitschaft können Sie heute etwas tun, das Sie normalerweise nicht machen würden. Kaufen Sie sich vielleicht eine außergewöhnliche Pflanze, die symbolisch für Veränderung steht? Essen Sie heute etwas, das Sie schon immer einmal probieren wollten? Kleiden Sie sich vielleicht besonders schick? Setzen Sie für sich selbst ein Zeichen für diese Intention.

Schreiben Sie diesen Leitsatz in Ihr Begleitheft. Notieren Sie außerdem, womit Sie ein Zeichen für Ihre Bereitschaft setzen wollen, sich zu verändern. Erinnern Sie sich im Laufe des Tages an Ihren Leitsatz. Notieren Sie ihn zusätzlich auf einen kleinen Zettel, den Sie mit sich führen. Berühren oder lesen Sie ihn des Öfteren im Laufe des Tages und erfreuen Sie sich an Ihrem Entschluss. Tun Sie das auch mit allen folgenden Leitsätzen. Bewahren Sie alle Leitsätze, die Sie auf einem kleinen Zettel notieren, gefaltet in einem Behälter auf, damit Sie später darauf zurückgreifen können.

Tag 2: »Ich bin wertvoll und liebenswert«

Wann haben Sie sich zuletzt selbst im Spiegel tief in die Augen geblickt? Einfach so, nicht beim Schminken oder Haarekämmen. Wirklich tief in die Augen, mehrere Atemzüge lang? Stellen Sie sich vor einen Spiegel, blicken Sie sich tief in die Augen, atmen Sie dabei ganz entspannt ein und aus. Danach sprechen Sie Ihren heutigen Leitsatz laut aus: »Ich bin wertvoll und liebenswert!« Wiederholen Sie ihn in Gedanken mehrmals in Ruhe, während Sie sich in die Augen blicken.

Schreiben Sie diesen Satz mindestens dreimal in Ihr Heft. Falls dabei Gedanken auftauchen sollten, die Sie an dieser Tatsache zweifeln lassen, schenken Sie ihnen keine Aufmerksamkeit. Es ist normal, dass solche Gedanken sich bemerkbar machen, denn die meisten von uns haben sich jahrelang eher das Gegenteil eingeredet. Nun geht es darum, zu erkennen, dass Sie ein wertvoller und liebenswerter Mensch sind. Einfach so. Dazu brauchen Sie nicht etwas Besonderes geleistet haben. Das sind Sie einfach. Auch diesen Leitsatz schreiben Sie bitte auf einen kleinen Zettel, den Sie mit sich tragen. Denken Sie im Laufe des Tages immer wieder an ihn und erfreuen Sie sich einfach an dieser Tatsache.

Tag 3: »Ich bin und bleibe entspannt«

Wir alle tendieren dazu, wenn wir zum Beispiel unausgeschlafen sind oder Zeitdruck haben, gestresst zu reagieren. Auch wenn unsere »roten Knöpfe« gedrückt werden, regen wir uns innerlich auf, sind gekränkt oder traurig. Heute geht es darum, entspannt zu bleiben, ganz egal, was Sie erleben, wie Menschen sich verhalten. Auch wenn viel los ist, lassen Sie sich nicht stressen. Achten Sie heute ganz besonders auf Ihre Schultern und versuchen Sie, diese den gesamten Tag lang ganz weich und entspannt zu lassen. Sollten Sie sich einmal beeilen müssen, dann beeilen Sie sich. Versuchen Sie aber, dabei entspannt zu bleiben. Erinnern Sie sich selbst an Ihren Leitsatz, indem Sie zwischendurch immer wieder in sich hineinspüren, bei Gelegenheit die Augen schließen und sich sagen: »Ich bin und bleibe entspannt.«

Tag 4: »Ich lasse einfach sein.«

Heute, am vierten Tag, geht es darum, alles sein zu lassen, was Ihnen nicht guttut. Alle Gewohnheiten, denen Sie normalerweise automatisch nachgehen und von denen Sie insgeheim wissen, dass diese nicht förderlich sind, lassen Sie einfach sein. Dieser Leitsatz kann Sie dabei unterstützen, schlechte Gewohnheiten und Süchte leichter aufzugeben. Er ist von sanfter Energie, aber dennoch entschieden. Es ist fast so, als würden Sie ganz friedvoll die Schwerter niederlegen und nicht mehr gegen etwas kämpfen wollen. Oft, wenn wir Süchte und bestimmte Gewohnheiten aufgeben wollen, kämpfen wir gegen diese an, wodurch wir die innere Anspannung verstärken. Heute bleiben Sie friedlich und gelassen und lassen einfach das sein, was Ihnen nicht guttut. Überlegen Sie, was es sein könnte. Wovon möchten Sie sich befreien? Was tut Ihnen nicht gut? Was konsumieren oder »machen« Sie zu viel? Dann nehmen Sie sich vor »Ich lasse es einfach sein«. Und sobald Impulse auftauchen sollten, der Handlung nachzugehen, halten Sie kurz inne und treffen Sie die bewusste Entscheidung: »Ich lasse es einfach sein.«

Tag 5: »Ich schenke mir und anderen ein Lächeln.«

Es ist von großer Wichtigkeit, das Lachen nicht zu verlernen – besonders in schwierigen Zeiten, bei persönlichen Problemen oder bei chronischen Schmerzen. Starten Sie den Tag, indem Sie sich im Spiegel in die Augen blicken und lächeln. Falls Ihr Blick abdriften sollte und Sie aus Gewohnheit beginnen, Ihre Haare zu richten oder nach Unreinheiten im Gesicht zu suchen, stoppen Sie sich, blicken Sie sich wieder in die Augen, lächeln Sie und erfreuen Sie sich an dem Anblick. Lächeln Sie sich selbst für die Dauer mehrerer Atemzüge an. Sehen Sie, wie schön und liebenswert Sie sind. Auch andere Menschen können Sie heute einfach freundlich anlächeln. Warum auch nicht? Vielleicht schenken Sie heute fremden Menschen nicht nur ein Lächeln, sondern auch eine freundliche Begrüßung. Lächeln setzt Endorphine frei, die sogar schmerzlindernd wirken können. Ihre Stimmung wird aufgehellt, die Abwehrkräfte werden gestärkt. Heute ist der Tag des Lachens und des Lächelns!

Tag 6: »Egal was ich tue, ich atme.«

In jeder Situation kann uns unser Atem verraten, wie es um unsere Nerven steht. Wir atmen die meiste Zeit über unbewusst, weshalb wir nicht wahrnehmen, wenn wir flach atmen oder den Atem sogar anhalten. Der Atem bietet uns die Möglichkeit, auf neuronaler Ebene direkten Einfluss auf die Schmerzen zu nehmen. Erinnern Sie sich heute daran, immer wieder bewusst zu atmen – ob Sie Gespräche führen, arbeiten, fernsehen, Sport treiben, einkaufen, kurz: ganz gleich was Sie tun. Nehmen Sie auch Ihren Bauch wahr. Wenn Sie merken sollten, dass Sie den Bauch anspannen, entspannen Sie ihn und atmen Sie tief ein und aus. Egal was Sie heute tun, atmen Sie bewusst und tief ein und aus.

Tag 7: »Ich nehme mir meine Pausen.«

Tief in unserem Unterbewusstsein sind viele Glaubenssätze verankert, die wir zwar nicht bewusst wahrnehmen, die uns jedoch ständig beeinflussen. Ein typischer Glaubenssatz ist: »Ohne Fleiß kein Preis.« Durch solche und ähnliche Glaubenssätze glauben wir, immer funktionieren zu müssen. Wir dürfen ja nicht den Eindruck erwecken, dass wir uns eine Auszeit gönnen oder uns erholen. Das wird oft mit Faulheit gleichgesetzt. Früher oder später zwingt uns unser Körper jedoch, eine Auszeit einzulegen. Darauf müssen wir aber nicht warten. Durch regelmäßige Pausen können wir Energie tanken, wodurch wir effektiver und konzentrierter arbeiten und den Alltag bewältigen können. Unser Nervensystem braucht Pausen, ansonsten befinden wir uns nicht im Gleichgewicht, was sich in vielerlei Hinsicht negativ auswirken kann.

Nehmen Sie sich heute fest vor, mindestens drei bewusste Pausen von mindesten 10 Minuten einzubauen. In dieser Zeit entspannen Sie sich. Ohne Reize wie Fernseher, Radio, Smartphone. Hier geht es darum, abzuschalten. Auch wenn Sie glauben, dass das nichts bringt, denken Sie daran, Sie haben eine Vereinbarung getroffen. Tun Sie es trotzdem und vertrauen Sie darauf, dass es einen positiven Effekt haben wird.

Tag 8: »Ich bin bereit zu vergeben.«

Dem Thema Vergebung ist im Übungsteil dieses Buches eine eigenständige Übung gewidmet. Viele Menschen glauben, dass Sie nichts zu vergeben hätten. Ich habe es schon oft erlebt, dass dieses Thema geleugnet wird. Manchmal dauert es, bis das Eis gebrochen ist und meine Klientinnen/Klienten offen über bestimmte Erlebnisse und Personen sprechen können. Wir kommen später darauf zurück. Heute ist es wichtig, eine »allgemeine« Bereitschaft zur Vergebung zu kultivieren. Es geht nicht darum, sich mit schwerwiegenden Schicksalsschlägen zu beschäftigen. Vielmehr soll der heutige Tag für eine Art »Instant-Vergebung« stehen.

Sollten Sie heute also etwas erleben, das Sie emotional aufwühlt, rufen Sie sich ins Gedächtnis, dass Sie heute einfach ein weiches, verständnisvolles Herz haben und unabhängig davon, ob Sie finden, dass Sie im Recht sind oder nicht, vergeben. Es ist nicht schlimm, wenn Sie keine derartigen Begegnungen oder Erlebnisse haben sollten, es geht in erster Linie um Ihre innere Vergebungsbereitschaft. Diese kann sich auch darin äußern, dass Sie z. B. jemandem das Gefühl vermitteln, dass die Person trotz Ihrer »Schwächen« gut ist, so wie sie ist. Falls Sie in Ihrer Vergangenheit ein spezielles Erlebnis hatten, bei dem es Ihnen schwerfiel, negative Emotionen abzulegen, können Sie sich heute diese Situation mit allen beteiligten Personen ins Gedächtnis rufen. Machen Sie sich Ihren heutigen Leitsatz klar: »Ich bin bereit zu vergeben.« Einfach so, weil Sie ein weiches, liebevolles Herz haben.

Tag 9: »Ich bin flexibel.«

Im Laufe unseres Lebens entwickeln sich mehr oder weniger stark ausgeprägte Besonderheiten und Angewohnheiten, auch »Ticks« genannt. Auch wenn Ihre Ticks nicht stark ausgeprägt sind und keinen pathologischen Wert haben, überlegen Sie, welche Besonderheiten sich in Ihr Leben eingeschlichen haben. Dabei kann es hilfreich sein, einen ehrlichen Freund zu fragen, der Sie vielleicht auf humorvolle Weise darauf aufmerksam macht. Sie können aber auch selbst reflektieren. Meist kommen uns unsere Besonderheiten ganz »gewöhnlich« vor – fänden wir sie seltsam, hätten wir sie ja nicht. Wenn andere sie komisch finden, dann sehen die anderen das falsch, so sehen wir es häufig.

Heute geht es darum, über Ihren Schatten zu springen und Dinge, von denen Sie denken, sie seien absolut notwendig und anders ginge es nicht, entweder zu unterlassen oder einfach anders zu erledigen als bisher. Falls Sie zum Beispiel gewisse Gegenstände ständig geraderücken müssen, nehmen Sie es heute leicht, indem Sie sich erinnern »Ich bin flexibel«, und stellen Sie Gegenstände ganz bewusst schief hin oder rücken diese nicht gerade. Falls Sie bestimmte Dinge immer in einer gewohnten Reihenfolge erledigen, verändern Sie die Reihenfolge. Sie sollen kein Messie werden, aber wenn Sie für gewöhnlich ständig aufräumen oder den Drang zu übermäßiger Hygiene haben, lassen Sie das für heute sein und genießen Sie die dadurch gewonnene Zeit für sich selbst. Sie müssen im Laufe des Tages sehr aufmerksam sein, da wir oft über Dinge nicht nachdenken, sondern sie automatisch und schnell erledigen. Heute sind Sie aber aufmerksamer und erledigen einige Dinge anders als bisher, denn im Geiste sind Sie flexibel!

Tag 10: »Heute bin ich produktiv.«

Nein, damit ist nicht gemeint, dass Sie heute bei der Arbeit im Alltagstrott besonders gut funktionieren oder Überstunden machen sollen. Es geht um Sie! Reflektieren Sie heute darüber, was Sie schon lange erledigen oder erleben möchten. Was schlummert in Ihnen, wofür Sie sich keine ausreichende Zeit nehmen? Vielleicht möchten Sie beruflich etwas umsetzen? Dinge erledigen, die Sie seit Langem aufschieben? Jemanden anrufen? Was auch immer es ist, schreiben Sie sich alles auf, was Ihnen in den Sinn kommt. Erschrecken Sie nicht, wenn es eine lange Liste werden sollte. Es geht nicht darum, alles auf einmal zu erledigen. Es geht darum, dass Sie alles, was Sie aufschieben, einmal aufschreiben. Danach überlegen Sie, was Sie heute spontan davon erledigen und von der Liste streichen können. Es fühlt sich gut an, Dinge zu erledigen. Das wird Sie motivieren, am Ball zu bleiben.

Produktivität ist nicht gleich Stress! In den kommenden Tagen können Sie sich Ihre Liste anschauen und spontan entscheiden, was Sie davon erledigen und streichen möchten. Wenn alles erledigt und gestrichen ist, werden Sie das Gefühl, das dann entsteht, in vollen Zügen genießen können. Also fokussieren Sie sich heute auf Ihre Produktivität. Dabei bleiben Sie natürlich ganz entspannt und gelassen.

Tag 11: »Ich springe über meinen Schatten.«

Den heutigen Tag widmen Sie Dingen, die Sie ver-rücken wollen. Es geht nicht um die Möbelstücke in Ihrem Zuhause, es geht darum, Gedanken und Gewohnheiten zu ver-rücken, bzw. über den eigenen Schatten zu springen. Häufig tun wir Dinge nicht, weil sie unseren Normen und Werten nicht entsprechen oder weil wir sie uns nicht zutrauen oder glauben, etwas nicht zu können oder es nicht wert zu sein.

Heute geht es darum, etwas zu tun, womit Sie sich sonst schwertun. Es sollte etwas für Sie Ungewöhnliches sein. Etwas, womit keiner aus Ihrem engeren Kreis rechnen würde. Vielleicht sind Sie bekannt dafür, ein besonders planender, strukturierter Mensch zu sein. In dem Fall könnten Sie etwas sehr Spontanes, »Ver-rücktes« tun. Wenn Ihnen beigebracht wurde, bei Tisch immer gerade zu sitzen, können Sie heute ausprobieren, wie es ist, wie in anderen Kulturen auf dem Boden zu essen. Das ist für viele unvorstellbar. Genauso ungewöhnlich ist es aber für andere Völker, gerade am Tisch zu sitzen und mit Messer und Gabel zu speisen. Betrachtet man Dinge aus unterschiedlichen Perspektiven, gibt es kein »richtig« oder »falsch«. Überlegen Sie, über welchen Ihrer Schatten Sie heute springen könnten, und setzen Sie es um. Erfreuen Sie sich daran, ohne ein schlechtes Gewissen zu haben.

Tag 12: »Heute schalte ich einen Gang runter.«

Am 12. Tag geht es um Entschleunigung. In der heutigen, schnelllebigen Zeit tragen die vielen Reize, die auf uns einprasseln und der Zeit- sowie Leistungsdruck nicht unwesentlich dazu bei, dass sich psychische oder körperliche Beschwerden bemerkbar machen. Ist man im »Hamsterrad« gefangen, kommt man oft gar nicht mehr dazu, zu reflektieren, wie man herauskommt. Doch gerade dann ist es enorm wichtig, einen Schritt zurückzutreten und bewusst nachzudenken, was wir optimieren bzw. verändern können, um den Alltag gelassener zu meistern. Das Ziel kann nicht sein, immer mehr und mehr und mehr zu schaffen – denn darüber vergessen Sie sich selbst.

Nehmen Sie sich heute vor, alles etwas langsamer zu erledigen. Und falls Sie nicht alles schaffen sollten, was Sie sich vorgenommen haben, beginnen Sie damit, sich abends einen realistischen Plan für den nächsten Tag zu machen. Dadurch, dass Sie heute alles langsamer erledigen, bekommt das, was Sie tun, eine andere Qualität. Sie können viel präsenter dabei sein. Sie können sich dabei mehr entspannen, tiefer atmen, sich selbst und anderen immer wieder ein Lächeln schenken. Heute ist der Tag der Entschleunigung! Bleiben Sie konsequent gelassen.

Tag 13: »Ich fokussiere mich auf meine Ziele.«

Um im Leben voranzukommen, dürfen wir unsere Ziele nicht aus den Augen verlieren. Nur wenn Sie in Ihrem inneren Navigationssystem ein Ziel eingeben, wird es Sie auch dorthin leiten. Wenn Sie einfach so dahinschlendern, keine Visionen und Ziele haben, können Sie auch keine erreichen.

Nehmen Sie sich heute vor, Ihre Ziele in den Tag zu integrieren. Dazu können Sie während Ihrer Meditation darüber reflektieren, was Ihre wahren Begabungen und Fähigkeiten sind und was Ihnen große Freude bereitet. Vielleicht sind es berufliche Ziele, die Sie angehen, vielleicht sind es lange vergessene Hobbys, die Sie wieder aufgreifen möchten. Was immer es auch sein mag, machen Sie sich einen Plan, welche Schritte Sie gehen können, um Ihren Zielen einen Schritt näher zu kommen. Es können gerne Ziele in unterschiedlichen und mehreren Lebensbereichen sein. Falls Sie zum Beispiel verpartnert sind, sich jedoch mehr »Lebendigkeit« für Ihre Beziehung wünschen, überlegen Sie sich, wie Sie das verwirklichen können. Gerne können Sie für die Umsetzung auch andere Personen involvieren (zum Beispiel mit dem Partner darüber reden, um gemeinsam einen Plan zu schmieden). Da Sie diese 20 Leitsätze insgesamt dreimal durchgehen, werden diese sich mehr und mehr in Ihren Alltag »einschleichen«, auch wenn sie gerade »nicht dran« sind. Den Punkt des heutigen Tages können Sie bewusst jeden Tag kurz anschauen und jeden Morgen überlegen, was Sie heute tun können, um Ihre Ziele im Auge zu behalten und einen Schritt weiter zu gehen.

Tag 14: »Ich verteile Komplimente.«

Wie fühlen Sie sich, wenn Ihnen jemand ein Kompliment macht? Die Fähigkeit, Komplimente annehmen zu können, hängt mit dem eigenen Selbstwert zusammen. Menschen mit einem geringen Selbstwertgefühl sind kaum in der Lage, Komplimente anzunehmen, sich wirklich darüber zu freuen und sich zu bedanken und sich dabei gut und bestärkt zu fühlen. Viele Menschen fühlen sich eher peinlich berührt oder weisen das Kompliment halb zurück, so als wäre es bedeutungslos, was gerade gesagt wurde, oder als wäre eigentlich kein Grund für das Kompliment vorhanden. Beim »echten« Annehmen von Komplimenten fühlen wir uns anerkannt, gesehen, bestätigt. Dazu ist es aber notwendig, sich selbst in diesem Licht betrachten zu können, den eigenen Wert zu sehen und anzuerkennen.

Genauso schwierig kann es sein, anderen ein ernst gemeintes Kompliment aus dem Herzen zu schenken. Nicht nur (Liebes-)Beziehungen können uns als Spiegel (insbesondere für unsere eigene Selbstwahrnehmung) dienen, sondern jeder Mensch, der uns begegnet. Sehen wir den Wert in anderen Menschen oder tendieren wir dazu, in anderen eher das »Schlechte« zu sehen? Heute haben Sie die Möglichkeit, über einen Ihrer Schatten zu springen und anderen Menschen echte Komplimente zu machen für die Dinge, die Sie im anderen wirklich erkennen. Falls Sie andere Menschen bisher nicht aus diesem Blickwinkel betrachtet haben, kann das zu Beginn schwerfallen. Aber Ihr heutiger Leitsatz wird in den nächsten Tagen weiter in Ihnen mitschwingen, sodass Sie mit Sicherheit öfter Gelegenheit finden werden, sich darin zu üben, anderen Menschen echte Komplimente zu schenken.

Tag 15: »Ich aktiviere meine innere Verantwortungsperson.«

Über das Innere Kind haben Sie bereits ein wenig gelesen und wissen, dass es ein besonderer innerer Anteil von vielen ist. Unsere innere Verantwortungsperson ist ebenfalls einer von vielen inneren Anteilen. Sie ist eine Art inneres Elternteil, eine erwachsene, reflektierte Version von Ihnen, die alles mit Bedacht angeht, Ihnen wertvolle Tipps oder Motivation schenkt. Wir handeln viel zu oft aus anderen Anteilen heraus, Anteilen, die uns schützen wollen, die übervorsichtig sind, die viel Aufmerksamkeit brauchen. Einseitiges Handeln kann uns aber nicht in die Fülle oder Erfüllung unserer Wünsche führen. Sind wir beispielsweise in der Rolle eines verletzten Kindes gefangen, haben wir Schwierigkeiten damit, im Leben Verantwortung zu übernehmen. Außerdem nehmen wir die Welt dann nur mit den Augen dieses inneren verletzten Kindes wahr.

Die innere Verantwortungsperson ist aber bereit, Verantwortung für sich selbst und für andere zu übernehmen. Wir warten durch diese Instanz nicht auf eine Rettung von außen, sondern gehen mit ihrer Kraft die Baustellen unseres Lebens aktiv an, die verändert werden könnten. Darüber hinaus sind wir dann in der Lage, uns um andere zu kümmern. In welchen Lebensbereichen könnten Sie Ihre innere Verantwortungsperson einsetzen? Falls Sie im Laufe des Tages auf irgendeine Situation stoßen, die Ihnen schwerfällt, aktivieren Sie ganz bewusst diese innere Kraft, indem Sie sich sagen: »Ich übernehme jetzt die Verantwortung und treffe bewusst eine Entscheidung« und erleben Sie, wie leicht es Ihnen fallen kann.

Tag 16: »Ich stehe auf und lache.«

Freuen Sie sich, wenn Sie ins Bett gehen, auf den nächsten Tag? Wie fühlen Sie sich, wenn Sie morgens aufstehen? Haben Sie Grund zum Lachen oder glauben Sie, dass das Leben ein Kampf ist? Auch in dieser Hinsicht können Sie Ihr Unterbewusstsein umprogrammieren, damit Sie wieder Lebensfreude finden. Wenn wir innerlich feststecken, nur noch das Negative sehen und das Lachen verlernt haben, wird es uns schwerfallen, uns von diesen Fesseln zu befreien. Warum lachen wir eigentlich nicht einfach so, ohne Grund, nur weil wir das können? Nachweislich hebt es unsere Stimmung und aktiviert unsere Selbstheilungskräfte. Allein das wäre doch Grund genug, oder?

Nehmen Sie sich heute also vor, einfach so immer mal wieder das Lachen zu üben. Freuen Sie sich über sich selbst, wenn Sie sich im Spiegel sehen. Drehen Sie sich im Kreis, hüpfen Sie auf und ab und lachen Sie einfach. Ganz unbeschwert. Am besten denken Sie nicht lange darüber nach, sondern machen einfach. Dazu können Sie sich auch hinstellen, die Augen schließen und immer wieder »HAHAHAHAH HOHOHOHOHO HIHIHIHIHI HUHUHUHUHU HÄHÄHÄHÄHÄ« sagen, bis daraus ein echtes Lachen entsteht.

Tag 17: »Ich bin achtsam.«

Heute geht es darum, Achtsamkeit in den Alltag zu integrieren. Nehmen Sie sich drei Punkte vor, die Sie heute unbedingt mit ganzer Achtsamkeit ausführen werden. Zum Beispiel Bügeln, Essen und Sprechen. Falls Sie normalerweise während des Bügelns den Fernseher oder das Radio laufen lassen, unterlassen Sie das heute und fokussieren Sie sich mit allen Sinnen auf das Bügeln. Genauso auch beim Essen, wie ich es bereits an anderer Stelle beschrieben hatte.

Doch wie kann man achtsam sprechen? Sollten Sie dazu tendieren, unbedacht und automatisch zu antworten, gehen Sie heute bewusst anders vor. Wenn wir zum Beispiel gefragt werden, wie es uns geht, antworten wir häufig automatisch »gut«, obwohl es uns vielleicht nicht so gut geht. Falls

Sie heute gefragt werden, wie es Ihnen geht, nutzen Sie die Gelegenheit, kurz in sich zu gehen und in sich hineinzuspüren, damit Sie eine »authentischere«, zu der Situation passendere Antwort geben können. Sollten Sie heute einkaufen gehen, könnten Sie sich von der Kassiererin oder dem Kassierer anders verabschieden, als Sie es sonst tun. Zur Kommunikation gehört auch das Zuhören. Heute könnten Sie achtsam zuhören, indem Sie Ihren Gesprächspartnern mehr Raum geben als sonst. Ihre Gedanken während des Gespräches könnten Sie bewusst wahrnehmen und einen geeigneten Zeitpunkt abwarten, um sie zu äußern. Der Achtsamkeit sind keine Grenzen gesetzt. Beleben Sie Ihr Leben heute mit mehr Achtsamkeit.

Tag 18: »Ich bin dankbar und wertschätze das, was ich habe und was ich bin.«

Dankbarkeit erfolgreich in unser Leben zu integrieren hat großes Potenzial, unser Dasein grundlegend in eine andere Richtung zu lenken. Indem wir das sehen und anerkennen, was wir haben, erlauben wir dem Leben gleichzeitig, uns zu beschenken. Haben wir verlernt, dankbar zu sein, sehen wir das Gute nicht mehr, das wir bereits haben. Doch wir könnten uns an dem erfreuen, das sehen und anerkennen, was wir nicht nur materiell, sondern auch immateriell besitzen. Das können Freunde sein, Familie, die Fähigkeit zu laufen, zu riechen, zu essen, in einem Bett zu schlafen, zu jeder Zeit Zugang zu warmem Wasser zu haben, lesen zu können usw.

Nehmen Sie sich ab heute vor, täglich, vielleicht während der Meditation, davor oder danach, die Hände zu falten, in sich zu gehen und die Schwingung der Dankbarkeit zu spüren. Versuchen Sie dabei, eine Verbindung zu Ihrem Herzen aufzubauen und spüren Sie, wie Ihr Herz vor Dankbarkeit pulsiert und jede Zelle in Dankbarkeit erstrahlt.

Tag 19: »Ich bin mitfühlend und helfe gerne.«

Indem wir anderen helfen, signalisieren wir uns selbst nicht nur, hilfsbereit zu sein, sondern auch stark. Hilfsbereitschaft ist der Weg zu unserer inneren Kraft. Wenn wir uns innerlich machtlos fühlen, nicht mal richtig für uns selbst sorgen können, identifizieren wir uns mit einer schwachen Person. Wichtig ist, Mitgefühl nicht mit Mitleid zu verwechseln. Es geht beim Mitgefühl darum, andere zu sehen, Verständnis für die Situation von anderen zu haben, wahrzunehmen, ohne zu verurteilen. Darüber hinaus reichen wir heute sogar unsere Hand. Unsere Vorurteile stellen wir beiseite, sehen den Menschen, sein wahres Wesen, aktivieren unser Herz und handeln nach ihm. Dabei geht es nicht darum, eine gute Tat zu vollbringen, um das Gewissen zu beruhigen. Es geht darum, in die eigene Kraft zu kommen, den Hilfsbereiten, den Weisen und den Kraftvollen in uns zu aktivieren und so in die eigene Kraft zu erwach(s)en. Sehen Sie heute also andere Menschen mit anderen Augen. Oder besser: mit dem Herzen voller Mitgefühl.

Tag 20: »Ich finde in meine Gesundheit und sorge gut für mich selbst«

Mit dieser Intention erteilen wir uns die Erlaubnis, (wieder) gesund zu werden. Manchmal sind wir in einem Hamsterrad gefangen, identifizieren uns mit unseren körperlichen oder seelischen Beschwerden und verlieren den Willen, wieder gesund zu sein, aus den Augen. Viele Betroffene möchten auf die Vorzüge einer »Einschränkung« nicht verzichten, weshalb sie daran festhalten. Vorzüge, denken Sie vielleicht? Oh ja, Krankheiten und Beschwerden haben auch Vorzüge. Manchmal entwickelt sich eine gewisse Ambivalenz: Einerseits möchten wir gesund sein, andererseits ist es so doch auch bequem. Krankheit kann Aufmerksamkeit oder Vorzugsbehandlung bedeuten. Dies erfordert eine klare Entscheidung, damit wir unserem inneren System signalisieren können: Du darfst gesund sein. Parallel dazu lernen wir, uns selbst wertzuschätzen, und sorgen gut für uns selbst. Auch dadurch geben wir uns selbst grünes Licht für Gesundheit.

Beschenken Sie sich heute mit etwas, das Ihnen wirklich Freude bereitet. Das kann ein gutes Essen, eine Pflanze, ein schönes Schaumbad sein, um nur ein paar Anregungen zu geben. Wenn Sie sich heute Abend schlafen legen, erinnern Sie sich an Ihren Leitsatz und erlauben Sie auch im Schlaf Ihrem Körper, sich zu heilen. Entspannen Sie sich dafür und stellen Sie sich vor, wie Sie am nächsten Morgen putzmunter, erholt und gut gelaunt voller Dankbarkeit erwachen.

DIE AFFIRMATIONEN DER 60-TAGE-TRANSFORMATION

»Ich bin wertvoll und liebenswert.«

»ICH BIN BEREIT, MICH ZU VERÄNDERN.«

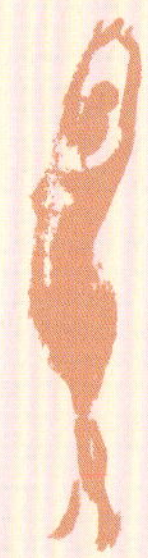

»ICH BIN UND BLEIBE ENTSPANNT.«

»Ich schenke mir und anderen ein Lächeln.«

»Ich bin dankbar und wertschätze das, was ich habe und was ich bin.«

»ICH LASSE EINFACH SEIN.«

»Ich aktiviere meine innere Verantwortungsperson.«

»Ich fokussiere mich auf meine Ziele.«

»Ich verteile Komplimente.«

»ICH SPRINGE ÜBER MEINEN SCHATTEN.«

»ICH BIN BEREIT ZU VERGEBEN.«

»Egal was ich tue, ich atme.«

»Ich bin mitfühlend und helfe gerne.«

»HEUTE BIN ICH PRODUKTIV.«

»ICH FINDE IN MEINE GESUNDHEIT UND SORGE GUT FÜR MICH SELBST.«

»Ich stehe auf und lache.«

»Ich bin achtsam.«

»Ich bin flexibel.«

»HEUTE SCHALTE ICH EINEN GANG RUNTER.«

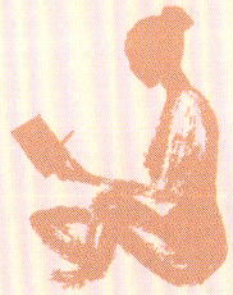

»Ich nehme mir meine Pausen.«

Routinen im Alltag

Förderliche Routinen bereiten uns optimal sowohl auf den Tag als auch auf die Nacht vor und haben einen großen Einfluss auf unsere Gesundheit. Nehmen Sie sich Zeit für sich selbst.

Die Art und Weise, wie Sie heute leben, ist ein Ergebnis Ihrer jahrelangen Routinen. Denken Sie einmal bewusst über Ihren Alltag nach. Was tun Sie, sobald Sie aufwachen? Wie ist Ihr weiterer Tagesablauf? Es ist sinnvoll und hilfreich, neue, förderliche Routinen zu etablieren, um dem Nervensystem neue Impulse zu geben, damit Sie sich letztendlich besser fühlen. Bewegen wir uns nur in unserer Komfortzone, werden wir uns auch nicht weiterentwickeln können. Um eine positive Veränderung in Bezug auf Ihre Schmerzen zu bewirken, ist es notwendig, sich von alten Gewohnheiten, die Sie nicht weiterbringen, zu verabschieden.

Ich empfehle Ihnen, eine Morgen- und eine Abendroutine fest in Ihren Tagesablauf einzubauen. Die Morgenroutine soll Sie dabei unterstützen, Ihren Tag bewusst zu gestalten, einen Fokus zu setzen, sich auf Positives und auf Ziele zu konzentrieren. Auf der körperlichen Ebene werden Sie Ihren Körper wahrnehmen, mobilisieren und entspannen. Sie werden einen deutlichen Unterschied spüren zwischen den Tagen, an denen Sie die Morgenroutine ausführen, und den Tagen, an denen Sie das nicht tun. Wir setzen morgens den Grundstein für den weiteren Verlauf des Tages. Wir verleihen dem Tag eine Richtung. Wenn wir dies nicht tun, gibt es kein Entwicklungs- und kein Veränderungspotenzial. Dann würden Sie weiterhin aus Ihren Gewohnheiten und aus dem Unterbewusstsein heraus wie ein Fähnchen im Wind in den Tag hineinleben.

Die Abendroutine dient dazu, den Tag bewusst abzuschließen, den Geist zu klären, um besser schlafen zu können, den Körper zu entspannen, um die Entspannung auch möglichst während des Schlafens aufrechtzuerhalten. Jegliche Anspannung wird zudem bewusst losgelassen, damit sich der Körper besser regenerieren kann. Ein tiefer, entspannter und erholsamer Schlaf ist mit das Wichtigste für den Körper, um durch Regeneration Gesundheit zu erlangen und um gesund zu bleiben.

Beispiel-Morgenroutine

- Im Bett liegend, vor dem Aufstehen, mit geschlossenen Augen den Körper wahrnehmen
- Fragen Sie sich: Wie fühle ich mich? Wie stark sind meine Schmerzen auf einer Skala von 0 bis 10?
- danach wenn nötig ins Bad
- ein großes Glas stilles Wasser trinken (eventuell mit einer ausgepressten Zitrone)
- auf den Boden (auf eine Yogamatte) legen, um den Körper wahrzunehmen (etwa 3–5 Minuten)
- Atemübung (ca. 5 Minuten)
- Bewegungsübungen (ca. 15 Minuten)
- Meditation (ca. 10 Minuten)
- Dankbarkeitsritual (ca. 5 Minuten): Fragen Sie sich: Wofür bin ich in meinem Leben dankbar? Gibt es etwas, das gut läuft? Gibt es Menschen in Ihrem Leben, die immer für Sie da sind? Sind es materielle Dinge? Es können aber auch alltägliche Dinge sein, die selbstverständlich geworden sind. Wofür können Sie »Danke« sagen? Schreiben Sie es sich gerne auf.
- Tagesziele (ca. 5 Minuten): Was möchten Sie heute verwirklichen? Setzen Sie sich realistische Ziele, die Ihnen ein befriedigendes Gefühl schenken können. Das können Erledigungen im Haushalt sein, berufliche Schritte, Dinge, die Sie seit Langem aufschieben. Notieren Sie sich, wie Sie sich fühlen würden, wenn Sie diese Ziele erreicht haben.
- Leitsatz für den Tag verinnerlichen: Welcher Leitsatz soll Sie durch den heutigen Tag begleiten? Was brauchen Sie heute ganz besonders? Mut, Gelassenheit, Zielstrebigkeit? Formulieren Sie Ihren ganz persönlichen Leitsatz für den heutigen Tag und schreiben Sie ihn auf. Z. B. »Heute bleibe ich fokussiert und arbeite an meinen Zielen«. Sie können Ihren Leitsatz auf einen kleinen Zettel notieren, den Sie bei sich tragen, der Sie immer wieder daran erinnert. Sollten Sie die 60-Tage-Transformation durchführen, können Sie Ihren persönlichen Leitsatz hinzunehmen, sodass zwei Leitsätze Sie durch den Tag begleiten.

Beispiel-Abendroutine

Gewöhnen Sie sich abends an, etwa eine Stunde vor dem Zubettgehen innerlich zur Ruhe zu kommen. Das heißt: Smartphone ausschalten, kein Fernsehen mehr, keine (beunruhigende) Musik, keine Zeitung lesen. Machen Sie es sich gemütlich. Kerzenschein, sanfte Musik, angenehme Düfte eigen sich gut dafür.

- Fragen Sie sich: Wie stark sind meine Schmerzen auf einer Skala von 0–10?
- Gab es etwas, das meine Schmerzen verstärkt hat?

- Gab es etwas, das meine Schmerzen reduziert hat?
- Atemübung (ca. 5 Minuten)
- sanfte Bewegungsübungen (ca. 15 Minuten)
- Meditation (ca. 10 Minuten)
- Reflexion: Wie verlief mein Tag? Erinnern Sie sich an schöne Details. Auch wenn es »nur« kleine oder ganz kurze Erlebnisse waren, wie z. B. ein Lächeln, eine kleine Aufmerksamkeit, das Lachen eines Kindes, das Zwitschern der Vögel, rufen Sie sich ins Gedächtnis, was Sie als positiv wahrgenommen haben.
- Was könnte ich morgen anders machen, damit es mir besser geht?
- Schenken Sie sich selbst ein ernst gemeintes Kompliment. Was haben Sie heute besonders gut gemacht?
- Im Bett liegend können Sie sich eine Entspannungsübung anhören.

Zu Beginn kann es anstrengend sein, seine Gewohnheiten zu durchbrechen. Ihr Gehirn erwartet die immer wiederkehrenden Handlungen. Es kann etwa 30 Tage dauern, bis Sie neue, förderliche Routinen etabliert haben. So schwer es Ihnen auch am Anfang fallen mag, überwinden Sie sich, indem Sie sich vor Augen halten, dass sie für sich langfristig etwas Gutes tun, auch wenn die Ergebnisse nicht direkt sichtbar sind. Denken Sie daran, dass es Ihnen in Zukunft besser gehen wird, wenn Sie heute etwas tun.

Zentral: der Start in den Tag

In der Nacht, während des Schlafens, haben unsere Verdauungs- und Entgiftungsorgane die Chance, unseren Körper zu entgiften. Um die Schlacken abtransportieren zu können, braucht der Körper Flüssigkeit. Dazu eignet sich stilles Wasser am besten. Trinken Sie also morgens direkt nach dem Aufstehen etwa einen halben Liter stilles Wasser auf nüchternen Magen. Falls es Ihnen schwerfallen sollte, trinken Sie schluckweise und langsam. Auch daran werden Sie sich mit der Zeit gewöhnen und schon bald werden Sie Ihr Glas prompt austrinken können. Wenn Sie wollen, können Sie eine halbe oder ganze Zitrone auspressen und den Saft der Zitrone mit stillem Wasser auffüllen und trinken. Dies hat den Vorteil, dass Sie Vitamin C zu sich nehmen und ihr Körper basischer wird. Die Säuren werden dadurch also neutralisiert.

Nachdem Sie etwas getrunken haben, bietet es sich an, mit einer Körperwahrnehmungsübung fortzufahren. Legen Sie sich dazu auf den Boden. Falls Sie eine Unterlage nutzen, sollte diese nicht zu weich sein. Eine Yogamatte eignet sich sehr gut dazu. Es geht darum, sich nicht zu weich zu betten, damit Sie auch Ihre Körperrückseite besser wahrnehmen können. Zu Beginn kann dies unangenehm sein. Viele Menschen sind es nicht mehr gewohnt, sich einfach auf den Boden zu legen. Wir bevorzugen eher weiche, bequeme Unterlagen. Für unsere Wahrnehmung, aber auch für unsere Knochengesundheit, brauchen wir aber auch Widerstand. Außerdem kann unser Körper auf einem festen Untergrund seine natürliche, neutrale Haltung einnehmen, ohne dass wir in eine weiche Unterlage einsacken. In dieser Rückenlage können Sie zudem genauer wahrnehmen, wie es Ihnen geht.

Hier eine Schritt-für-Schritt-Anleitung:

- Legen Sie sich mit dem Rücken auf den Boden. Die Füße fallen dabei locker nach außen, die Handflächen sind nach oben gerichtet.

Tipps

- Bleiben Sie während der gesamten Übung vollkommen entspannt. Wenn Sie merken, dass Sie in bestimmten Bereichen angespannt sind, lassen Sie ganz bewusst los.
- Es ist hilfreich, immer wieder das Gesicht zu entspannen. Oft spannen wir gerade hier an, wenn wir etwas besonders gut machen wollen und uns anstrengen. Durch das Entspannen des Gesichts entspannen wir unseren Geist. Je gelassener wir im Geist bleiben, desto besser können wir im Körper entspannen.
- Auch wenn es zu Beginn unangenehm sein kann, sich nicht weich zu betten, mit der Zeit wird es Ihnen nichts mehr ausmachen. Verlieren Sie sich nicht in Gedanken wie »das ist zu hart, das halte ich nicht aus«, sondern versuchen Sie, tief zu atmen und loszulassen. Falls Sie sich bisher sonst eher weich gebettet haben, ist ein härterer Untergrund ebenso wie Ihre bisherigen Tagesabläufe eine reine Gewohnheitsfrage.
- Versuchen Sie, auch wenn Sie sehr müde sind, nicht einzuschlafen. Bei dieser Übung geht es um Ihre Körperwahrnehmung und um bewusste Entspannung. Stellen Sie sich vor, dass Ihr Körper umso heller leuchtet, je mehr Sie ihn wahrnehmen, und umso mehr entspannen Sie und werden entsprechend wacher.

- Atmen Sie einige Male tief ein und aus und lassen Sie dabei den Körper ganz bewusst absinken. Dabei fließt alle Anspannung aus Ihnen heraus.
- Fragen Sie sich selbst innerlich: Wie geht es mir jetzt? Hören Sie auf die Antwort Ihres Körpers, ohne sich in Gedanken zu verlieren. Hier geht es vielmehr darum, zu fühlen. Ihr gesamter Körper als Einheit soll Ihnen die Frage beantworten.
- Bleiben Sie in dieser entspannten Rückenlage, während Sie den Körper einmal durchscannen. Entspannen Sie zunächst Ihr Gesicht, sodass Ihre Stirn sich entspannt, Ihr Kiefer loslässt und die Augen sich beruhigen.
- Danach lenken Sie Ihre Aufmerksamkeit in Ihre Füße und versuchen Sie, mit geschlossenen Augen einfach wahrzunehmen. Für mehrere Atemzüge verweilen Sie mit Ihrer Aufmerksamkeit in Ihren Füßen. Wenn Sie das Gefühl haben, Ihre Füße vollständig wahrzunehmen, wandern Sie mit Ihrer Aufmerksamkeit langsam weiter hinauf in die Waden. Auch hier verweilen Sie für mehrere Atemzüge. Im Gesicht bleiben Sie dabei ganz gelöst und entspannt.
- Fahren Sie auf diese Weise fort: in die Oberschenkel, Hüften, Arme, Hände, Rücken, Schultern, Bauch, Brust.
- Zum Schluss nehmen Sie Ihren Körper in seiner Ganzheit wahr. Möglichst alle Körperregionen gleichzeitig.

Nachdem Sie sich selbst im Liegen wahrgenommen haben, können Sie mit Ihrer Morgenroutine fortfahren, indem Sie mit sanften Bewegungsübungen beginnen.

Körperübungen

Ihren Bedürfnissen entsprechend können Sie täglich Ihr Übungsprogramm zusammenstellen. Mit der Zeit werden Sie die Wirkung der Übungen kennen lernen und bewusst wählen können.

Es ist gut möglich, dass Ihnen der Gedanke an körperliche Übungen auf den ersten Blick unsympathisch ist. Als Schmerzpatient möchte man sich viel lieber schonen, als sich zu bewegen. Doch Bewegung ist zentral für die Verbesserung Ihrer Schmerzerfahrung – egal wodurch sie verursacht ist. Die Körperübungen, die ich Ihnen hier vorstelle, sind erfahrungsgemäß eine Wohltat für Menschen, die unter chronischen Schmerzen leiden. Neben bewussten Entspannungsübungen geht es um sanfte Mobilisations- und Dehnübungen. Hoher Muskeltonus lässt die Gelenke schmerzen, da sie immer eingeschränkter in der Bewegung werden. Je weniger wir unsere Gelenke mobilisieren, desto unbeweglicher werden wir.

Außerdem können die Körperübungen das Körperbewusstsein stärken. Sie erinnern sich an das Thema Dissoziation. Versuchen Sie also bei der Ausführung, Ihren Körper möglichst intensiv wahrzunehmen. Die Haltungen und Bewegungen sollten eher von innen entstehen und weniger eine mechanische Ausführung sein.

Hauptsache Sport?

In vielen Ratgebern wird Schmerzpatienten empfohlen, irgendeinen Sport zu treiben – Hauptsache Bewegung! Ich sehe das anders. Selbstverständlich ist Bewegung grundsätzlich besser, als sich gar nicht zu bewegen. Aber denken Sie einmal bitte bewusst über Ihren Körper nach. Betrachten Sie bewusst jedes einzelne Gelenk, angefangen bei den Füßen. Die vielen Gelenke in den Zehen, das Sprunggelenk, das Knie, die Hüfte mit ihrer äußerst komplexen Muskulatur, die vielen Gelenke der Wirbelsäule, die Schultern, Ellenbögen, Handgelenke, Fingergelenke usw. Alle Gelenke haben eine bestimmte Aufgabe. Damit sie möglichst lange gesund erhalten bleiben, ist es notwendig, diese in ihrem gesamten Bewegungsradius regelmäßig zu nutzen. Wann haben Sie das letzte Mal Ihre Hüfte in alle Richtungen mobilisiert? Die umliegende Muskulatur der Gelenke passt sich stets unseren Bewegungsmustern an. Wenn Sie beispielsweise viel sitzen, empfinden Sie es möglicherweise als angenehm, Ihre Beine beim Schlafen anzuziehen. Das ist ein natürlicher Reflex des Körpers: »Den ganzen Tag habe ich die Beine angezogen (da ich viel sitze), also ziehe ich Sie im Liegen auch an.« Das mag sich zwar zunächst bequem anfühlen, ist aber nicht förderlich für eine langfristige Gesunderhaltung der Gelenke. Durch das viele passive Sitzen passt sich die Muskulatur (in diesem Beispiel u.a. die Beinbeuger) der Sitzposition an. Das heißt in diesem Fall, dass die Beinbeuger sich verkürzen, die Hüfte immer unbeweglicher wird und die Tendenz zu einem Hohlkreuz steigt, da die Beinbeuger u. a. an der unteren Wirbelsäule ansetzen. Das bedeutet ebenfalls, dass Schmerzen im unteren Rückenbereich vorprogrammiert sind.

Was hat das jetzt mit Sport zu tun? Ist der denn dann nicht gut? Nicht zwingend. Beim Sport bewegen wir uns zwar, in vielen Sportarten jedoch einseitig. Wir belasten den Körper in regelmäßigen Abständen auf nur eine bestimmte Art und Weise. Es kann sein, dass sich durch diese Bewegung Muskulatur und eine (eingeschränkte) Beweglichkeit bilden, doch brauchen wir multidimensionale Bewegungen aller Gelenke, um lange gesund zu bleiben oder um Gesundheit wiederherstellen zu können. Besonders bekannte Beispiele sind der Golfer-Ellenbogen und der Tennisarm. Durch die ständige einseitige Bewegung entstehen Schmerzen und Verkürzungen in bestimmten Bereichen der Arme und Gelenke. Nicht nur durch Sportarten können solche Dysbalancen entstehen. Das Tragen zu spitz zulaufender Schuhe quetscht nicht nur die Zehen, sondern schränkt auch die Bewegungsfreiheit der Zehen- und Fußgelenke massiv ein. Wir schaden dadurch nicht nur unseren Füßen (was z. B. durch einen Hallux Valgus, den sogenannten »Hammerzeh«, sichtbar werden kann), das Tragen solcher Schuhe löst Fehlbelastungen aus, die sich durch den Körper fortpflanzen, sodass man Knieprobleme, Hüftschmerzen, ja sogar Schulterverspannungen erleiden kann.

Durch Belastungen, die unserer Anatomie, unserem Körper nicht entsprechen, entstehen schnell Schmerzen. Ich möchte Ihnen ans Herz legen, die Übungen in diesem Buch in Ihren Alltag einzubauen, um dem Körper Impulse zu geben, die »natürliche Ordnung« wiederherzustellen bzw. alles aus dem Lot Geratene wieder ins Lot zu bringen. Außerdem dienen die Übungen dazu, den Muskeltonus zu senken. Das Nervensystem wird so stimuliert, dass in ihm eine gesunde Balance hergestellt wird. Die Gelenke, die durch Schonung oder Fehlbelastung eingeschränkt sind, werden wieder freier und beweglicher.

Als Schmerzpatient müssen Sie dabei für sich die goldene Mitte finden. Vielleicht haben Sie bereits festgestellt, dass zu viel Bewegung Schmerzen auslösen kann. Es kann einige Wochen dauern, bis Sie für sich die korrekte Dosis gefunden haben. Unsere Muskeln müssen aktiv bleiben, die Gelenke müssen in Bewegung bleiben. Doch insbesondere bei Schmerzpatienten kann eine normalerweise wohltuende Übung ins Gegenteil kippen, wenn Sie es übertreiben. Es ist ein sehr schmaler Grat, der für Wohlbefinden sorgt. Bleiben Sie möglichst in Bewegung, erweitern Sie allmählich Ihr Grenzen, seien Sie dabei aber nicht zu übermotiviert.

Die Ausrüstung

Die Bewegungsübungen können Sie theoretisch auf jedem Untergrund ausführen. Ich empfehle Ihnen eine rutschfeste Yogamatte, die Sie als Unterlage für alle Übungen (auch für das Hinlegen) nutzen können. Wählen Sie keine dicke Gymnastikmatte, denn dann bekommen Sie kein gutes »Feedback« vom Boden. Dadurch können Sie Übungen weniger präzise ausführen. Bei einigen Übungen rutscht eine Gymnastikmatte durch die Körpergewichtsverlagerung nach vorn oder nach hinten, was Nachteile mit sich bringen kann. Für Balancehaltungen ist eine dicke Gymnastikmatte nicht gut geeignet.

Last but not least: Für unsere Knochengesundheit und die Körperwahrnehmung ist es förderlicher, wenn wir uns nicht ständig weich betten. Ein Feedback besonders auf der Körperrückseite zu erhalten, ist besonders wichtig, um die Selbstwahrnehmung zu stärken. Achten Sie also beim Kauf einer Matte darauf, dass es eine rutschfeste Yogamatte und keine dickere Gymnastikmatte ist. Um sich an den harten Boden zu gewöhnen, können Sie sich eine etwas dickere Yogamatte zulegen. Diese sind dicker als übliche Yogamatten, jedoch dünner als Gymnastikmatten.

Ihr ganz eigenes Programm

Nach dem morgendlichen Körperscan schlage ich vor, dass Sie sich etwa 15–20 Minuten sanft bewegen. Stellen Sie sich Ihr Programm aus den in diesem Buch vorgestellten Übungen flexibel zusammen, ganz nach Ihren Bedürfnissen. Allgemein wird

Folgen Sie Ihrem Instinkt

Tiere sind mit ihren Instinkten und mit ihrer Intuition wesentlich stärker verbunden als wir Menschen. Bei Hunden und Katzen lässt es sich gut beobachten, dass sie sich immer dann dehnen und strecken, wenn sie das Bedürfnis danach verspüren. Sie gähnen und atmen so, wie sie es im jeweiligen Moment brauchen. Je regelmäßiger Sie diese Übungen ausführen, desto mehr werden auch Sie sich (wieder) mit Ihrer Intuition verbinden. Bevor sich Steifigkeit, Schmerzen oder Verspannungen manifestieren können, werden Sie das Verlangen verspüren, sich auf entsprechende Weise zu bewegen. Ihre Selbstwahrnehmung wird sich erhöhen, sodass Sie »schädliche« Gewohnheiten allmählich aus Ihrem Leben streichen werden.

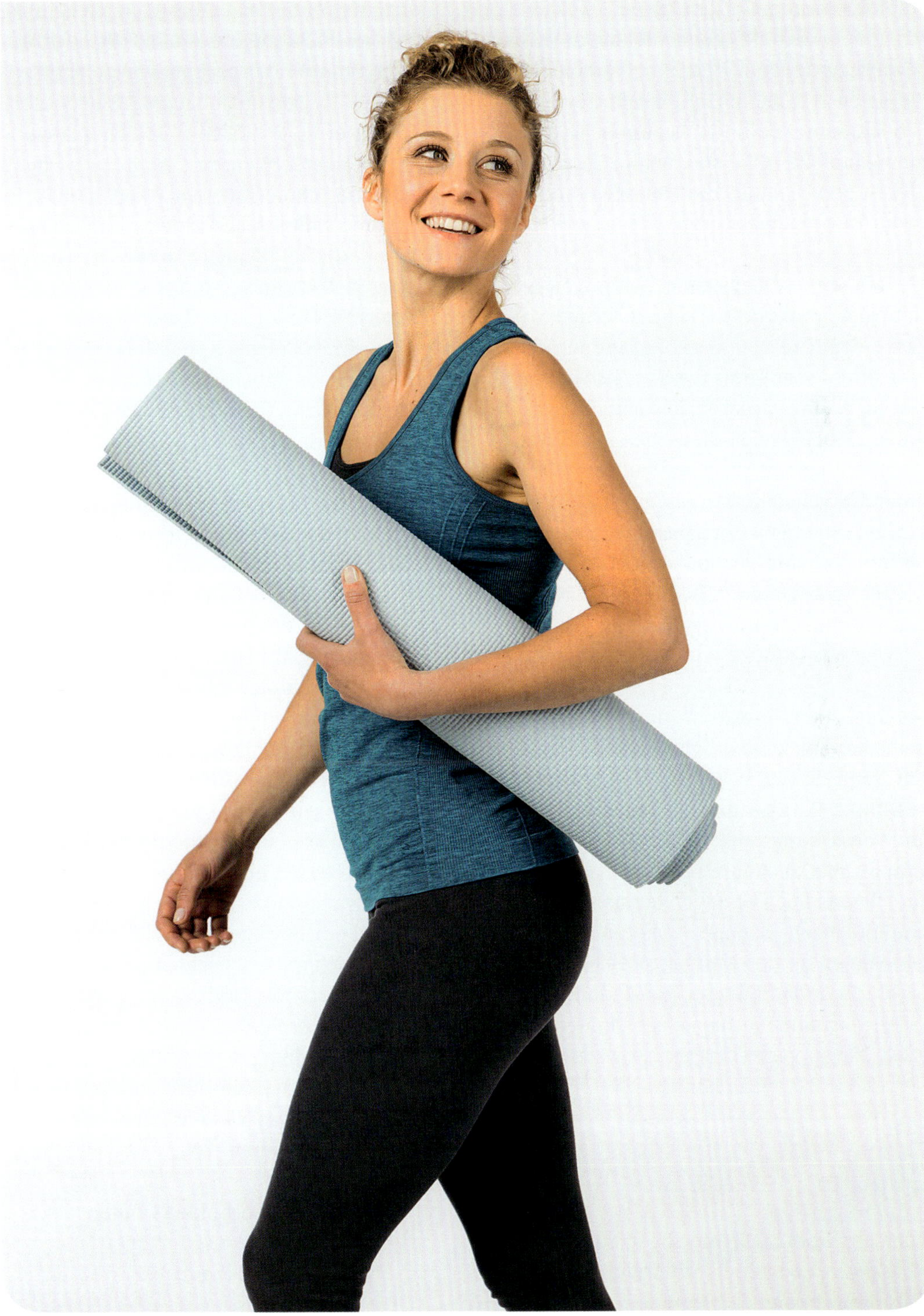

empfohlen, morgens den Körper zu aktivieren, indem man sich zügig und dynamisch bewegt. Auch ich möchte Ihnen empfehlen, die Gelenke zu mobilisieren, jedoch wesentlich langsamer damit zu beginnen als allgemein empfohlen. Sie können die Geschwindigkeit und Dynamik der Übungen Ihren Bedürfnissen anpassen.

Mit der Zeit werden Sie die Wirkungen der Übungen immer besser kennen lernen, sodass Sie routinierter in der Zusammenstellung Ihres Programms werden. Sie können von Tag zu Tag variieren, je nachdem, was Ihnen aktuell guttut. Menschen mit chronischen Schmerzen, die eventuell zusätzlich unter Morgensteifigkeit leiden, empfehle ich sanfte Dehnungen mit achtsamer Gelenkmobilisation am Morgen, um den Muskeltonus herunterzuregulieren. Der Körper wird auf den Tag eingestimmt, der Tendenz zur muskulären Anspannung wird entgegengewirkt.

Die folgenden Übungen können Sie der Reihe nach als einheitliche Sequenz ausführen, denn sie sind bewusst aufeinander abgestimmt. Darüber hinaus empfehle ich am Ende des Übungsteils weitere Sequenzen. Sie können aber auch Ihren Bedürfnissen entsprechend einige Übungen heraussuchen und Ihre eigene Sequenz kreieren. Ich empfehle Ihnen für den Morgen aktivierende, mobilisierende Übungen. Am Abend sollten es beruhigende Haltungen sein, in denen Sie etwas länger verweilen, um richtig entspannen und loslassen zu können.

Übernehmen Sie sich nicht

Auch an dieser Stelle möchte ich Ihnen ans Herz legen, nicht zu übermotiviert zu sein, Ihre Grenzen und Bedürfnisse zu achten und zu respektieren. In diesem Buch geht es nicht darum, besonders große Fortschritte mit bestimmten Körperübungen zu erzielen oder gar Muskeln aufzubauen. Als begeisterter Sportler brauchte ich eine relativ lange Zeit, um zu erkennen, dass auch Yoga-Übungen meine Schmerzen verstärken können. In den Kursen, die ich besuchte, wollte ich mit den anderen Teilnehmern mithalten. Diese falsche Motivation verstärkte jedoch meine Schmerzen. Die eigenen Grenzen zu erweitern ist sinnvoll. Jedoch sollten Sie besonders behutsam dabei sein. Vor allem: Vergessen Sie nicht, dass die Übungen auch Freude bereiten dürfen und sollen.

An manchen Tagen bin ich ziemlich demotiviert. Insbesondere morgens nach dem Aufstehen, wenn ich nicht gut geschlafen habe oder verspannt bin, fällt es mir schwer, mich zu bewegen. Doch ich habe mir angewöhnt, mich nicht zu sehr unter Druck zu setzen. Nachdem ich meinen Körper im Liegen durchgescannt und bewusst wahrgenommen habe, beginne ich, ihn ganz langsam allmählich zu wecken, indem ich ihn noch im Liegen bewege. Zum Beispiel rolle ich meinen Kopf im Atemrhythmus von links nach rechts und nehme dabei meinen Nacken wahr. Danach nehme ich den Vierfußstand ein, bewege mich in dieser Haltung, ehe ich mich aufrichte und mit einigen Übungen fortfahre. Und die Tage, an denen ich Bäume ausreißen könnte, nutze ich für dynamische Übungen und vergesse dabei jedoch nicht, mich hinterher bewusst zu entspannen, um mein Nervensystem wieder herunterzuregulieren.

Zu jeder der folgenden Übungen finden Sie Videos auf meinem YouTube-Kanal (Seite 199).

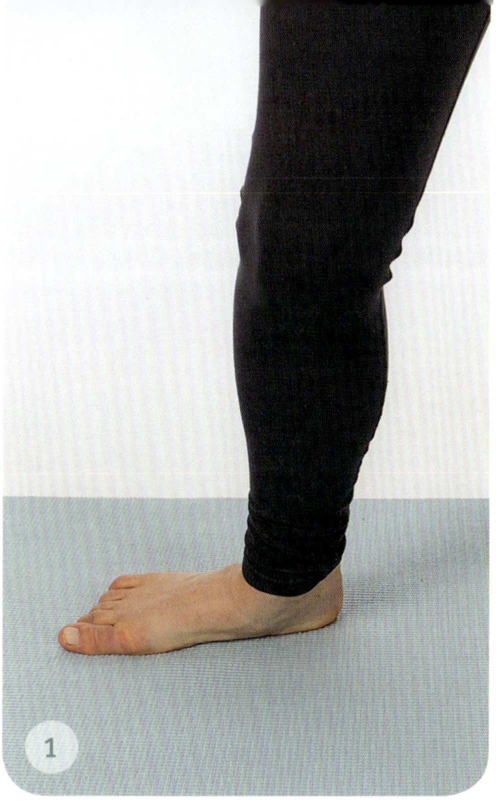

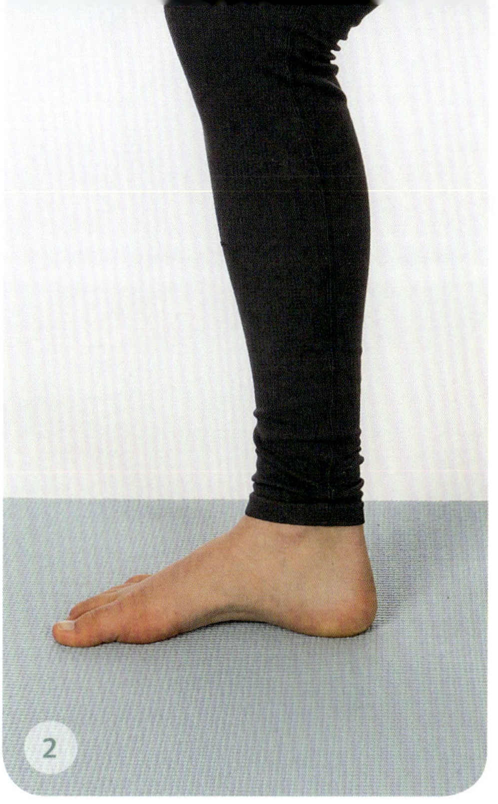

Grundlagen

Ich möchte noch auf drei grundlegende Punkte rund um die gesunde Haltung eingehen, die wichtig sind, damit Sie bestmöglich von den Übungen profitieren können. Idealerweise nehmen Sie diese auch mit in Ihren Alltag, denn auch hier wirkt sich ein Bewusstsein für eine gesunde Haltung positiv aus. Dabei spielen neben den Füßen die Hüfte sowie die Ausrichtung der Schulterblätter eine im Wortsinn tragende Rolle.

Füße

Unsere Füße bilden das Fundament für die körperliche Aufrichtung sowie die Ausrichtung aller darüberliegenden Gelenke. Unglücklicherweise beeinträchtigt das Tragen von herkömmlichen Schuhen die Gesunderhaltung des gesamten Körpers. Die Fußmuskulatur erschlafft und die Beweglichkeit der Gelenke wird gemindert. Hilfreich ist, so oft es geht auf unebenem Untergrund barfuß zu laufen. Zudem achten wir in den Übungen im Stand auf ein »aufgerichtetes« oder »aufgebautes« Fußgewölbe. Was heißt das?

Probe: Setzen Sie sich auf die Vorderkante eines Stuhls. Beobachten Sie ganz genau Ihr Fußgewölbe. Bewegen Sie langsam ein Knie nach innen ❶, dann wieder nach außen ❷. Sie werden sehen, wie sich Ihr Fußgewölbe bei der Bewegung nach außen aufbaut, d.h. die Innenkante des Fußes löst sich vom Boden. So ist es richtig. Bei Standübungen achten wir also darauf, dass sowohl die Knie als auch die Füße nicht nach innen kollabieren.

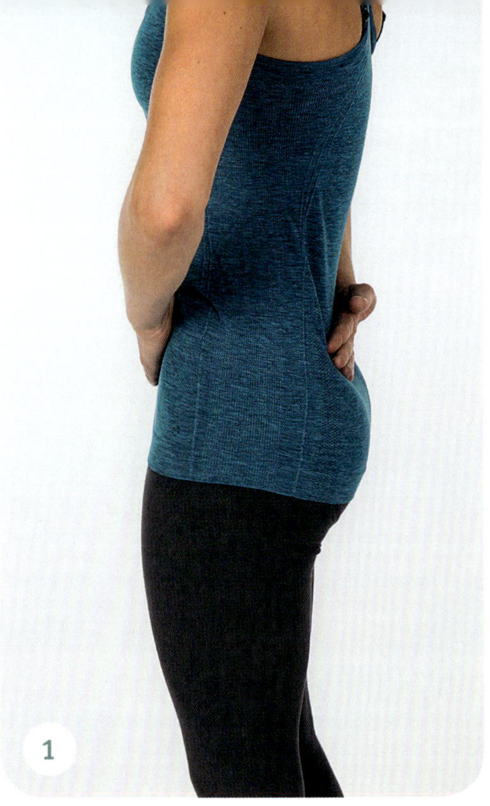

1

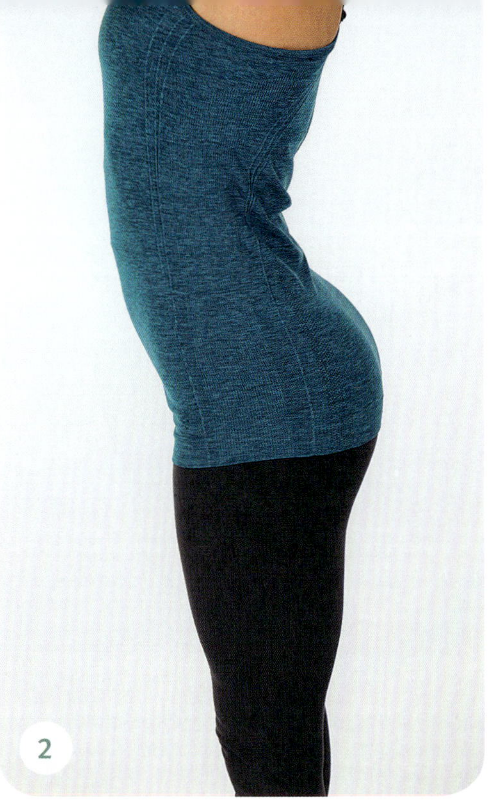

2

Hüfte

In den Übungsbeschreibungen wird oft von »aufgerichteter Hüfte« gesprochen. Damit ist das Gegenteil eines Hohlkreuzes gemeint. Vor allem durch vieles Sitzen und einseitige Haltungs- und Bewegungsmuster ist beim modernen Menschen die Tendenz zum Hohlkreuz groß; dabei wird die Hüfte nach vorn gekippt. Um Muskeln und bestimmte Körperpartien gezielter ansprechen zu können, achten wir auf eine Aufrichtung des Gelenks, indem wir das Becken nach hinten kippen und diese Position beibehalten. Auch im Alltag können Sie zwischendurch Ihre Aufmerksamkeit in diese Region lenken, um das Becken wie im Folgenden beschrieben aufzurichten.

Probe: Stellen Sie sich aufrecht hin. Führen Sie die linke Handfläche auf Ihren Unterbauch, die rechte Handrückseite ruht auf dem unteren Rücken. Atmen Sie tief ein. Mit dem nächsten Ausatmen richten Sie Ihre Hüfte auf, indem Sie das Becken nach hinten kippen ❶. Dabei wird Ihr Bauch flacher. Mit dem Einatmen nehmen Sie ein geführtes Hohlkreuz ❷ ein und bewegen das Becken nach vorne, der Bauch wölbt sich. Merken Sie den Unterschied? Wiederholen Sie den Ablauf einige Male, um die muskuläre Ansteuerung zu trainieren. Vor dem Beenden der Übung behalten Sie für einige Atemzüge eine aufgerichtete Hüfte bei.

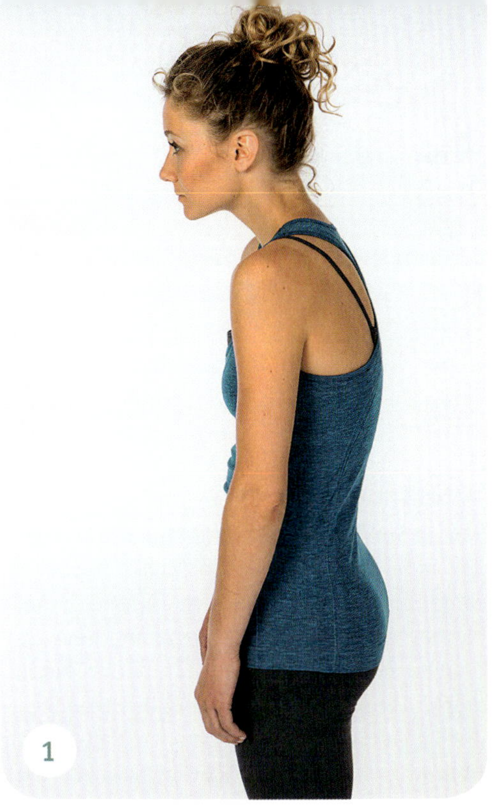
1

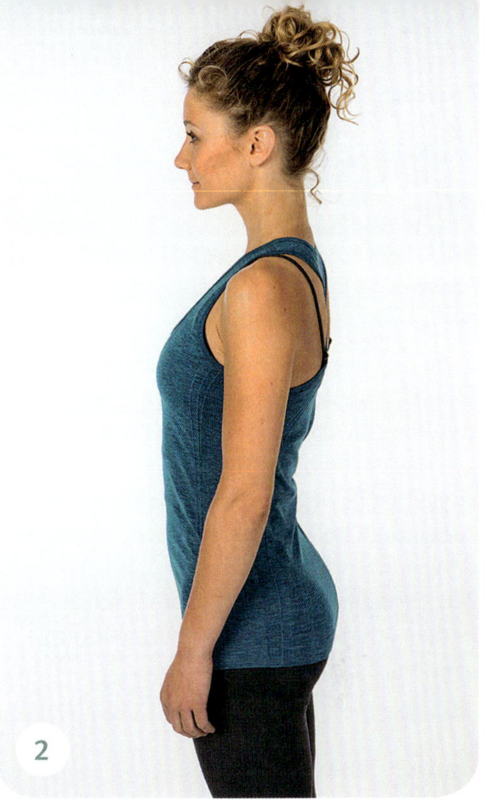
2

Schultern

Eine gesunde körperliche Ausrichtung erkennt man u.a. daran, dass sich die Ohren (beim Blick von der Seite) in einer Linie mit den Schultern sowie mit dem Hüftgelenk befinden. Moderne Menschen neigen durch übermäßiges Sitzen oft zu nach vorn gerollten, runden Schultern ❶. Auch der ständige Blick auf mobile Geräte sowie weitere Faktoren können die Statik negativ beeinträchtigen und den Körper aus dem Lot bringen. In den Übungen ist oft von »am Rücken angelegten Schulterblättern« die Rede. Damit ist nicht gemeint, dass die Schulterblätter krampfhaft hinten zusammengezogen werden. Vielmehr sollten die Schulterblätter bei aufrechter Haltung entspannt am Rücken anliegen.

Probe: Stehen Sie aufrecht. Richten Sie zunächst Ihr Fußgewölbe auf, indem Sie die Oberschenkel sanft nach außen rotieren, dabei aber mit dem Großzehenballen, dem Kleinzehenballen und der Ferse guten Kontakt zum Boden aufrechterhalten. Danach richten Sie das Becken auf, indem Sie es nach hinten kippen. Führen Sie die Schultern mit dem Einatmen über vorn nach oben zu den Ohren und lassen Sie sie mit dem Ausatmen nach hinten unten absinken. Dabei richtet sich das Brustbein auf. Das Kinn führen Sie ein wenig nach innen (Richtung Halswirbelsäule – als wollten Sie ein Doppelkinn machen), damit sich Ihr Nacken verlängert, ohne dabei nach unten zu blicken. Sie blicken weiterhin nach vorn ❷. Atmen Sie mehrmals in dieser aufgerichteten Haltung tief ein und aus. Die Schultern sind dabei ganz entspannt, der Atem sollte frei fließen. Schütteln Sie den Körper einmal aus, um die Übung zu beenden.

Handgelenksmobilität

Viele Gelenke des Bewegungsapparates schlafen mit der Zeit durch mangelnde Bewegung ein. Unter anderem sind die Handgelenke davon betroffen. Durch die tägliche einseitige Bewegung und mangelnde Nutzung durch Belastung entstehen mit der Zeit Bewegungseinschränkungen und Schmerzen. Deshalb empfehle ich, die Handgelenke in die tägliche Bewegungsroutine mit folgenden Übungen einzubauen:

Handgelenke kreisen ❶

Verschränken Sie die Finger ineinander. Führen Sie die Unterarme zusammen und beginnen Sie im größtmöglichen Radius die Handgelenke zu kreisen. Achten Sie darauf, dass die Unterarme sich berühren. Führen Sie die Übung langsam aus und atmen Sie dabei bewusst ein und aus. Ändern Sie nach etwa einer Minute die Richtung.

Rundherum ❷

Beginnen Sie mit auf Brusthöhe aneinandergelegten Handflächen. Öffnen Sie die Hände so, dass die Handflächen nach vorne weisen. Klappen Sie dann die Hände nach vorne, sodass die Finger nach unten zeigen. Führen Sie jetzt die Handrücken zusammen und drehen Sie die Finger zum Körper zeigend zurück nach oben. Enden Sie wieder mit aneinandergelegten Handflächen und es geht von vorn los. Lassen Sie eine flüssige Bewegung entstehen. Verändern Sie immer wieder den Rotationswinkel, indem Sie die Hände etwas absinken und aufsteigen lassen. Lösen Sie nach etwa einer Minute die Hände voneinander und schütteln Sie sie aus.

Unterarmdehnung ❸

Setzen Sie im Vierfußstand eine Hand nach der anderen mit den Fingern nach hinten zeigend unter den Schultern auf. Die Arme bleiben dabei möglichst gestreckt, die Armbeugen zeigen nach vorne. Sollte der Zug in den Unterarmen zu stark sein, bringen Sie die Knie etwas weiter nach vorn. Falls Sie die Dehnung verstärken möchten, bewegen Sie kontrolliert und langsam den Oberkörper nach vorne und hinten.

Lösen Sie nach etwa einer Minute die Übung auf, indem Sie das Gewicht nach hinten verlagern und langsam (!) die Hand vom Boden lösen (die Fingerkuppen lösen sich zuletzt). Schütteln Sie die Hände aus.

Rotierte Unterarmdehnung ❹

Beginnen Sie im Vierfußstand. Lösen Sie die linke Hand langsam von der Matte und rotieren Sie die Hand so weit nach innen, dass die Fingerspitzen nach links zeigen. Die Handfläche ist dabei nach oben gerichtet. Legen Sie den Handrücken ab, während Sie den linken Arm gestreckt halten. Verweilen Sie für einige Atemzüge in dieser Haltung. Bewegen Sie langsam den Oberkörper vor und zurück. Lösen Sie dann langsam die Hand vom Boden und schütteln Sie die Hand aus. Wiederholen Sie die Übung mit der rechten Hand.

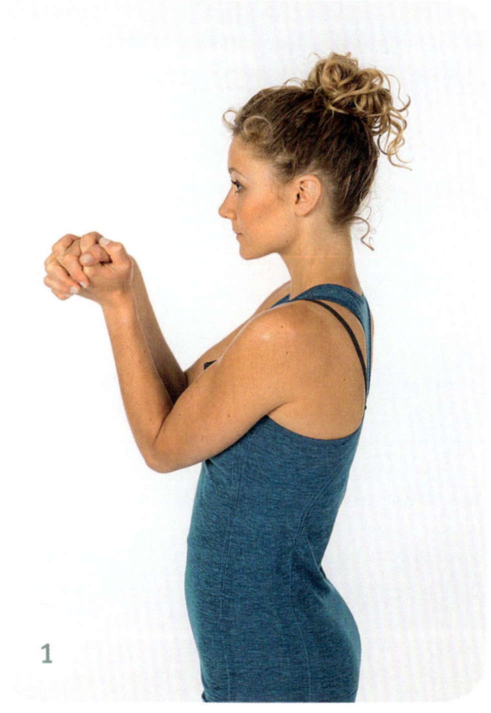
1

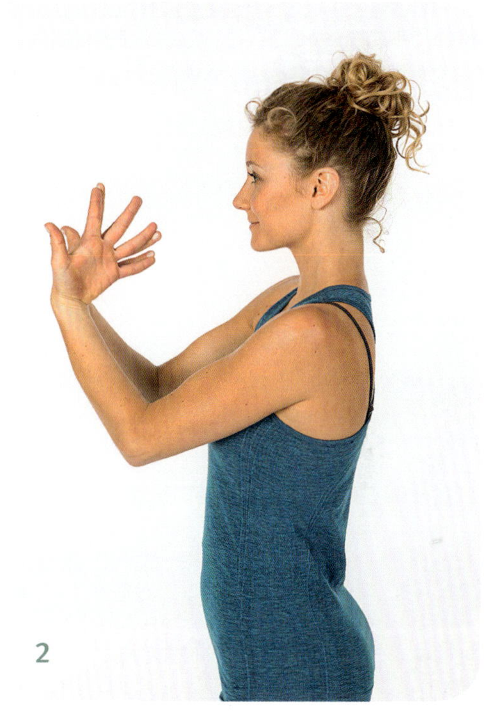
2

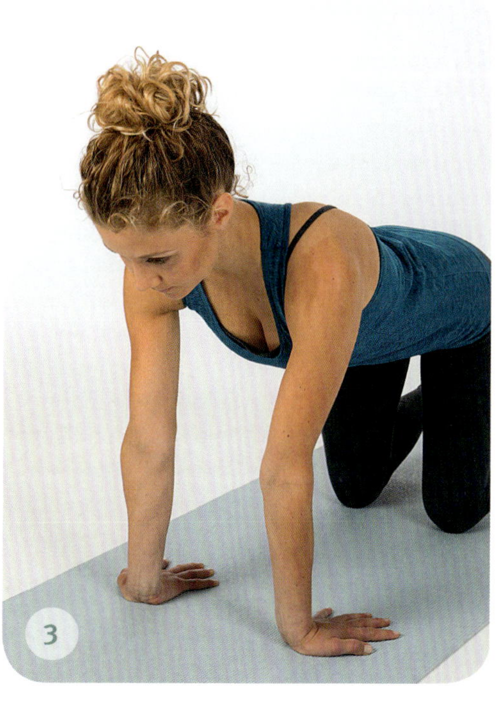
3

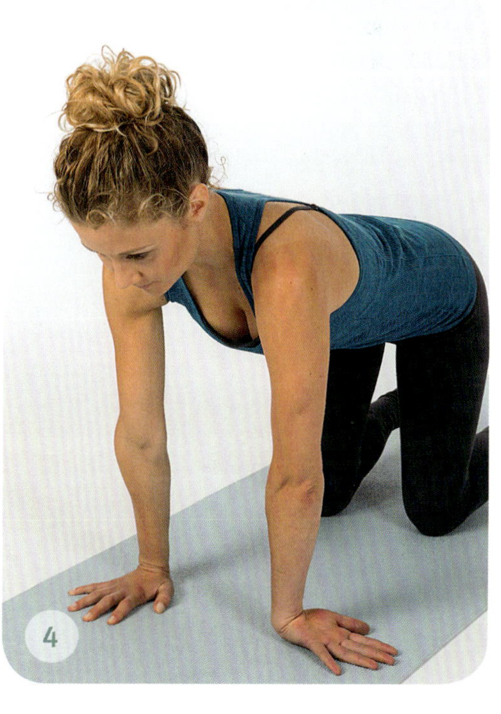
4

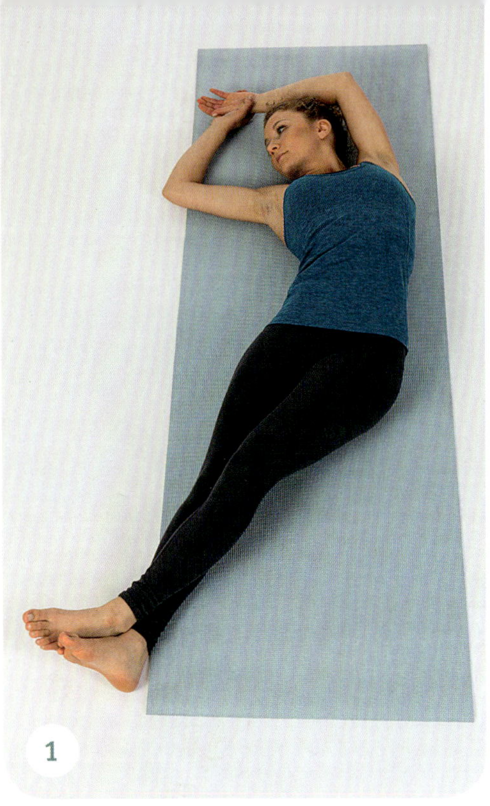

1

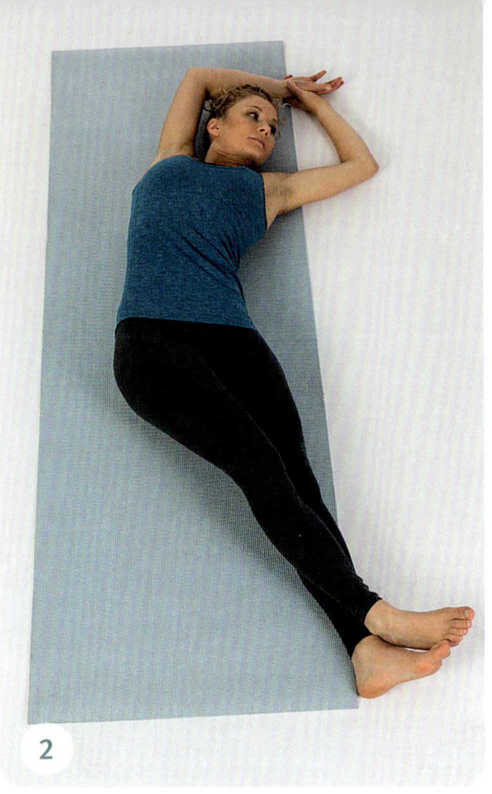

2

Krumme Banane

Mit dieser Haltung werden die vorderen und seitlichen Strukturen des Oberkörpers gedehnt. Eine Wohltat, vor allem morgens nach dem Aufstehen. Nehmen Sie sich gerne für einen Moment in Rückenlage wahr, bevor Sie mit der Übung beginnen.

Ausführung: Legen Sie sich rücklings auf Ihre Matte. Setzen Sie den linken Fuß über den rechten, sodass die Füße sich verhaken. Ziehen Sie die Zehen beider Füße an. Strecken Sie beide Arme über die Seite nach oben und fassen Sie mit der rechten Hand das linke Handgelenk. Führen Sie zuerst beide Füße, ohne sie zu lösen, nach rechts. Ihr Rumpf bleibt stabil, ohne sich zu bewegen. Danach führen Sie die Arme sowie den Oberkörper ebenfalls nach rechts, sodass der gesamte Körper eine krumme Banane formt ❶. Bleiben Sie in der Körpermitte stabil und achten Sie darauf, die linke Seite zu strecken. Sie sollten eine sanfte Dehnung wahrnehmen. Ihr Nacken bleibt dabei ganz entspannt. Der Blick ist nach oben zur Decke oder leicht nach rechts gerichtet. Beide Schulterblätter bleiben dabei in Kontakt mit dem Boden. Atmen Sie in Ihrer Vorstellung über die gesamte linke Seite, von den Füßen bis zu den Händen, ein und aus. Verweilen Sie für 1–2 Minuten in dieser Haltung und wiederholen Sie auf der anderen Seite ❷.

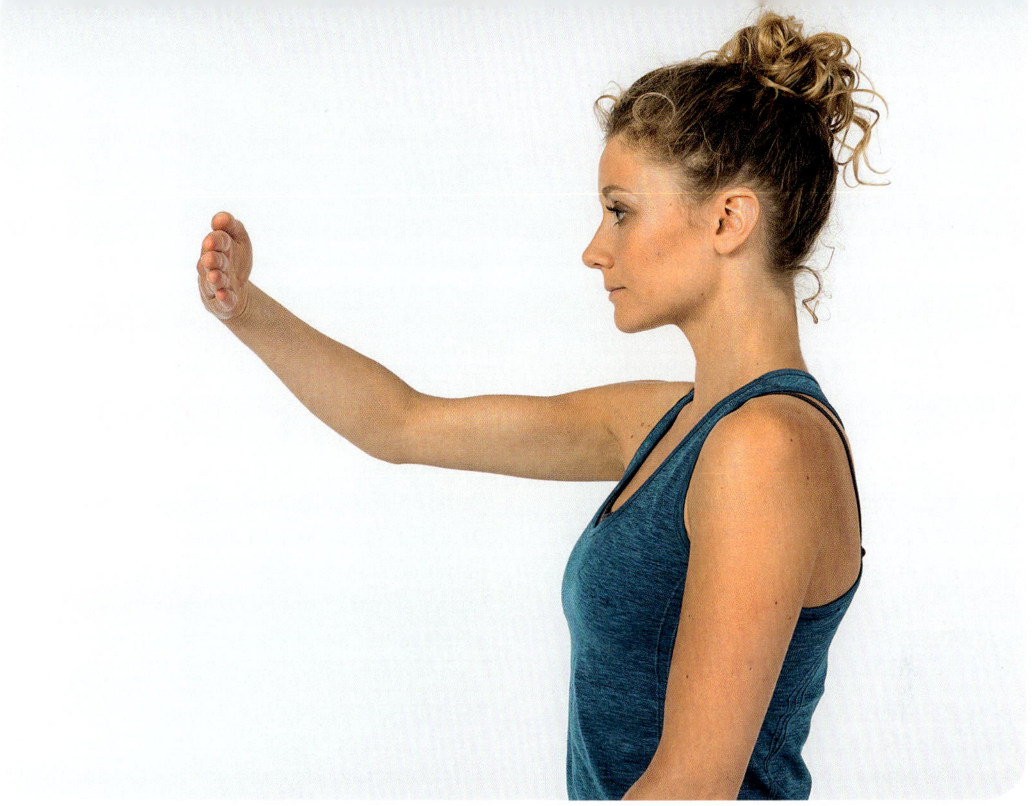

Acht auf der Hand

Diese aus der Spiraldynamik stammende Übung baue ich gerne in meine Routinen ein. Die oberen Halswirbel, die bei mangelnder Mobilität diverse unangenehme Symptome ausbilden können, werden mit dieser Übung angesteuert und in ihrer Beweglichkeit gefördert.

Ausführung: Setzen Sie sich mit aufrechtem Oberkörper auf die vordere Kante eines Stuhls. Ihre Füße sind etwa hüftbreit entfernt voneinander und stehen fest auf dem Boden. Heben Sie nun Ihre dominante Handfläche vor Ihr Gesicht. Dabei ist Ihre Nasenspitze auf die Mitte der Handfläche gerichtet. Achten Sie darauf, dass Ihr Kopf gerade über dem Rumpf steht und Sie keinen »Geierhals« formen. Das heißt, dass Sie das Kinn ein wenig heranziehen, um den Nacken zu verlängern.

Stellen Sie sich eine liegende Acht auf Ihrer Handfläche vor. Zeichnen Sie diese folgendermaßen mit Ihrer Nasenspitze nach: In der Mitte beginnend nach unten links, nach oben links, nach unten rechts, nach oben rechts, nach unten links usw. Wichtig dabei ist, dass die Bewegung nur aus den oberen Halswirbeln entsteht. Es ist eine kaum sichtbare, minimale Bewegung. Die Vorstellung, Ihre Ohren als Paddel zu nutzen, könnte Ihnen bei der Ansteuerung helfen. Atmen Sie gelassen während der Übung und beenden Sie sie nach etwa einer Minute.

Kuh und Katze

Diese Übung dient der Mobilisation der Wirbelsäule und der Dehnung des großen Rückenmuskels (Musculus trapezius) sowie der Bauch- und Brustmuskulatur. Außerdem erhöht sie das Körperbewusstsein und verbindet Geist und Körper durch Synchronisation von Atem und Bewegung.

Ausführung: Die Grundhaltung dieser Übung ist die Kuh (neutraler Vierfußstand). Dafür befinden sich die Hände unter den Schultern, die Finger sind aufgefächert, die Handgelenkfalten parallel zum vorderen Mattenrand ausgerichtet, die Arme sind gestreckt, die Hände flach auf der Matte. Die Zehen sind aufgestellt, die Knie befinden sich unter der Hüfte mit etwa einer Faust Abstand. Der Blick ist nach vorne ausgerichtet, ohne den Nacken zu stauchen, oder Sie blicken etwa 1–2 Meter vor Ihnen auf den Boden. Die Schulterblätter liegen sanft am Rücken an. Achten Sie darauf, die Schultern nicht zu den Ohren zu ziehen. Das Brustbein ist aufgerichtet. Stellen Sie sich eine stolze Kuh auf einer Weide vor ❶.

Atmen Sie einige Male tief und vollständig ein und aus, bis sich ein angenehmes Gefühl einstellt. Atmen Sie ein weiteres Mal tief ein. Mit dem Ausatmen nehmen Sie die Haltung einer Katze ein, die einen Buckel macht. Hierfür runden Sie den gesamten Rücken. Dabei können Sie sich vorstellen, wie sich eine Katze genüsslich dehnt und streckt. Beginnen Sie damit, das Becken aufzurichten. Drücken Sie sich dann aktiv mit den Händen vom Boden weg, der Blick richtet sich in Richtung Bauchnabel. Der gesamte Rücken bildet einen hohen Bogen ❷. Mit dem Einatmen beginnen Sie, das Becken nach vorne zu kippen und ein natürliches, leichtes Hohlkreuz einzunehmen, ehe sich das Brustbein aufrichtet und Sie nach vorne blicken, ohne den Nacken zu stauchen.

Lassen Sie aus diesen zwei Haltungen einen Flow entstehen, indem Sie mit dem Einatmen die Haltung der Kuh einnehmen und mit dem Ausatmen in die Katze »fließen«. Atmen Sie dabei tief, vollständig und lang ein und aus. Synchronisieren Sie den Atem mit der Bewegung und lassen Sie die Bewegungen immer größer werden. Sie werden feststellen, dass der Bewegungsradius mit jeder Bewegung größer wird. Nach etwa 10–20 Wiederholungen schließen Sie die Übung mit der Haltung der Kuh ab. Wenn Sie mochten, begeben Sie sich für ein paar Minuten in die Kindshaltung (Seite 118).

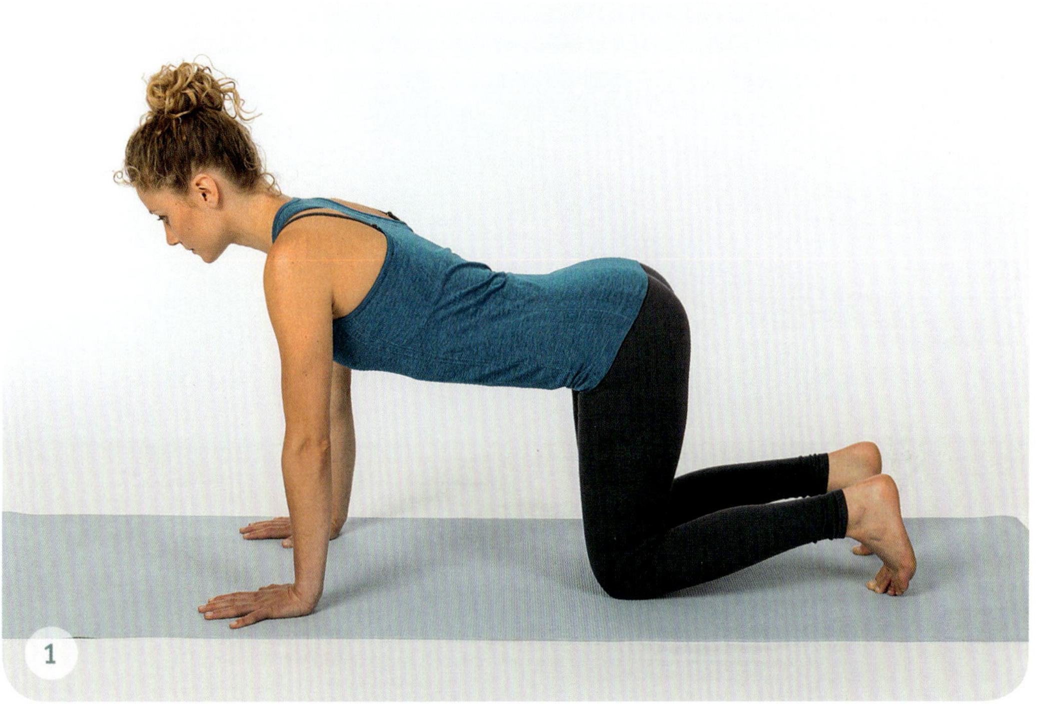
1

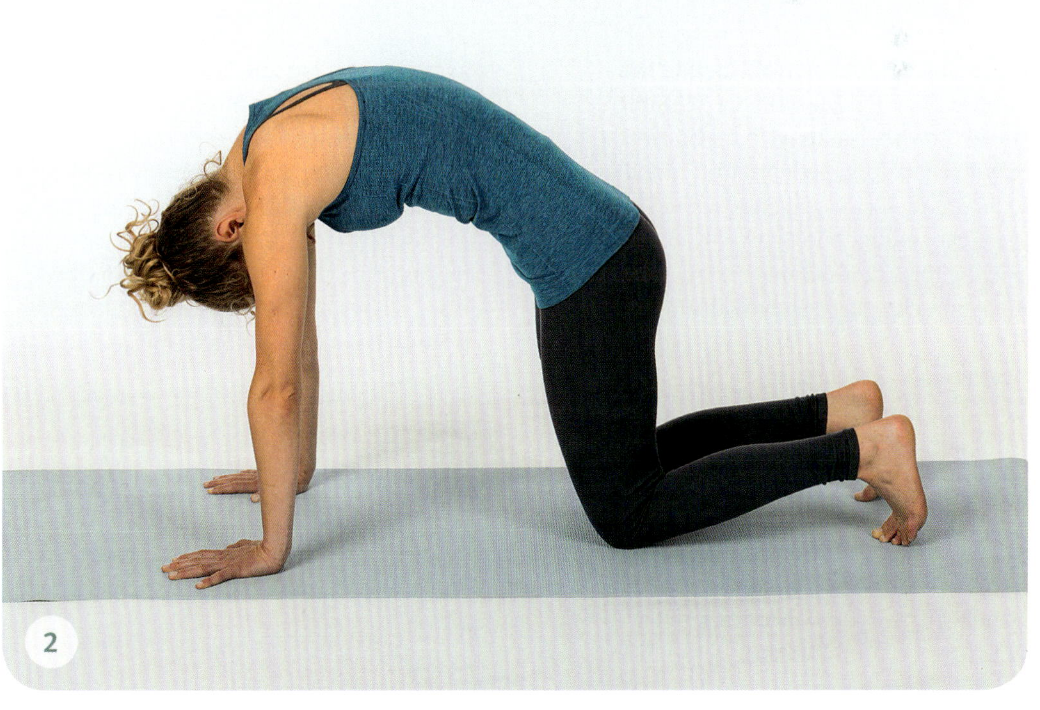
2

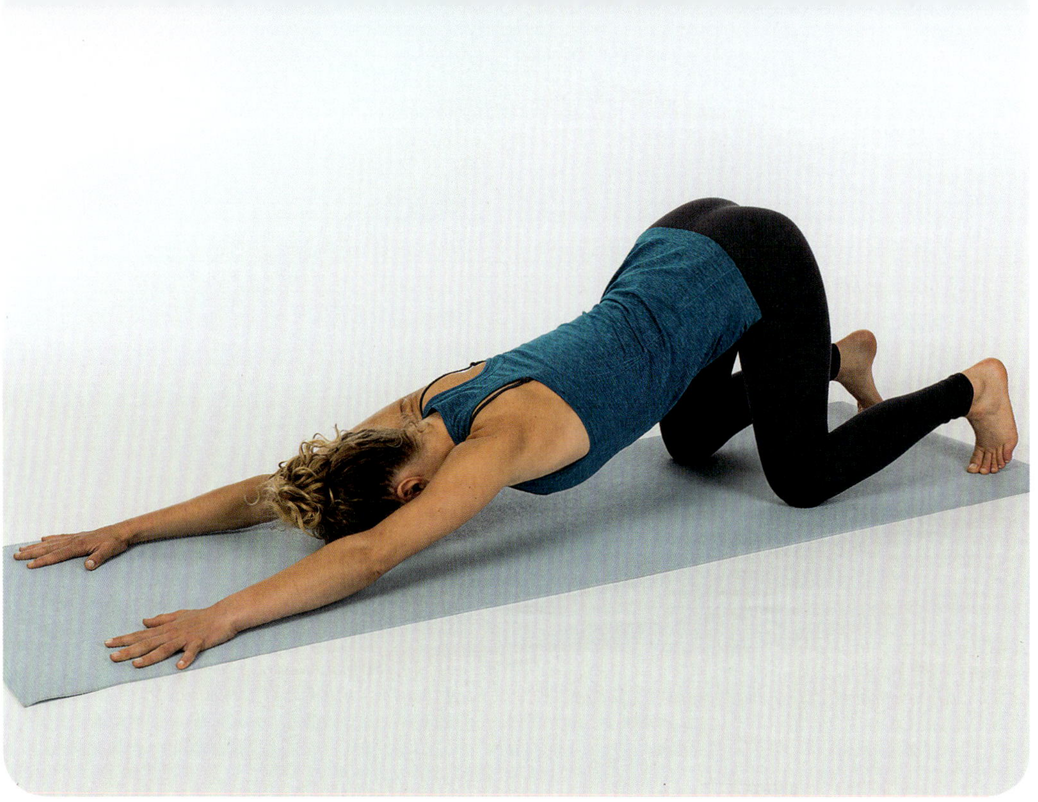

Schmelzendes Herz

Diese Übung hat eine wohltuende Wirkung auf den Rücken und die Schultern: Die Brustwirbelsäule wird mobilisiert, die Schultern werden gedehnt und mobilisiert, während die Brust geweitet wird. Eine bewegliche und mobile Brustwirbelsäule ist wichtig für einen schmerzfreien Rücken und eine aufrechte, natürliche Haltung.

Ausführung: Begeben Sie sich in den Vierfußstand. Die Oberschenkel bleiben senkrecht ausgerichtet, während Sie allmählich den Oberkörper absinken lassen und dabei mit den Händen nach vorne wandern, bis Sie Ihre Stirn ablegen können. Die Arme bleiben möglichst gestreckt. Falls Sie Schwierigkeiten haben sollten, schieben Sie die Hüfte etwas nach vorn. Lassen Sie den Atem frei und tief fließen. Geben Sie Ihrem Körper mehrere Atemzüge Zeit in dieser Haltung. Sollte sich die Übung zunächst unbequem anfühlen, atmen Sie weiter tief ein und aus, bis Sie allmählich in der Haltung »ankommen«. Mit dem Ausatmen können Sie mit dem Oberkörper weiter nach unten hinabsinken. Stellen Sie sich vor, wie Ihr Herz mit jedem Ausatmen weicher wird.

Bevor Sie sich aufrichten, nehmen Sie für mehrere Atemzüge die Kindshaltung ein. Danach richten Sie den Oberkörper auf und verweilen einen Moment im Fersensitz, bevor Sie aufstehen.

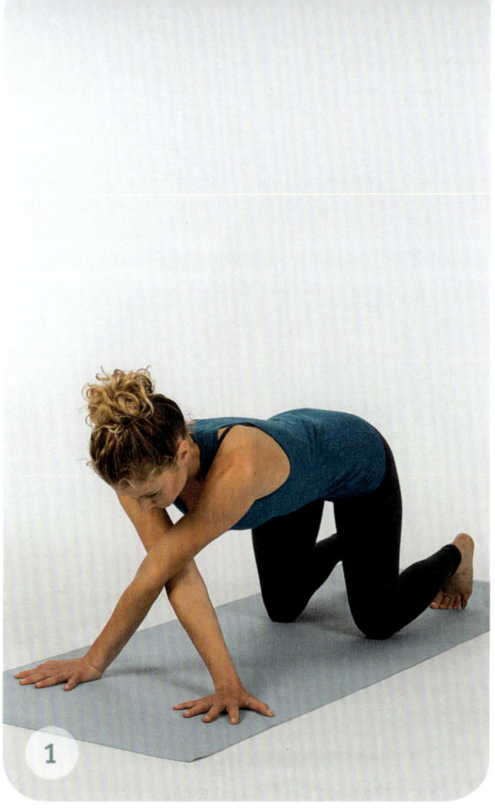

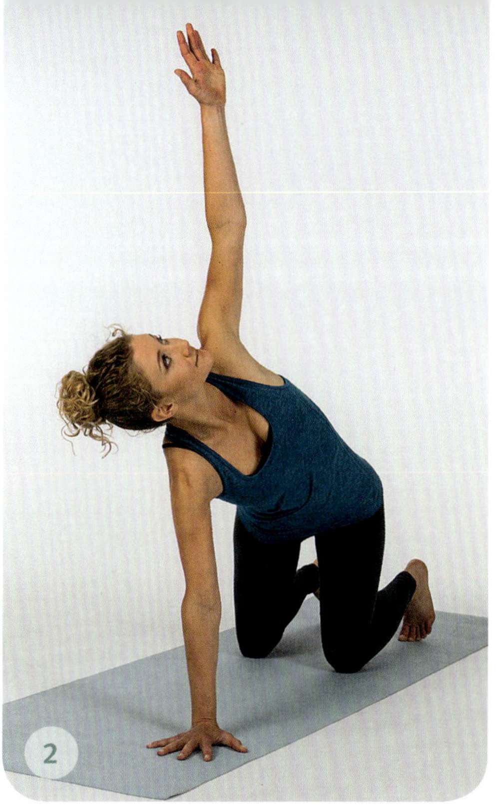

Brustwirbelsäulenspirale

Die Beweglichkeit im Brustwirbelbereich ist bei den meisten Menschen eingeschränkt. In diesem Bereich unserer Wirbelsäule sind wir, bedingt durch unsere Anatomie, weniger beweglich als im unteren Bereich, da hier unsere Rippen ansetzen. Dennoch ist es für die allgemeine Gesundheit und Schmerzfreiheit unerlässlich, im Bereich der Brustwirbelsäule beweglich zu bleiben oder die Beweglichkeit wiederherzustellen.

Ausführung: Beginnen Sie im Vierfußstand. Vergrößern Sie den Abstand der Knie. Überkreuzen Sie die Arme, indem Sie die Plätze der Hände tauschen ❶. Atmen Sie tief ein und aus. Mit dem nächsten Einatmen lösen Sie die linke Hand vom Boden und strecken Sie den linken Arm über die Seite nach oben ❷. Achten Sie darauf, dass die Knie gleichmäßig geerdet bleiben. Die Drehung entsteht hauptsächlich im Bereich der Brustwirbelsäule. Mit dem Ausatmen lassen Sie den Arm wieder sinken und fädeln die Hand hinter dem rechten Arm hindurch. Platzieren Sie die linke Hand dort, wo die rechte Hand ursprünglich auflag, sodass die Arme sich überkreuzen. Fahren Sie mit dem nächsten Einatmen mit der anderen Seite fort, indem Sie den rechten Arm heben. Mit Ihrem Blick folgen Sie der Hand. Machen Sie etwa 5–10 Wiederholungen pro Seite und spüren Sie in der Kindshaltung nach (Seite 118).

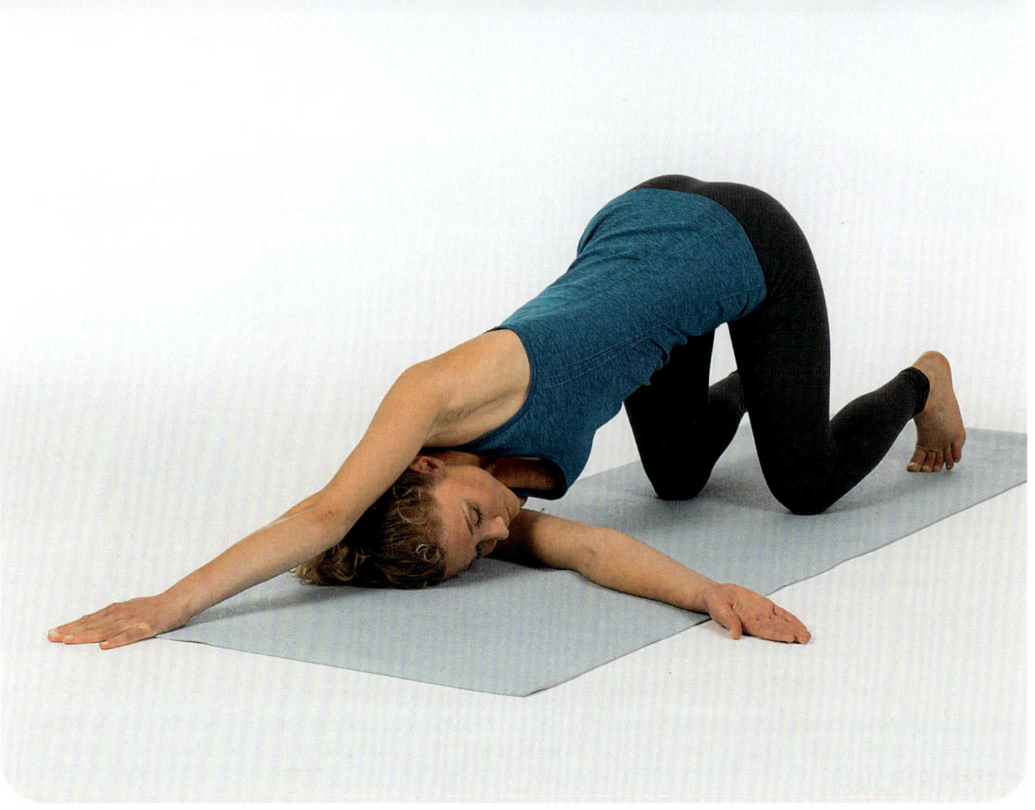

Nadel einfädeln

Der Bereich der Schulterblätter ist besonders oft durch die mangelnde Beweglichkeit der Brustwirbelsäule tonisiert. Diese Übung ist deshalb eine sinnvolle Ergänzung der vorangegangenen Übung, um eine Schmerzlinderung im oberen Rücken zu erzielen. Während die obere Rückenmuskulatur gedehnt wird, wird die Brustwirbelsäule mobilisiert.

Ausführung: Die Ausgangsstellung ist erneut der Vierfußstand. Setzen Sie die linke Hand vorne mittig auf. Mit der rechten Hand gleiten Sie zwischen linkem Arm und den Beinen hindurch bis weit nach links hinüber und legen den rechten Handrücken, die rechte Schulter und den Kopf ab. Lenken Sie Ihre Aufmerksamkeit auf die Schulterblattmuskulatur. Hier sollten Sie eine sanfte Dehnung spüren. Atmen Sie tief ein und aus. Versuchen Sie in die Haltung hinein zu entspannen. Allmählich sollten Sie weiter hinabsinken. Verweilen Sie hier für mehrere Atemzüge. Mit der Zeit können Sie die Dauer verlängern.

Lösen Sie die Haltung ganz langsam auf, indem Sie Ihre rechte Hand zurückziehen, wieder aufsetzen und den Vierfußstand einnehmen. Bevor Sie die Übung auf der anderen Seite ausführen, verweilen Sie für einige Atemzüge in der Kindshaltung (Seite 118).

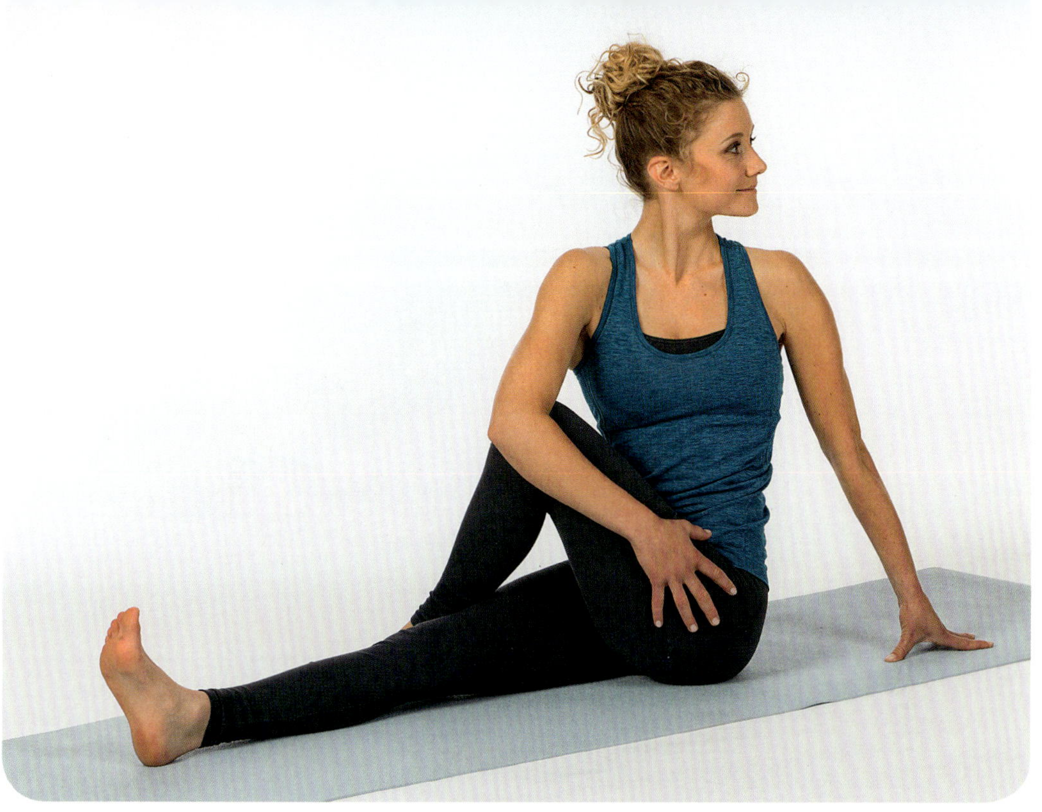

Drehsitz

Um die Haltung zu verbessern und die Wirbelsäule, vor allem den oberen Bereich, zu mobilisieren, bietet sich der der Drehsitz an.

Ausführung: Setzen Sie sich aufrecht mit vor sich ausgestreckten Beinen auf Ihre Matte. Stellen Sie den linken Fuß auf und ziehen Sie ihn so nah es geht an sich heran. Heben Sie den aufgestellten Fuß über das rechte Bein hinüber und stellen Sie ihn etwa auf Kniehöhe auf. Mit dem rechten Arm greifen Sie im hohen Bogen das angewinkelte Bein. Mit der linken Hand stützen Sie sich hinter dem Körper ab, um im Oberkörper aufrecht zu bleiben. Einatmend richten Sie den Oberkörper auf, ausatmend drehen Sie sich über die linke Seite nach hinten. Halten Sie den Kopf entspannt und drehen Sie den Oberkörper möglichst aus der Brustwirbelsäule, nicht einfach den Kopf aus der Halswirbelsäule. Während Sie in der Drehung bleiben, richten Sie sich mit jedem Einatmen mithilfe der hinten aufgestellten Hand ein wenig weiter auf und drehen Sie sich mit dem Ausatmen behutsam weiter nach hinten. Halten Sie die Position für etwa 10 Atemzüge und wiederholen Sie dann die Übung auf der anderen Seite. Spüren Sie in der Kindshaltung (Seite 118) oder in der Kutscherhaltung (Seite 145) nach.

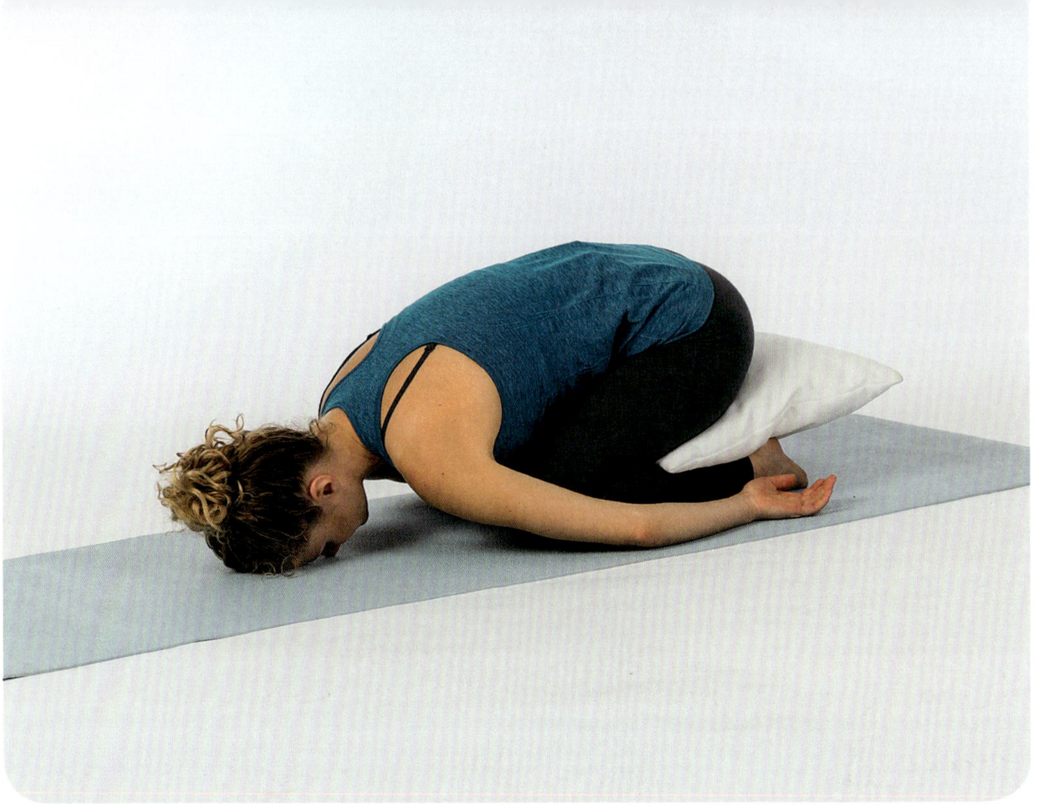

Kindshaltung

Die Kindshaltung ist eine klassische Entspannungsposition, die Sie jederzeit einnehmen können. Besonders gut ist sie geeignet bei Erschöpfung oder Übererregung, aber auch, um die Rückenmuskulatur zu dehnen. Die Rücken-, Gesäß-, Hals- und vordere Beinmuskulatur werden ebenfalls gedehnt, das Nervensystem fährt herunter.

Ausführung: Setzen Sie sich auf die Fersen, der Fußspann ist auf dem Boden abgelegt. Sollten Sie Schwierigkeiten haben, legen Sie ein Kissen auf die Fersen und setzen Sie sich darauf. Legen Sie Ihre Stirn vor Ihren Knien ab. Falls das nicht möglich sein sollte, können Sie unter Ihre Stirn eine weiche Erhöhung legen. Achten Sie darauf, die Schultern absinken zu lassen. Die Arme liegen entspannt nach hinten gerichtet, sodass die Handflächen nach oben weisen. Der Körper darf schwer werden. Atmen Sie vollständig, tief und lang ein und aus. Bleiben Sie für einige Minuten in dieser Haltung. Beobachten Sie Ihren Atem und nehmen Sie wahr, wie Sie sich geistig beruhigen und der Körper sich entspannt.

Alternativ können Sie die Knie öffnen, um mit dem Oberkörper weiter absinken zu können.

Bevor Sie aufstehen, richten Sie Ihren Oberkörper auf und bleiben Sie für mehrere Atemzüge im Fersensitz. Danach stehen Sie langsam und vorsichtig auf. Achten Sie bitte auf Ihren Kreislauf und überstürzen Sie nichts.

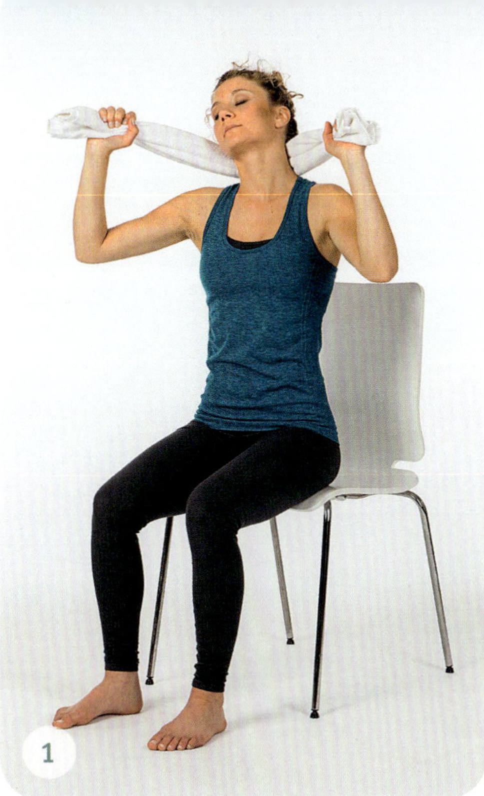

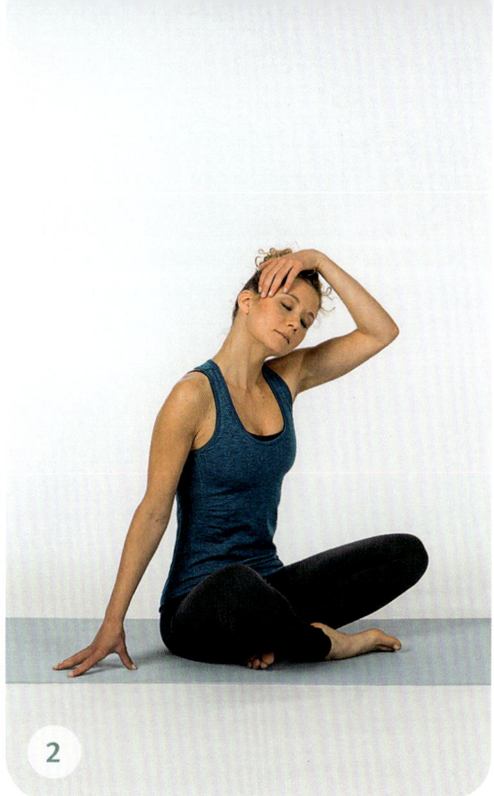

Nacken-Quickie

Manchmal werden wir überfallen von plötzlich auftretenden Nackenverspannungen. Lassen Sie sich nicht zu Schonhaltungen verleiten, diese machen die Sache dauerhaft nicht besser. Dieser »Quickie« hilft, Nackenschmerzen zu lindern und wieder in die Beweglichkeit zu finden.

Handtuch-Rolle ❶

Rollen Sie ein Handtuch der Länge nach locker zusammen und legen es auf Ihre Schultern. Setzen Sie sich aufrecht auf einen Stuhl. Greifen Sie das Handtuch an beiden Enden und legen es an der Unterkante des Hinterkopfes an. Neigen Sie den Kopf sehr behutsam nach hinten. Der Kopf liegt passiv auf dem Handtuch auf. Bewegen Sie den Kopf mithilfe des Handtuchs sehr vorsichtig und langsam zu beiden Seiten. Dabei wenden Sie kaum Kraft aus der Nackenmuskulatur an. Es ist eher eine passive Bewegung.

Nackendehnung ❷

Für diese Übung sitzen Sie aufrecht im Schneidersitz; bei Bedarf setzen Sie sich auf eine kleine Erhöhung. Strecken Sie eine Hand zur Seite aus und stellen Sie die Fingerkuppen auf. Neigen Sie das entgegengesetzte Ohr achtsam zur Schulter. Verstärken Sie sanft die Dehnung mithilfe Ihrer Hand, indem Sie einen leichten Zug ausüben. Bleiben Sie dabei möglichst entspannt und atmen Sie tief. Halten Sie die Dehnung für etwa 15–20 Sekunden, bevor Sie die andere Seite dehnen.

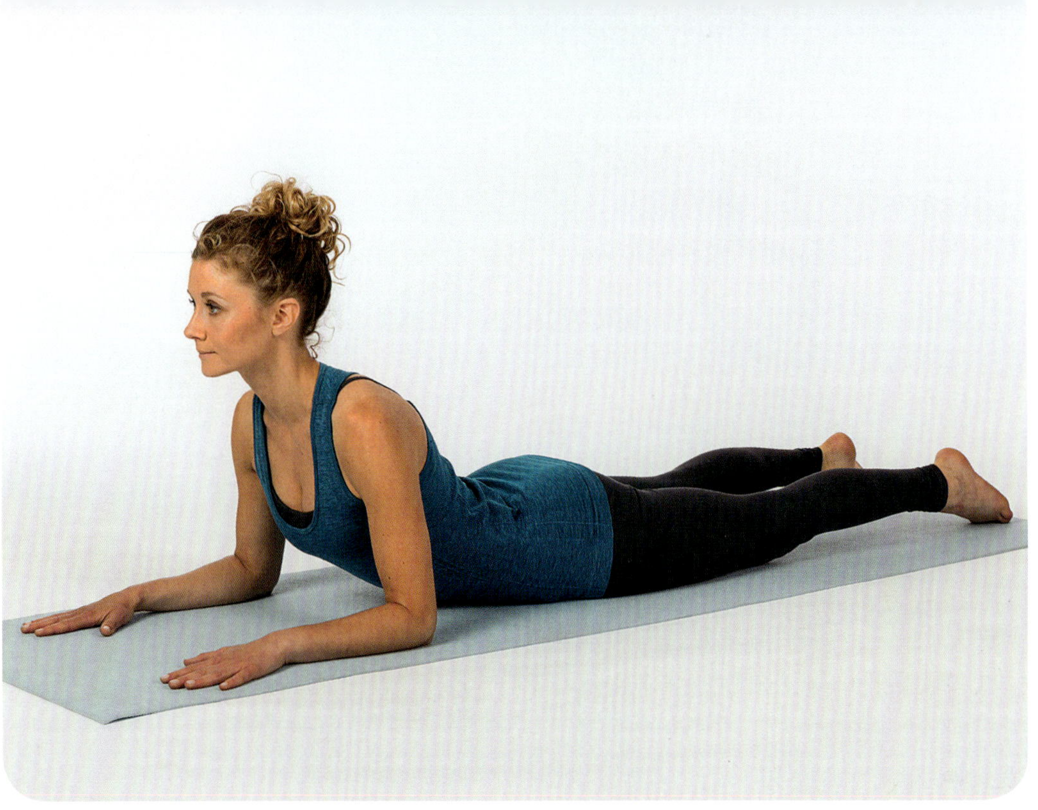

Sphinx

Dies ist eine sanfte, jedoch effektive Übung, um die Brustwirbelsäule zu mobilisieren und den Brustkorb zu »öffnen«.

Ausführung: Legen Sie sich auf den Bauch auf Ihre Matte. Platzieren Sie Ihre Unterarme so, dass die Ellenbogen sich direkt unter den Schultern befinden und Ihr Oberkörper sich aufrichtet. Unterarm und Oberarm ergeben einen 90°-Winkel. Die Handflächen sind nach unten ausgerichtet. Blicken Sie direkt horizontal nach vorn oder einige Meter vor sich auf den Boden. Dabei ist Ihr Nacken gestreckt. Die Schulterblätter liegen am Rücken an, zwischen Ohren und Schultern ist viel Platz. Lassen Sie den Kopf nicht zwischen den Schultern hinabsinken. Atmen Sie tief ein und aus.

Zum Beenden der Übung legen Sie sich flach auf den Boden. Die Stirn kann dabei auf den Handrücken ruhen. Atmen Sie hier mehrmals tief ein und aus und lockern Sie dabei Ihren unteren Rücken, indem Sie die Hüfte hin und her bewegen.

Variante: Blicken Sie mit dem Ausatmen im hohen Bogen nach links über die Schulter, kehren Sie im hohen Bogen mit dem Einatmen zurück in die Mitte, bevor Sie mit dem nächsten Ausatmen die Folge nach rechts wiederholen.

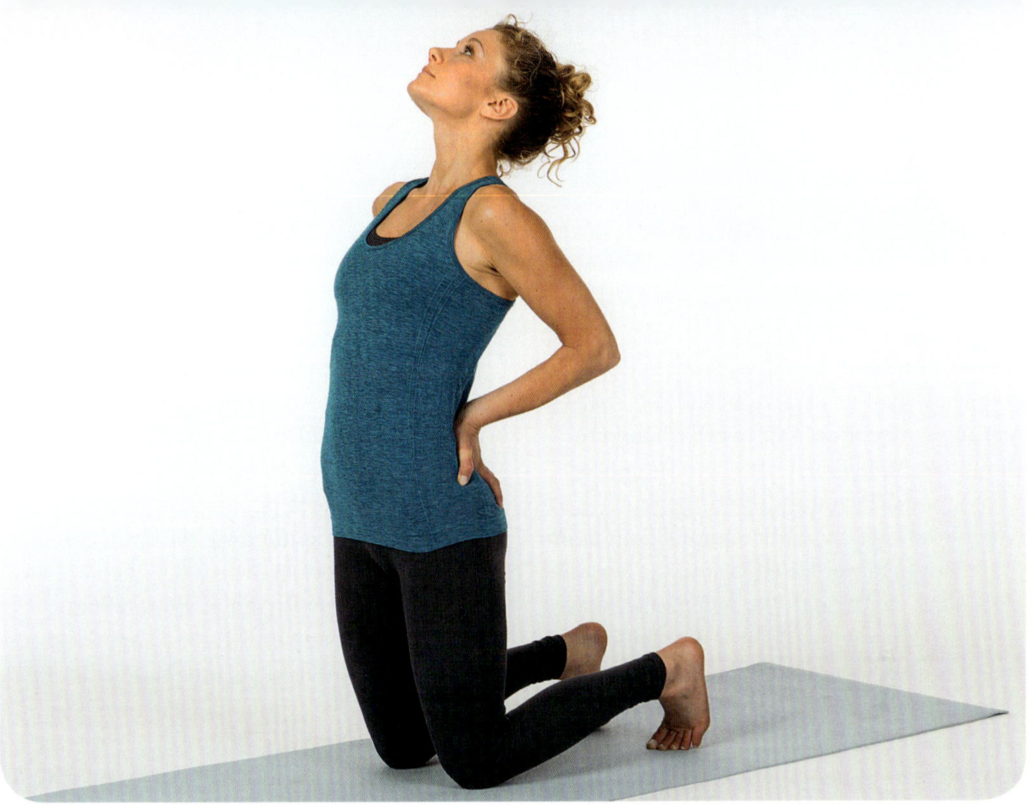

Kamel

Das Kamel ist eine klassische Rückbeuge-Übung, bei der der Brustbereich gedehnt wird. Die Rückbeuge sollte im Bereich der Brustwirbelsäule entstehen, um der Vorkrümmung entgegenzuwirken und die Wirbelsäule gesund zu erhalten. Deshalb achten Sie bitte darauf, nicht aus dem Hohlkreuz heraus in die Rückbeuge zu gehen, sondern das Becken erst nach hinten zu kippen.

Ausführung: Beginnen Sie im Kniestand mit aufgestellten Zehen. Ziehen Sie die Schultern hoch zu den Ohren und legen Sie dann die Schulterblätter hinten unten am Rücken geschmeidig ab. Die Hände platzieren Sie auf der oberen Gesäßhälfte. Ziehen Sie die Ellenbogen zueinander, während Sie sich vorsichtig nach hinten lehnen. Behalten Sie eine lange Halswirbelsäule bei, ohne den Kopf in den Nacken fallen zu lassen. Atmen Sie tief ein und aus. Das Gesäß ist angespannt, um den unteren Rücken zu schützen. Verweilen Sie etwa 4–5 Atemzüge in der Haltung. Um einen Ausgleich zu schaffen, nehmen Sie die Kindshaltung ein, in der Sie ebenfalls etwa 4–5 Atemzüge verweilen.

Variante: Geübtere können die Füße mit mattenweitem Abstand aufstellen und sich mit den Händen achtsam auf den Fersen abstützen. Die Handflächen zeigen dabei nach vorn (die Arme nach außen rotiert). Das Becken ist dabei aufgerichtet, der Nacken lang, der Blick nach oben gerichtet.

Herabschauender Hund

Eine wahre Wohltat und wahrscheinlich eine der bekanntesten, vielleicht die Yogahaltung schlechthin. Der herabschauende Hund mag zu Beginn eine echte Herausforderung sein. Doch mindestens genauso groß wie die anfängliche Unbequemlichkeit beim Praktizieren dieser Haltung sind die Vorteile, die sie mit sich bringt. Bis sich das Schwierige und Unbequeme bei mir persönlich in Wohltat umgewandelt hatte, sind Jahre vergangen. Heute bin ich froh, dass ich den herabschauenden Hund regelmäßig in meine Bewegungsroutinen und Kurse eingebaut habe. Noch immer ist er einer der Hauptbestandteile meiner angeleiteten Yogastunden. Sowohl die Beinrückseite als auch der große Rückenmuskel werden gedehnt, während die Schultern und Arme gekräftigt werden.

Ausführung: Beginnen Sie im Vierfußstand. Ihre Hände befinden sich zunächst unter den Schultern. Dann wandern die Hände etwa eine Handlänge weiter nach vorn. Die Finger sind aufgefächert, die Zeigefinger parallel zueinander ausgerichtet. Die Zehen sind aufgestellt. Atmen Sie tief ein, mit dem Ausatmen lösen sich die Knie vom Boden, während Sie sich mit den Händen und Armen kräftig nach hinten und oben drücken, sodass Ihr Gesäß die höchste Stelle des Körpers bildet. Die Knie sind dabei zunächst gebeugt. Blicken Sie nach unten auf Ihre Matte, lassen Sie den Kopf nicht passiv hängen, damit Ihr Nacken seine Länge beibehält. Atmen Sie tief ein und aus.

Mit dem Einatmen können Sie die Knie ein wenig weiter beugen, um sich erneut aktiv vom Boden wegdrücken und das Gesäß so weit es geht nach oben ausrichten zu können. Ihr Brustkorb strebt dabei aktiv gen Boden. Erst dann können Sie die Beine strecken und mit den Fersen Richtung Boden absinken. Die Fersen müssen nicht den Boden berühren. Versuchen Sie, die Länge in Armen und im Rücken beizubehalten, der Rücken wird nicht gerundet. Denken Sie sich ein umgedrehtes »V« ❶. Passen Sie die Haltung eventuell an, indem Sie mit den Füßen etwas weiter nach hinten oder etwas weiter nach vorne wandern. Beenden Sie die Haltung, indem Sie die Knie erden; danach entspannen Sie für mehrere Atemzüge in der Kindshaltung.

Variante: Für den »aktiven Hund« ❷ praktizieren Sie im Rhythmus Ihres Atems folgenden Bewegungsfluss: Beim Einatmen beide Beine beugen, beim Ausatmen das linke Bein strecken, beim Einatmen beide Beine beugen, beim Ausatmen das rechte Bein strecken. Wiederholen Sie dies mehrmals. Um diese Haltung aufzulösen, können Sie mit kleinen Schritten bis zwischen die Hände gehen, um sich langsam, mit gebeugten Knien Wirbel für Wirbel aufzurichten. Alternativ bleiben Sie in der Vorbeuge für die nächste Übung.

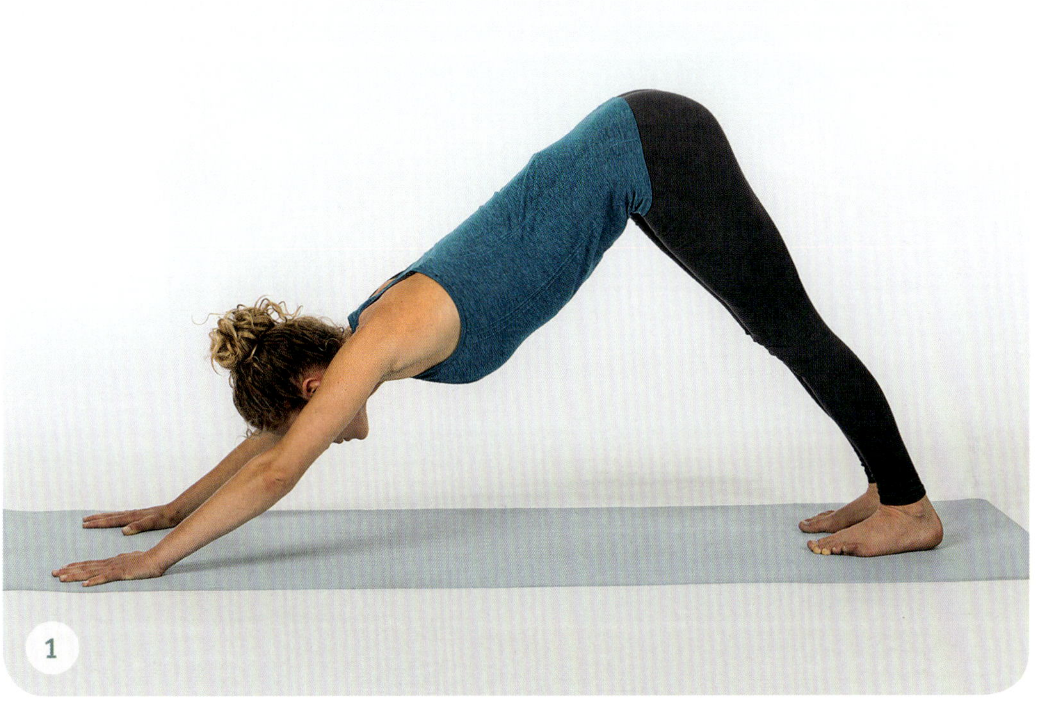
1

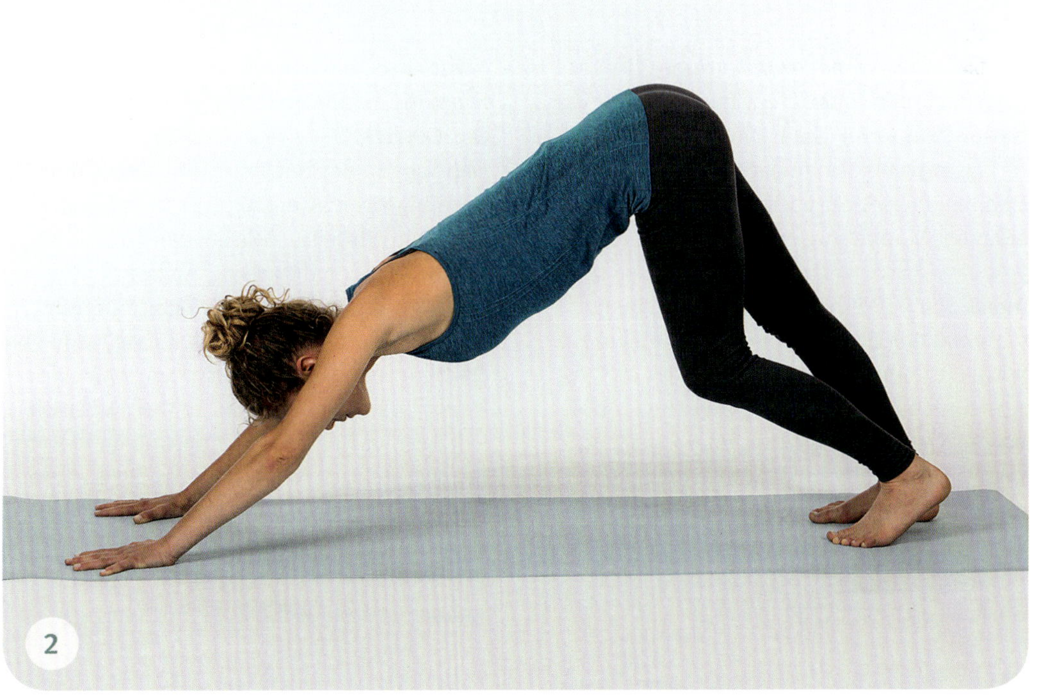
2

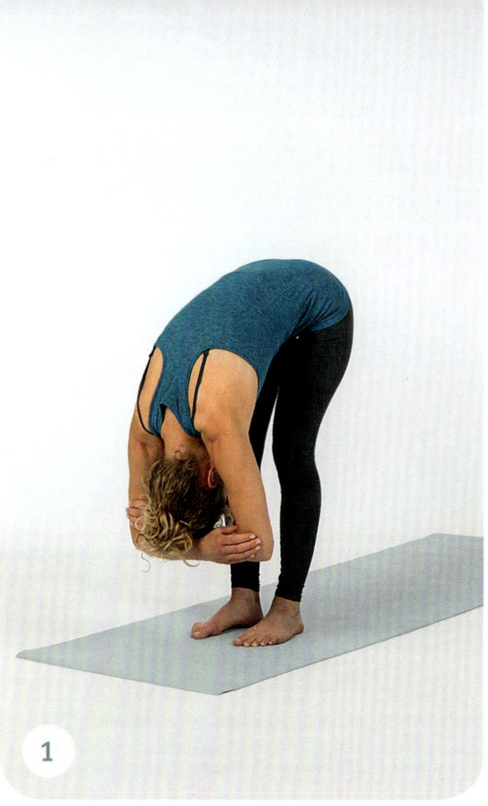

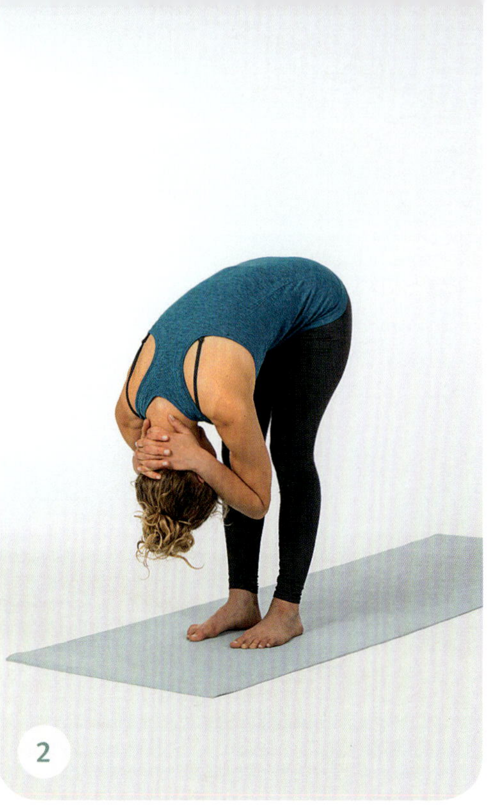

Vorbeuge mit Nackendehnung

Diese Art der Vorbeuge wird mit leicht gebeugten Knien praktiziert. In der ersten Variation geht es um die Lockerung der Schulterblattmuskulatur, in der zweiten um die Dehnung des Nackens, in der dritten um die Schulter-Mobilität.

Ausführung: Die Knie sind leicht gebeugt, während der Oberkörper sowie die Arme vornüber hängen. Verschränken Sie die Arme ineinander, um das Gewicht zu erhöhen ❶. Lassen Sie insbesondere zwischen den Schulterblättern los und atmen Sie tief ein und aus. Bewegen Sie den Oberkörper behutsam einige Male nach links und rechts, um unterschiedliche Muskelpartien des Rückens anzusprechen.

1. Variante: Verschränken Sie die Finger und legen die Hände an Ihren Hinterkopf an ❷. Das Gewicht der Arme sorgt für eine leichte Dehnung in der Nackenregion. Verweilen Sie für einige tiefe Atemzüge. Richten Sie sich langsam Wirbel für Wirbel auf.

2. Variante: Verschränken Sie hinter dem Rücken die Finger ineinander. Lassen Sie den Oberkörper nach vorn absinken, während Ihre Arme nach oben und so weit wie möglich nach vorn streben. Die Arme bleiben dabei gestreckt. Atmen Sie mehrmals tief ein und aus. Lösen Sie zuerst die Finger voneinander und legen Sie die Hände auf Ihren unteren Rücken, bevor Sie sich langsam aufrichten und die Arme ausschütteln.

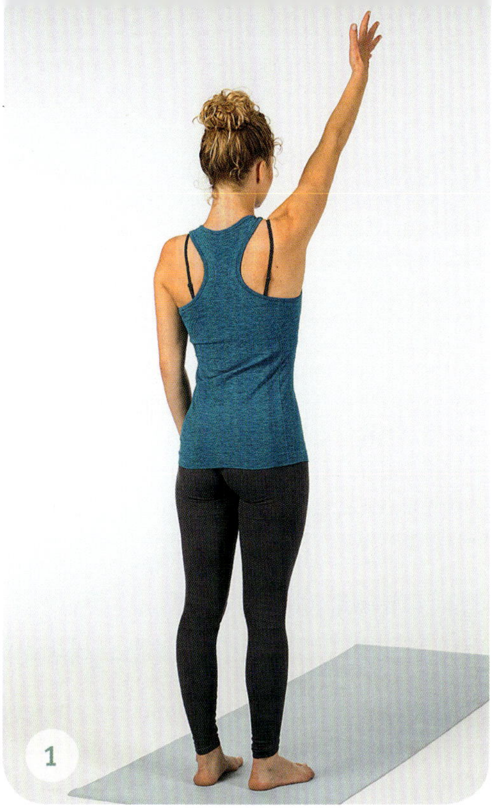

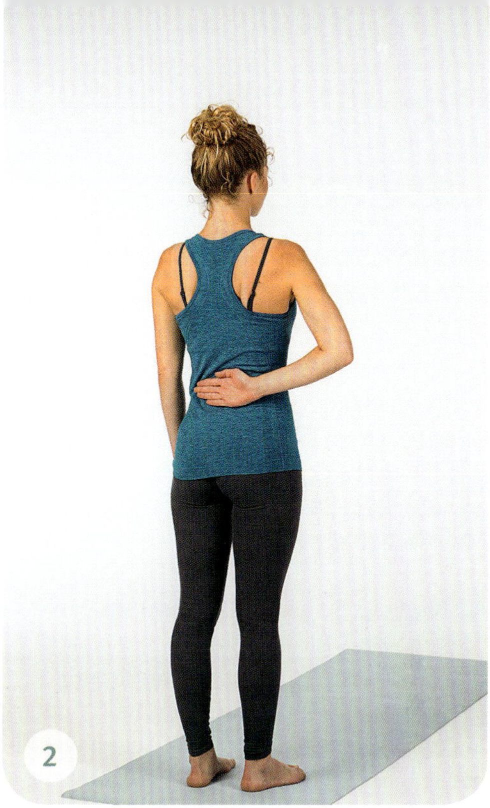

Armkreisen

Mit dieser Übung machen wir das Schultergelenk wieder beweglich und lösen Spannungen.

Ausführung: Stellen Sie sich aufrecht hin. Kreisen Sie zunächst beide Schultern über vorn hoch zu den Ohren und legen Sie die Schulterblätter hinten unten ab. Atmen Sie tief ein und aus. Mit dem nächsten Einatmen strecken Sie den rechten Arm nach vorne aus, heben ihn in einer fließenden Bewegung nach oben ❶, lassen die Hand im großen Bogen hinten absinken und legen den Handrücken auf Ihrem unteren Rücken ab ❷. Verweilen sie für einen vollständigen Atemzyklus in dieser Haltung. Mit dem nächsten Einatmen lösen Sie die Hand vom unteren Rücken, strecken den Arm im hohen Bogen hinter Ihrem Körper nach oben und lassen die Hand vor Ihrem Körper mit dem Ausatmen wieder absinken. Wiederholen Sie abwechselnd die Übung mindestens fünfmal pro Seite.

Tipps:
- Führen Sie die Bewegung langsam aus.
- Achten Sie darauf, den Oberkörper während der Bewegung nicht zu sehr nach hinten zu rotieren. Die Bewegung sollte möglichst aus der Schulter entstehen.
- Versuchen Sie, den gesamten Bewegungsradius der Schulter zu nutzen.
- Atmen Sie tief ein bei der Aufwärtsbewegung und tief aus bei der Abwärtsbewegung.
- Auch bei der Abwärtsbewegung ist Ihre Schultermuskulatur aktiv.

Schwimmen im Stehen

Diese Übung eignet sich hervorragend nach dem Armkreisen. Optional kann diese Übung auch im Liegen ausgeführt werden. Dabei wird zusätzlich die Rückenmuskulatur gekräftigt. Im Stehen liegt der Fokus in der Mobilisation der Schultern.

Ausführung: Stehen Sie aufrecht im hüftbreiten Stand. Richten Sie das Becken auf und führen Sie die Hände hinter Ihren Körper. Hier berühren sich jeweils die Daumen und die Zeigefinger, die Handflächen weisen nach hinten ❶. Atmen Sie tief ein und aus. Mit dem nächsten Einatmen die Hände mit gestreckten Armen über die Seite heben. Die Fingerkuppen berühren sich über dem Kopf ❷. Mit dem Ausatmen führen Sie die Hände wieder zurück. Wiederholen Sie die Bewegung im Atemrhythmus etwa zehnmal.

Variante auf dem Boden: Legen Sie sich bäuchlings auf die Matte. Die Hände liegen nach hinten zeigend mit nach unten gerichteten Handflächen neben dem Körper. Die Stirn liegt auf, der Fußspann ist abgelegt, die Beine sind gestreckt. Mit dem Einatmen führen Sie die gestreckten Arme über die Seite nach vorne, sodass die Fingerkuppen sich berühren, und heben Ihren Oberkörper. Mit dem Ausatmen sinkt er wieder ab, die Stirn wird langsam abgelegt, während die Arme gestreckt zurück nach hinten geführt werden (nicht ablegen!), sodass sich die Kuppen der Zeigefinger und Daumen auf Höhe des unteren Rückens berühren. So geht es weiter: Einatmen, die Arme über die Seiten nach vorne führen, der Oberkörper hebt sich, die Fingerkuppen berühren sich, Ausatmen, die Arme fließen zurück, die Fingerkuppen der Zeigefinger und die der Daumen berühren sich.

Nach 5–10 Wiederholungen können Sie die Stirn auf Ihre Handrücken ablegen. Entspannen Sie ganz bewusst, indem Sie mehrmals tief ein- und ausatmen. Wackeln Sie mit der Hüfte, um den unteren Rücken zu entspannen.

Variante mit Kniebeuge: Um die Hüften zu mobilisieren und die Oberschenkel zu stärken, können Sie die Übung mit Kniebeugen kombinieren: Stellen Sie sich im schulterbreiten Stand aufrecht hin. Die Füße sind dabei leicht nach außen gerichtet, das Fußgewölbe bleibt während der gesamten Übung aufgerichtet. Einatmend heben Sie die Hände mit gestreckten Armen über die Seiten, dabei gehen Sie in die tiefe Hocke. Bleiben Sie im Oberkörper möglichst aufgerichtet und blicken Sie nach oben zu den Händen. Ausatmend richten Sie sich auf und führen Daumen und Zeigefinger hinter dem Rücken zueinander. Sowohl bei der Aufwärts- als auch bei der Abwärtsbewegung zeigen die Knie in Richtung der Zehen. Achten Sie insbesondere bei der Abwärtsbewegung darauf, dass die Knie nicht nach innen kippen.

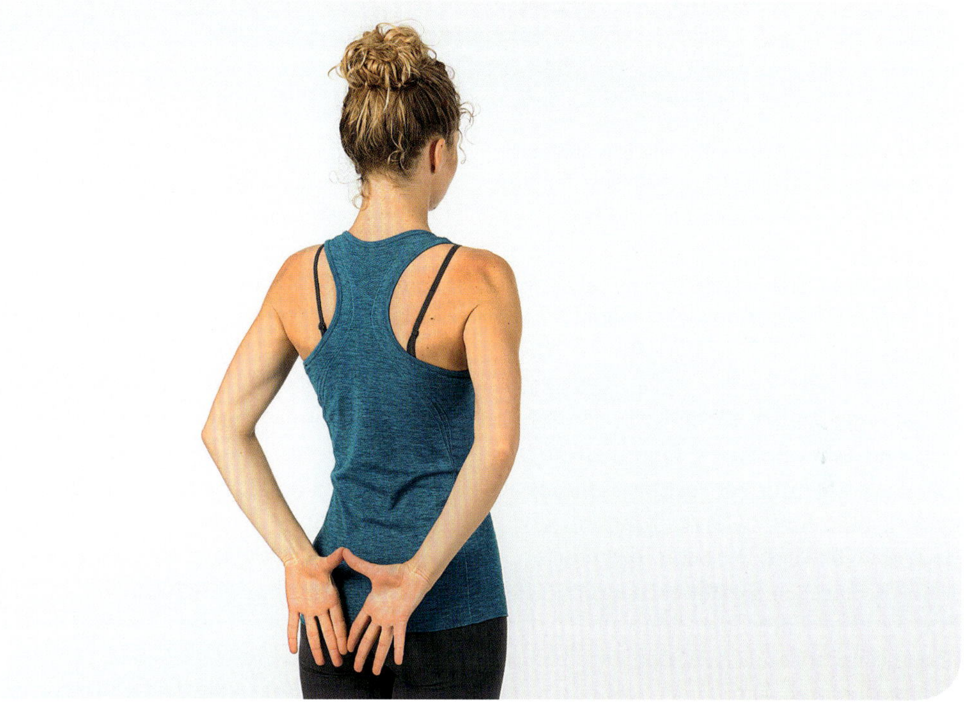

1

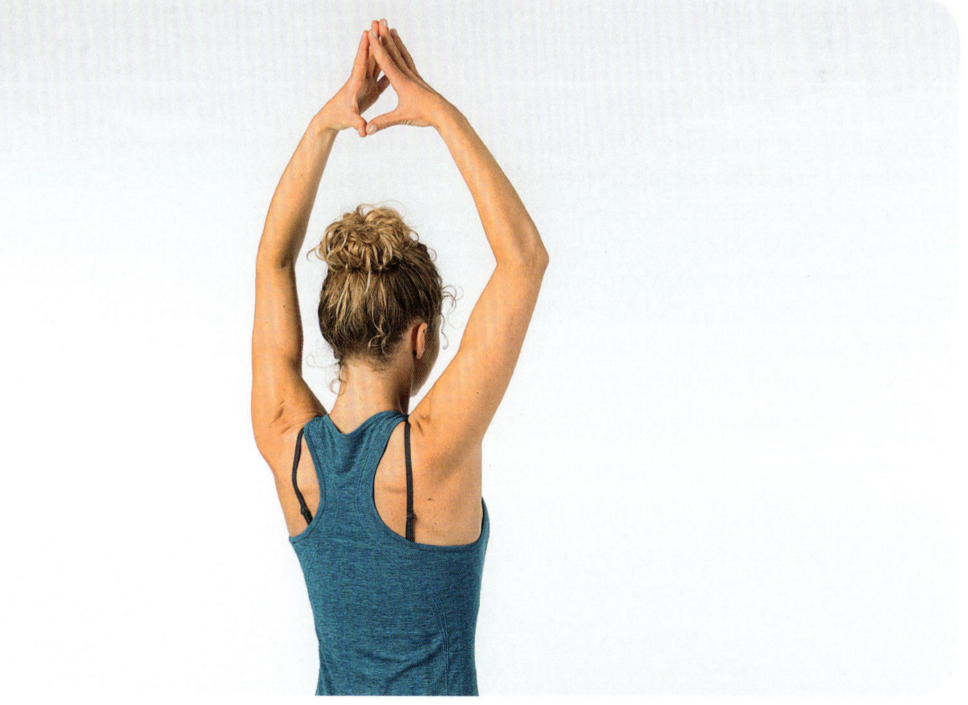

2

Der tanzende Kellner

So individuell und einzigartig, wie Menschen tanzen, ist auch diese Übung. Sie können also nichts falsch machen, vorausgesetzt, es geht Ihnen gut dabei. Um die Beweglichkeit der gesamten Wirbelsäule sowie der Schultern zu fördern, gehen Sie wie folgt vor:

Ausführung: Stehen Sie aufrecht, die Schultern sind ganz entspannt. Beginnen Sie damit, das rechte Ohr zur rechten Schulter zu neigen, ohne dass die linke Schulter sich nach oben bewegt. Die Schultern bleiben statisch. Bewegen Sie mit aktivierter Hals-Nacken-Muskulatur (d. h. kontrolliert, ohne den Kopf locker zu lassen) den Kopf behutsam nach hinten. Fließen Sie weiter zur linken Schulter, dann nach vorne mit dem Kinn zur Brust und wieder mit dem rechten Ohr zur rechten Schulter. Lassen Sie eine kreisende Bewegung mit aktivierter Muskulatur entstehen. Dadurch schützen Sie sich vor möglichen Schmerzen und Verletzungen. Wichtig bei dieser Übung ist Langsamkeit, die Wahrnehmung und das entspannte Fließen des Atems. Nach einigen Wiederholungen kommen Sie zur Ausgangsposition zurück und kreisen in die andere Richtung. Beginnen Sie damit, das linke Ohr zur linken Schulter zu neigen.

Nachdem Sie die Halswirbelsäule mobilisiert haben, kommen wir zur eigentlichen Übung: Stehen Sie aufrecht im hüftbreiten Stand. Halten Sie mit abgewinkelten Ellenbogen beide Handflächen nach oben zeigend vor Ihrem Körper so, als würden Sie auf jeder Hand ein Tablett tragen. Beginnen Sie damit, beide Tabletts im großen Bogen in alle Richtungen zu bewegen. Ganz wichtig: Die »Tabletts« sollten Ihnen nicht von den Händen fallen. Das darf ruhig albern aussehen und Spaß machen. Beugen Sie sich dabei gerne nach vorne, nach hinten, zu den Seiten. Machen Sie sich ganz klein, strecken Sie sich weit nach oben. Denken Sie daran: Sie können nichts falsch machen. Atmen Sie dabei und lenken Sie den Fokus zur Wirbelsäule und zu den Schultern. Diese Übung führen Sie am besten täglich aus, um die Beweglichkeit zu fördern und aufrechtzuerhalten. Sie eignet sich auch gut nach langen Autofahrten, langem Sitzen oder einfach so zwischendurch, um den Oberkörper durchzumobilisieren.

Versuchen Sie, den gesamten Bewegungsradius insbesondere der Schultern in die Übung mit einzubeziehen. Die Wirbelsäule können Sie sich als eine Schlange vorstellen, die sich in alle Richtungen windet. Beenden Sie die Übung, indem Sie den gesamten Körper ausschütteln.

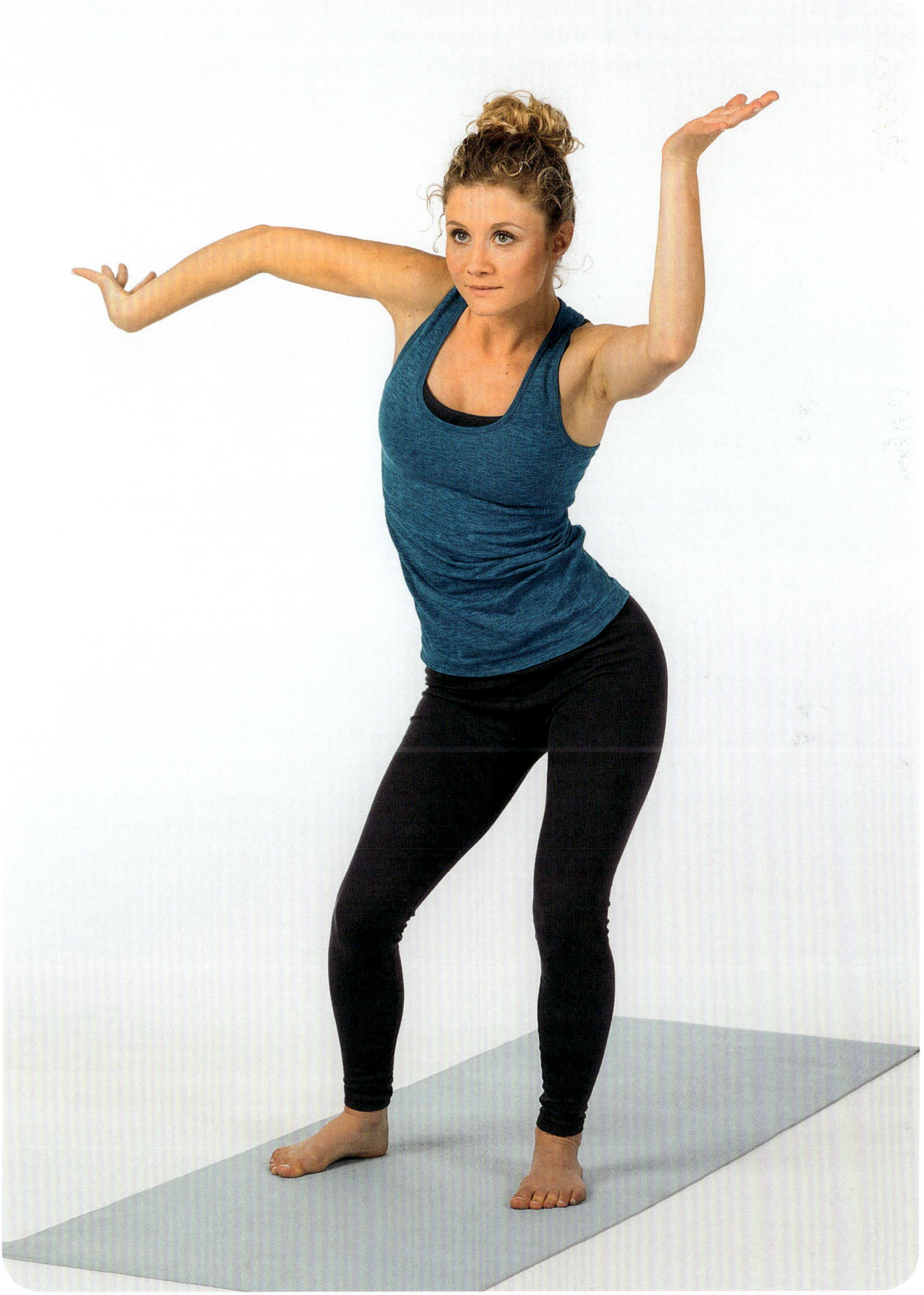

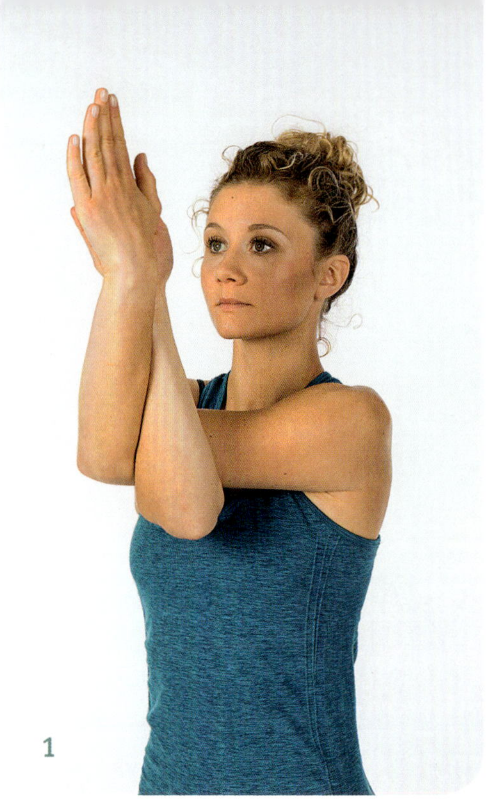

1

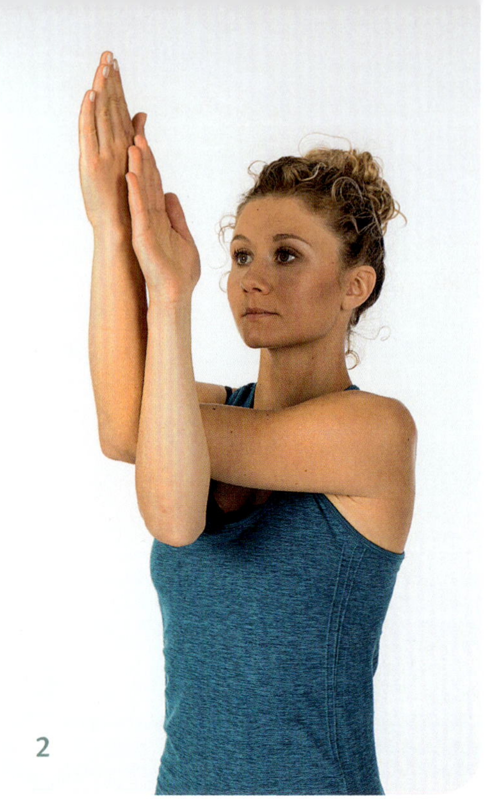

2

Adler

Vor allem bei Verspannungen im oberen Rücken und im Schulter-Nacken-Bereich sorgt diese Übung für Erleichterung.

Ausführung: Stellen Sie sich hüftbreit aufrecht hin. Einatmend heben Sie Ihren linken Arm vor dem Körper mit der Handfläche nach oben zeigend auf Schulterhöhe an, die Hand ungefähr auf Höhe der Brustmitte. Den rechten Arm führen Sie unter dem linken Arm durch und beugen beide Arme so, dass die Handflächen sich berühren, die Finger nach oben ausgerichtet ❶. Falls das nicht gelingt, berühren sich die Handrücken ❷. Bleiben Sie im Oberkörper aufrecht. Heben Sie die Ellenbogen etwas an. Atmen Sie dabei ganz gelassen weiter.

Führen Sie die Hände etwas nach vorne, vom Kopf weg. Beugen Sie ganz leicht die Knie, danach den Oberkörper, sodass die Ellenbogen fast die Knie berühren. Der Oberkörper ist nun gerundet. Bewegen Sie vorsichtig die Hände nach links und rechts, wobei Sie ein Bein strecken und das andere beugen. Atmen Sie dabei in den oberen Rücken. Kehren Sie in die Mitte zurück und richten Sie sich langsam Wirbel für Wirbel auf. Führen Sie dabei die Hände zunächst nach oben, bevor Sie sie langsam absinken lassen. Lösen Sie langsam die Hände voneinander und führen Sie sie auf die jeweils entgegengesetzte Schulter. Streichen Sie den Körper aus und lockern Sie die Arme. Wiederholen Sie die Übung auf der anderen Seite.

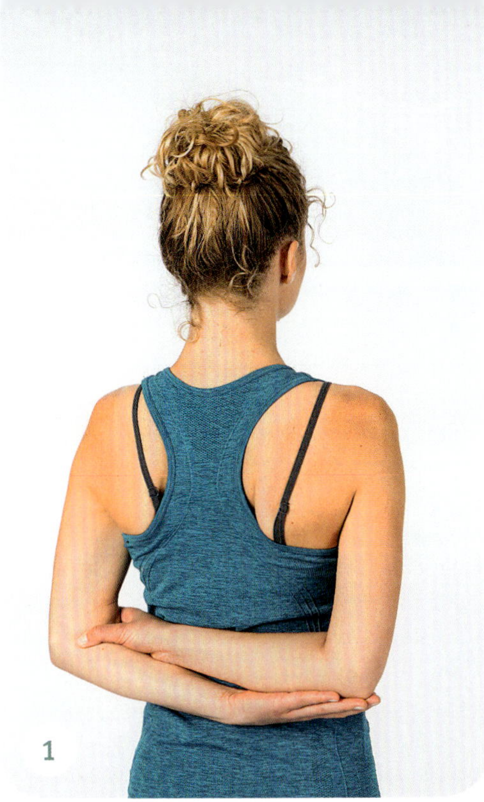

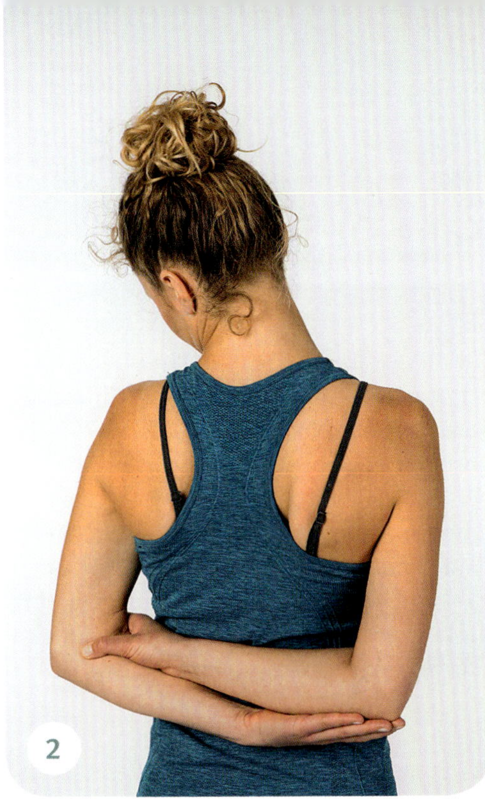

Arme verschränken

Auch an Tagen, an denen Sie keine Schmerzen im Schulter- und Nackenbereich verspüren, empfehle ich Ihnen, diese anfälligen Bereiche zu dehnen und zu lockern, um Verspannungen und Schmerzen vorzubeugen.

Ausführung: Stellen Sie sich aufrecht im hüftbreiten Stand hin. Greifen Sie hinter dem Rücken Ihre Handgelenke oder die Unterarme. Die Intensität können Sie nach Bedarf verstärken, indem Sie die entgegengesetzten Oberarme greifen ❶. Bleiben Sie dabei aufrecht und achten Sie auf ein aufgerichtetes Becken, um nicht in ein Hohlkreuz auszuweichen. Sie sollen eine leichte bis mäßig starke Dehnung im Bereich der seitlichen Schultern wahrnehmen. Langsam und kontrolliert neigen Sie den Kopf zur Seite, um die Dehnung in der oberen Schulter und im Nacken zu intensivieren ❷. Verweilen Sie hier für etwa 5 Atemzüge, dann richten Sie den Kopf mittig aus, bevor Sie ihn zur anderen Seite neigen. Kehren Sie in die Mitte zurück, bevor Sie die Arme lösen und die Schultern ausschütteln. Wiederholen Sie die Übung mit andersherum verschränkten Armen.

Kung-Fu-Stand

Für diese Haltung gibt es unterschiedliche Namen. Ich nenne sie gerne Kung-Fu-Stand, da sie mich an einen Shaolin-Mönch erinnert und ich gerne Inspirationen aus diversen Kampfkünsten in meine Routinen einbaue. Hier werden unter anderem die Hüften mobilisiert, die Oberschenkel-, Gesäß- und Wirbelsäulenmuskulatur gestärkt, die Haltung verbessert und die Konzentrationsfähigkeit gefördert.

Ausführung: Beginnen Sie im aufrechten Stand und machen Sie einen großen Schritt zur Seite. Drehen Sie die Füße um etwa 45° nach außen. Richten Sie die Hüfte auf, indem Sie das Becken nach hinten kippen und eine leichte Spannung in der Bauchmuskulatur aufbauen. Danach sinken Sie mit der Hüfte so weit ab, dass die Oberschenkel parallel zum Boden ausgerichtet sind. Die Knie zeigen in Richtung der Zehen. Achten Sie darauf, dass das Längsgewölbe der Füße aufgebaut bleibt und die Füße und die Knie nicht nach innen kollabieren. Der Oberkörper ist aufgerichtet. Die Hände ruhen an den Hüften. Blicken Sie nach vorne. Die Po-Muskulatur ist fest. Strecken Sie die Arme über die Seite nach oben und atmen Sie tief ein und aus, die Handflächen sind zueinander gerichtet ❶. Bleiben Sie im Oberkörper möglichst aufrecht und schenken Sie sich selbst ein Lächeln. Beenden Sie die Übung nach mehreren Atemzügen, schütteln Sie die Beine aus und gehen Sie einige Schritte.

Varianten:

- Bauen Sie Wippbewegungen aus der Hüfte ein, um die Hüftgelenke intensiver zu mobilisieren, während die Hände an den Hüften ruhen.
- Die Schultern bleiben entspannt. Heben Sie die Arme angewinkelt nach oben, sodass sich die Ellenbogen etwa auf Schulterhöhe befinden, während sich Daumen und Zeigefinger jeweils berühren. Die Schulterblätter sind dabei zueinander und nach unten ausgerichtet.
- Nehmen Sie in dieser Haltung mit den Armen die Adlerposition ein ❷.
- Legen Sie den linken Unterarm auf den linken Oberschenkel ab und strecken Sie den rechten Arm über dem Kopf nach links oben.
- Stellen Sie sich auf die Zehenspitzen, während Sie die Arme nach oben ausstrecken, wie in der Grundübung beschrieben.
- Verschränken Sie die Fingern hinter dem Rücken ineinander und strecken Sie die Arme nach hinten aus..

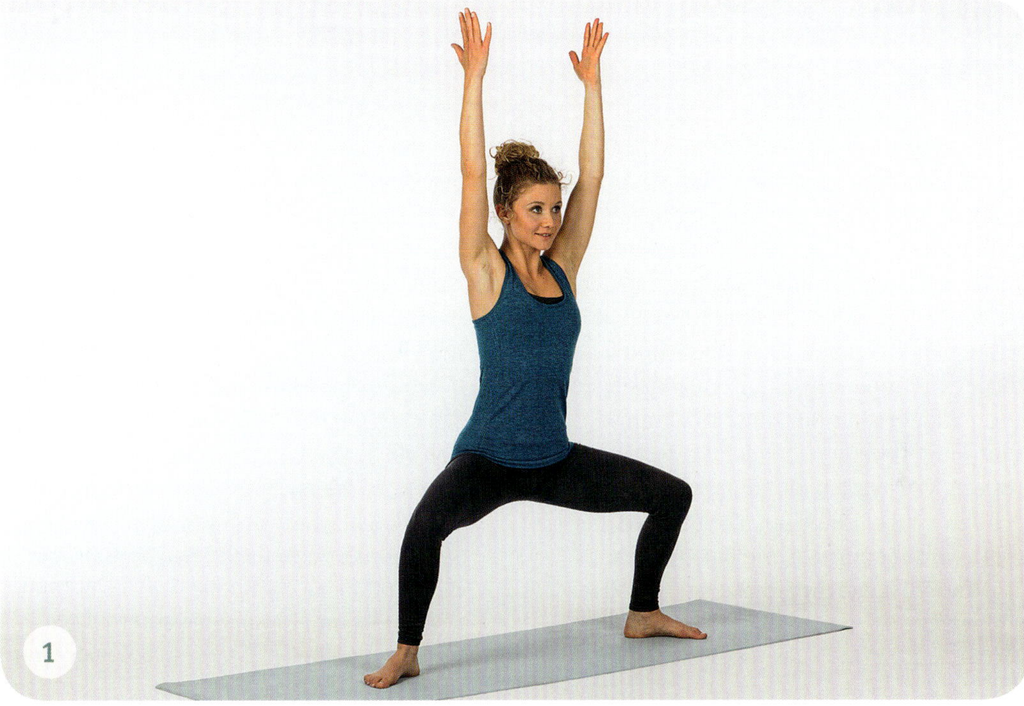
1

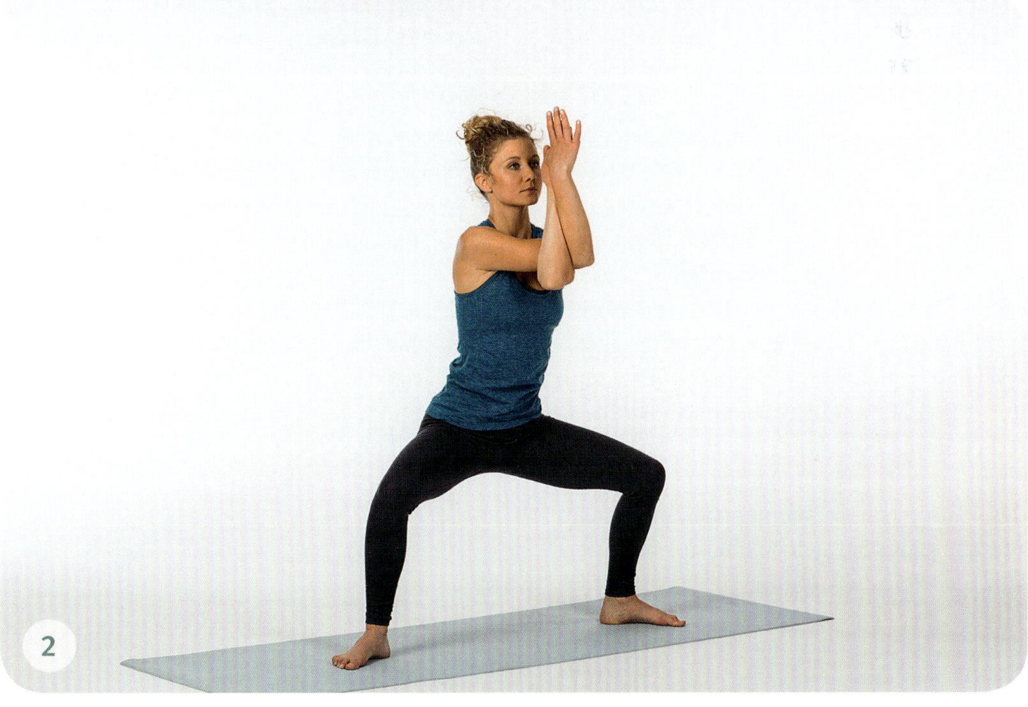
2

Tiefer Ausfallschritt

Viele Variationen für verschiedene Bedürfnisse bietet diese wertvolle Übung. Vor allem der Bereich des Beckens ist durch unsere moderne Lebensweise, insbesondere durch das viele Sitzen, beeinträchtigt. Dieser Bereich ist jedoch besonders zentral für unser Wohlbefinden, da er Ober- und Unterkörper verbindet. Dysbalancen können sich unter anderem als Rückenschmerzen, Hüft- oder Knieprobleme oder Schulterschmerzen äußern. Wir wirken dem durch das Dehnen der Beinbeuger entgegen. Die Brustwirbelsäule wird mobilisiert, die Bauchmuskeln und die Brust gedehnt, die allgemeine Flexibilität des Körpers und die Körperhaltung verbessert.

Ausführung: Beginnen Sie im Kniestand. Nutzen Sie gerne eine Extra-Unterlage, falls Sie empfindliche Knie haben. Stellen Sie den rechten Fuß vor dem Körper auf, so, dass Sie das rechte Knie über dem Sprunggelenk positionieren können. Der hintere Fußspann ist abgelegt. Achten Sie darauf, dass Ihr Becken nach vorne ausgerichtet ist. Richten Sie Ihr Becken auf, indem Sie es nach hinten kippen. Halten Sie das Becken aufrecht. Das vordere Knie ist stabil ausgerichtet und kippt nicht nach innen. Der Oberkörper ist nach vorne ausgerichtet, die Wirbelsäule ist lang und aufrecht. Ihr Fußgewölbe des vorderen Fußes ist aufgebaut, der Fuß kippt nicht nach innen. Die Hände können zunächst an den Hüften ruhen. Nehmen Sie einige tiefe Atemzüge, bis Sie sich das Gefühl des Ankommens einstellt ❶.

Varianten:
- Strecken Sie die Arme über die Seiten nach oben und bauen Sie eine leichte Spannung im Bauch auf ❷.
- Begeben Sie sich aus der Brustwirbelsäule in eine leichte Rückbeuge. Achten Sie darauf, dass die Hüfte aufgerichtet bleibt und Sie kein Hohlkreuz einnehmen.
- Strecken Sie den hinteren Arm nach oben, den vorderen Arm zur Seite.
- Legen Sie die hintere Hand vorne neben dem Fuß ab, den vorderen Arm strecken Sie über die Seite nach oben. Dabei zeigt die Handfläche nach links.
- Greifen Sie mit der vorderen Hand den hinteren Fuß und ziehen Sie die Ferse des hinteren Fußes vorsichtig Richtung Gesäß. Die andere Hand unterstützt vorne auf dem Boden. Die Zehen des vorderen Fußes zeigen dabei nach außen, um die Hüfte besser mobilisieren zu können.
- Rotieren Sie den aufrechten Oberkörper zur Seite des vorderen Beins wie eine Spirale nach außen. Danach strecken Sie die Arme horizontal aus (die Handflächen zeigen dabei nach vorn) ❸.

Falls Sie diese Übung noch nicht kennen, empfehle ich Ihnen, zunächst mit der »Basis-Variante« zu beginnen. Je sicherer Sie sich fühlen, desto mehr Varianten können Sie ausüben. Lassen Sie sich dabei Zeit und überstürzen Sie nichts.

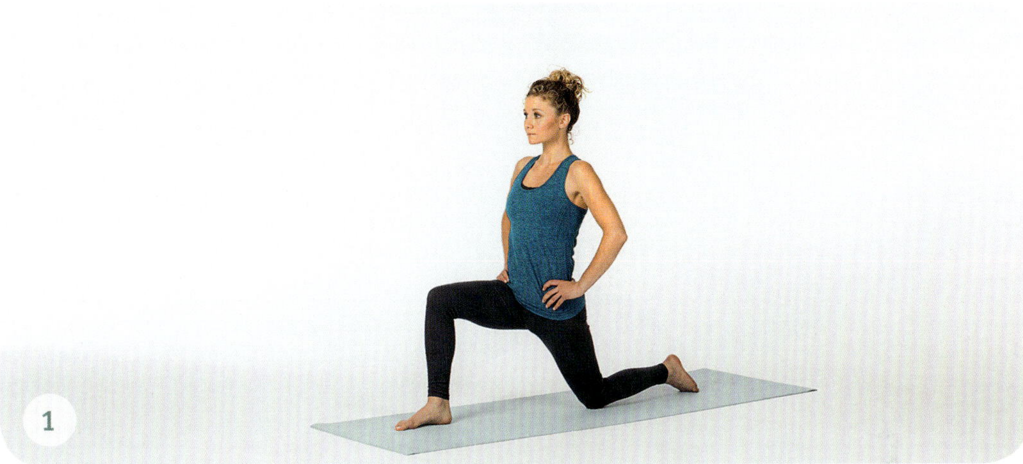
1

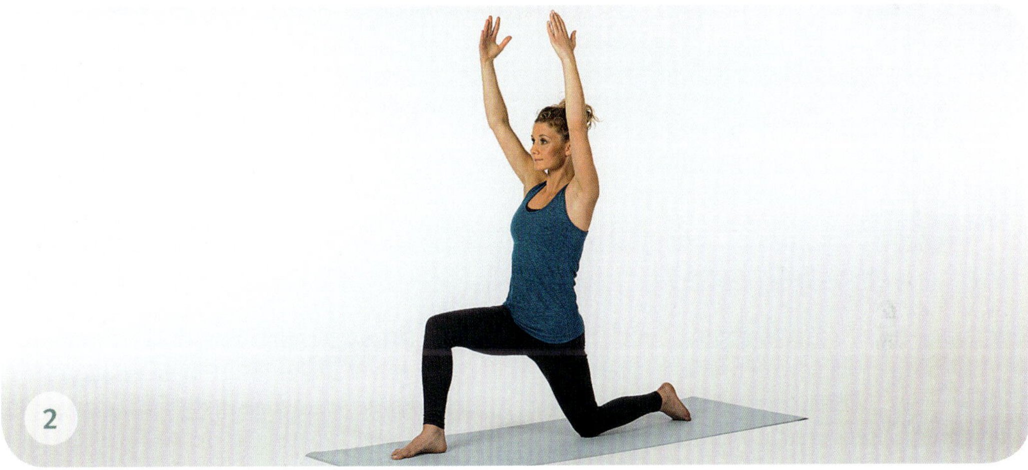
2

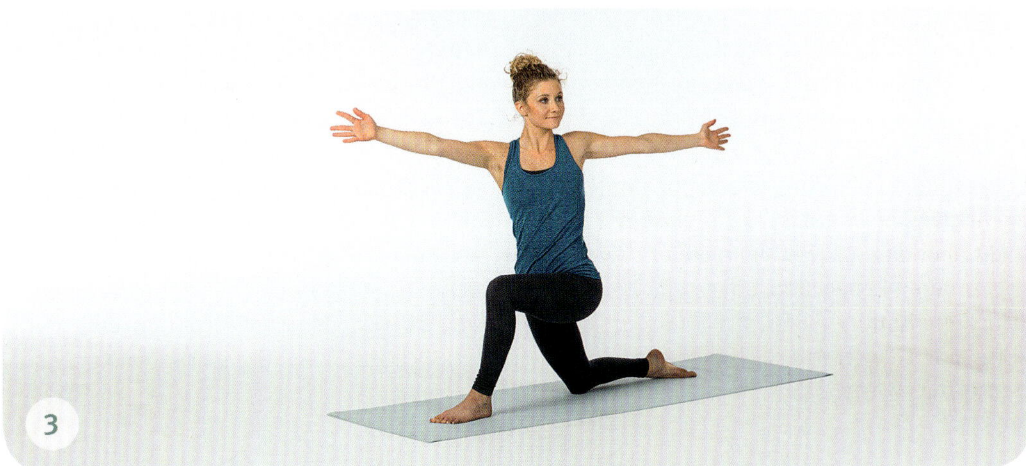
3

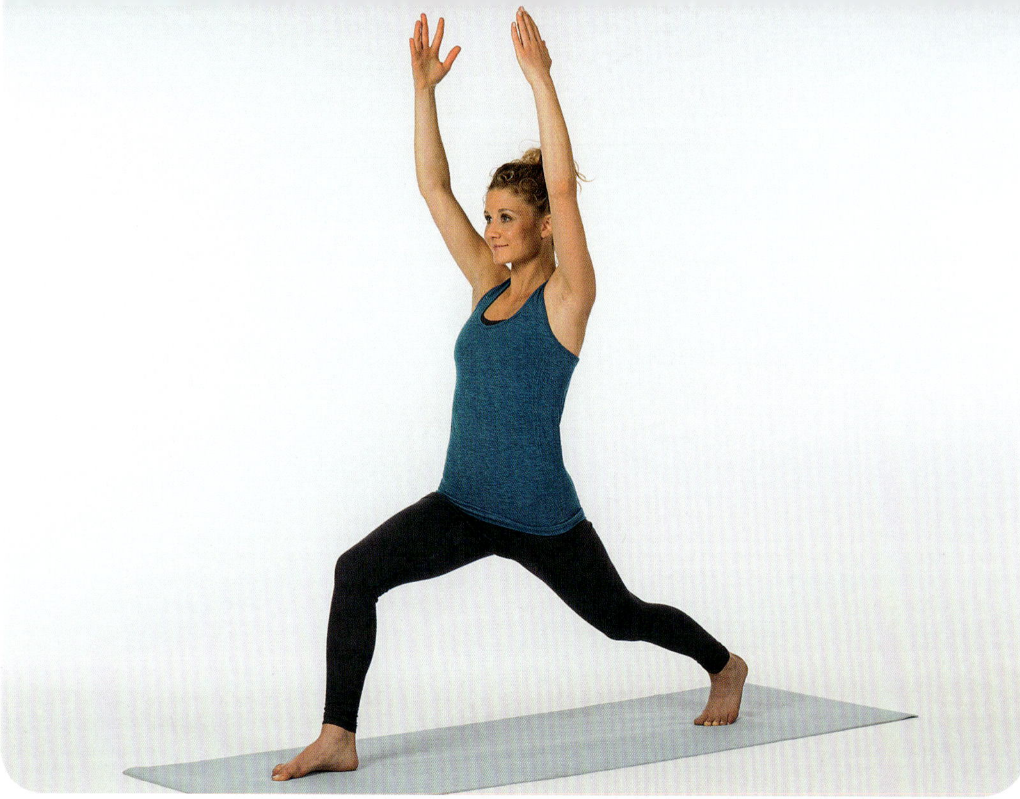

Hoher Ausfallschritt

Der hohe Ausfallschritt kann in ähnlich vielen Variationen wie die der tiefe ausgeführt werden. Hier werden zusätzlich die Oberschenkel, die Beinbeuger und das Gesäß gestärkt.

Ausführung: Setzen Sie aus dem Stand heraus den linken Fuß so weit nach hinten, dass das hintere Bein gestreckt oder leicht gebeugt ist und das vordere Knie gebeugt über dem Sprunggelenk positioniert ist. Achten Sie darauf, dass das vordere Knie nicht über das Sprunggelenk hinausragt. Die hinteren Zehen sind aufgestellt. Bei gestrecktem hinterem Bein strebt die Ferse zum Boden. Die Hüfte ist nach vorne ausgerichtet, das vordere Knie stabil, das Fußgewölbe des vorderen Fußes aufgerichtet. Die Hände ruhen an den Hüften. Verweilen Sie für mehrere Atemzüge in dieser Haltung.

Variante: Setzen Sie die linke Hand (oder die Fingerkuppen) mit etwas Abstand neben dem vorderen (rechten) Fuß auf den Boden. Verwenden Sie wenn nötig eine Erhöhung (Block oder Bücher). Die rechte Hand setzen Sie zunächst auf die vordere Schulter auf, drehen den Oberkörper zu dieser Seite auf, dann strecken Sie den Arm nach oben aus. Beide Arme sind nun gestreckt. Die rechte Handfläche zeigt nach links. Der Nacken ist lang (den Kopf nicht hängen lassen), der Blick zur Seite oder nach oben zur Hand gerichtet.

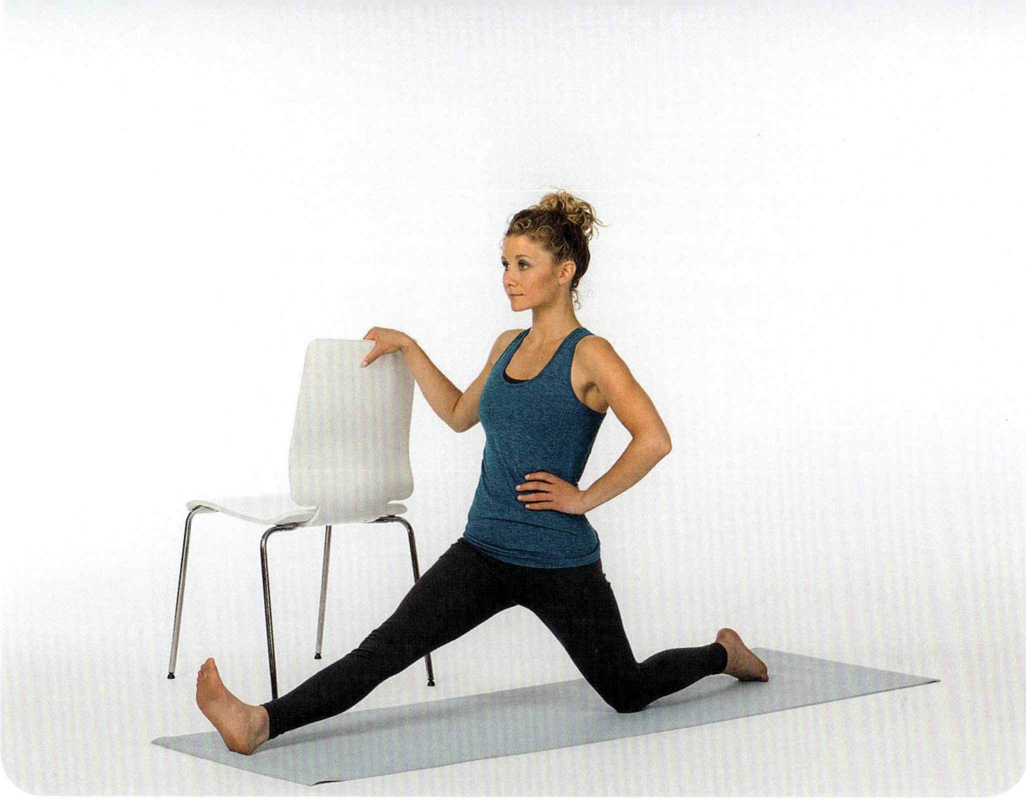

Dehnung Beinrückseite

Die Muskulatur der Beinrückseite neigt, nicht zuletzt durch vieles Sitzen, dazu, sich zu »verkürzen«. Diese Übung dehnt die Beinrückseite sowie die Leistengegend, mobilisiert die Hüfte und fördert die Balance.

Ausführung: Begeben Sie sich in den Kniestand auf Ihre Matte. Sie können sich während der gesamten Übung an einem Stuhl oder ähnlichem abstützen. Ansonsten ruhen die Hände auf den Hüften. Stellen Sie zuerst einen Fuß vor sich auf. Dann gleiten sie mit dem Fuß nach vorne, strecken allmählich das Bein und setzen dabei die Ferse auf. Die Zehen ziehen Sie zu sich. Versuchen Sie, das vordere Bein möglichst zu strecken. Es ist nicht wichtig, ob Sie besonders tief sinken. Bleiben Sie in einer Haltung, in der Sie eine sanfte Dehnung der Beinrückseite wahrnehmen. Die Hüfte bleibt nach vorne ausgerichtet, weichen Sie nicht zur Seite aus, um tiefer sinken zu können. Es darf leicht ziehen, Sie sollten aber weiterhin tief ein- und ausatmen können. Verweilen Sie so für 10–15 tiefe Atemzüge. Mit dem Ausatmen können Sie ein wenig weiter absinken. Der Oberkörper bleibt aufrecht. Fortgeschrittene strecken die Arme nach oben aus. Entspannen Sie sich innerlich und bleiben Sie gelassen. Um die Haltung aufzulösen, holen Sie Schritt für Schritt den vorderen Fuß wieder zurück. Legen Sie sich für einen Moment in die Kindshaltung.

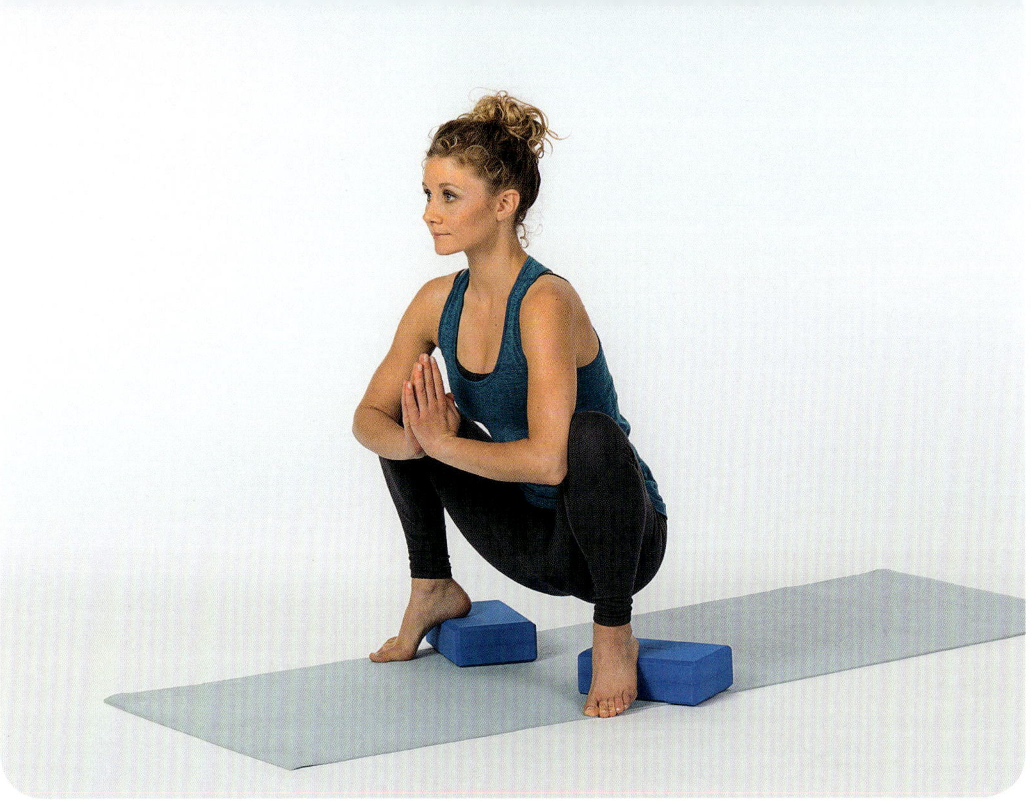

Tiefe Hocke

Die tiefe Hocke ist eine natürliche Position, die Kleinkinder intuitiv z. B. beim Spielen einnehmen. In einigen Ländern gehört die tiefe Hocke auch bei Erwachsenen noch zum Alltag. Die Hierzulande in Vergessenheit geratene Position ist Gold wert, wenn es um eine gesunde Hüfte geht.

Ausführung: Halten Sie sich gerne an einem Gegenstand oder an einer Person fest, falls es Ihnen schwerfallen sollte, in die Hocke zu gehen. Beachten Sie dabei, dass die Füße leicht nach außen zeigen und die Knie ebenfalls. Sollte Ihr Fußgewölbe kollabieren und Sie Probleme haben, die Knie nach außen zu richten, können Sie Bücher oder einen Yogablock unter den Fersen platzieren. Führen Sie in der tiefen Hocke die Handflächen zusammen und üben Sie leichten Druck gegen die Knie aus. Wichtig ist, dass der Rücken dabei möglichst aufrecht bleibt. Verweilen Sie für mehrere tiefe Atemzüge in dieser Position.

Variante: Um die Schulterbeweglichkeit zu fördern sowie die Brustwirbelsäule zu mobilisieren, strecken Sie mit dem Einatmen den linken Arm über die linke Seite nach oben, während der rechte Arm leichten Druck gegen das rechte Bein ausübt. Mit dem Ausatmen lassen Sie die linke Hand absinken. Fahren Sie mit der rechten Seite mit dem nächsten Einatmen fort und wiederholen Sie mehrmals im Atemrhythmus.

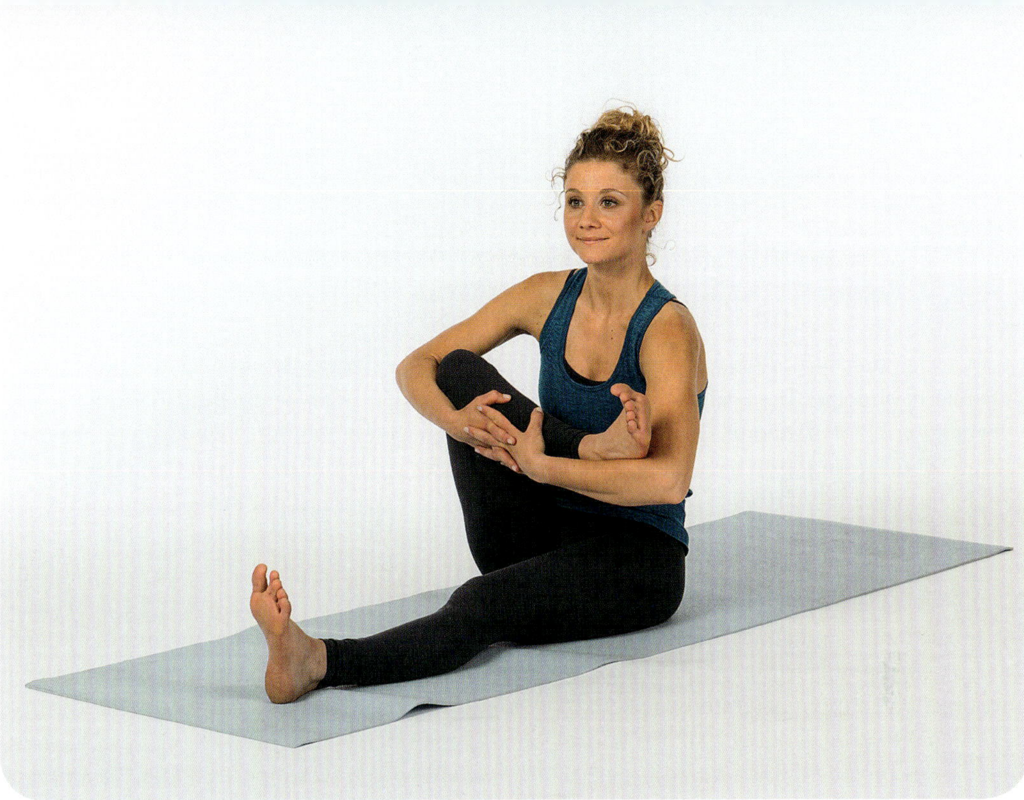

Hüftwiege

Da die Hüfte in Ihrer Beweglichkeit einbüßt, je mehr wir sitzen und uns nur einseitig bewegen, müssen wir auch hier entgegenwirken, um Beweglichkeit der Gelenke und Schmerzfreiheit fördern zu können. Achten Sie bitte währen der gesamten Übung darauf, dass die Bewegung ausschließlich aus der Hüfte, nicht aus dem Knie erfolgt.

Ausführung: Setzen Sie sich auf Ihre Matte. Die Beine sind zunächst ausgestreckt. Stellen Sie den rechten Fuß auf und ziehen Sie ihn ganz nah ans sich heran. Platzieren Sie den rechten Fuß auf dem linken Oberschenkel. Nun umgreifen Sie das rechte Bein so, dass der rechte Oberschenkel in Ihrer rechten Armbeuge und der rechte Fuß in Ihrer linken Armbeuge ruht. Verschränken Sie die Finger ineinander und richten Sie sich auf. Ziehen Sie die Zehen des rechten Fußes heran, um das Knie zu schützen. Atmen Sie tief ein und aus, während Sie das rechte Bein achtsam und langsam hin und her wiegen wie ein Baby. Bauen Sie auch kreisende Bewegungen ein. Bevor Sie die Übung beenden, ziehen Sie das rechte Bein so dicht es geht an Ihren Oberkörper heran und verweilen Sie einige Sekunden in dieser Position. Stellen Sie zum Schluss den rechten Fuß auf, bevor Sie das Bein ausstrecken und lockern. Wiederholen Sie die Übung mit dem linken Bein.

Taube

Hier werden die Hüft-, Rücken- und Gesäßmuskulatur gedehnt. Die Haltung wirkt ausgleichend und entspannend. Ihre Hüften sollten Sie unbedingt durch die vorangegangenen Übungen aufwärmen.

Ausführung: Beginnen Sie im sogenannten 90–90-Sitz ❶. Dazu setzen Sie sich auf Ihre Matte, die Beine sind zunächst ausgestreckt. Das linke Bein winkeln Sie so an, dass die Fußsohle nach hinten zeigt und das Bein dabei einen 90°-Winkel bildet. Danach winkeln Sie das rechte Bein vor dem Körper so an, dass die linke Fußsohle nach links zeigt und das Bein um 90° angewinkelt ist. Stützen Sie sich mit den Händen am Boden ab und drehen Sie den Oberkörper nach vorne zum rechten Bein. Währenddessen strecken Sie das linke Bein nach hinten aus. Um das rechte Knie zu schützen, ziehen Sie die Zehen an. Die Intensität der Haltung können Sie minimieren, indem Sie den Winkel des vorderen (rechten) Beines verkleinern, d. h. Sie ziehen den Fuß näher an den Oberschenkel heran. Außerdem können Sie sich mit der rechten Gesäßhälfte auf ein Meditationskissen oder Ähnliches setzen.

Bleiben Sie zunächst aufrecht im Oberkörper und atmen Sie tief ein und aus. Nach 5–10 Atemzügen legen Sie den Oberkörper behutsam über das angewinkelte rechte Bein. Die Stirn ruht dabei auf dem Boden oder auf Ihren Handrücken ❷. Atmen Sie in die Hüftregion und entspannen Sie. Nach 5–10 weiteren Atemzügen können Sie die Haltung auflösen, indem Sie die Kindshaltung zum Ausgleich einnehmen. Wiederholen Sie die Übung auf der anderen Seite und beenden Sie die Übung mit der Kindshaltung.

Variante (für Fortgeschrittene): Ist das linke Bein nach hinten ausgestreckt, beugen Sie es zunächst und greifen dann mit der linken Hand den linken Fuß und führen die Ferse in Richtung Gesäß. Mit der rechten Hand stützen Sie sich vorne links ab, um das Gleichgewicht halten zu können. Bleiben Sie aufrecht im Oberkörper und atmen Sie tief ein und aus. Lassen Sie den Fuß nach etwa 15–20 Sekunden langsam absinken. Stützen Sie sich mit beiden Händen ab und legen Sie sich vornüber, bevor Sie die Übung mit der Kindshaltung beenden und sie auf der anderen Seite wiederholen.

Alternativ können Sie die Haltung aus dem herabschauenden Hund (Seite 122) einnehmen. Strecken Sie dafür mit dem Einatmen das rechte Bein nach hinten oben. Achten Sie auf die gleichmäßige Verteilung des Körpergewichtes auf beide Hände. Mit dem Ausatmen führen Sie das rechte Knie zum rechten Arm, ziehen die Zehen an und legen das Bein angewinkelt vorne ab. Beachten Sie dabei unbedingt, dass die Zehen angezogen bleiben, um das Knie zu schützen. Fahren Sie fort wie oben beschrieben und wiederholen Sie die Übung auf der anderen Seite.

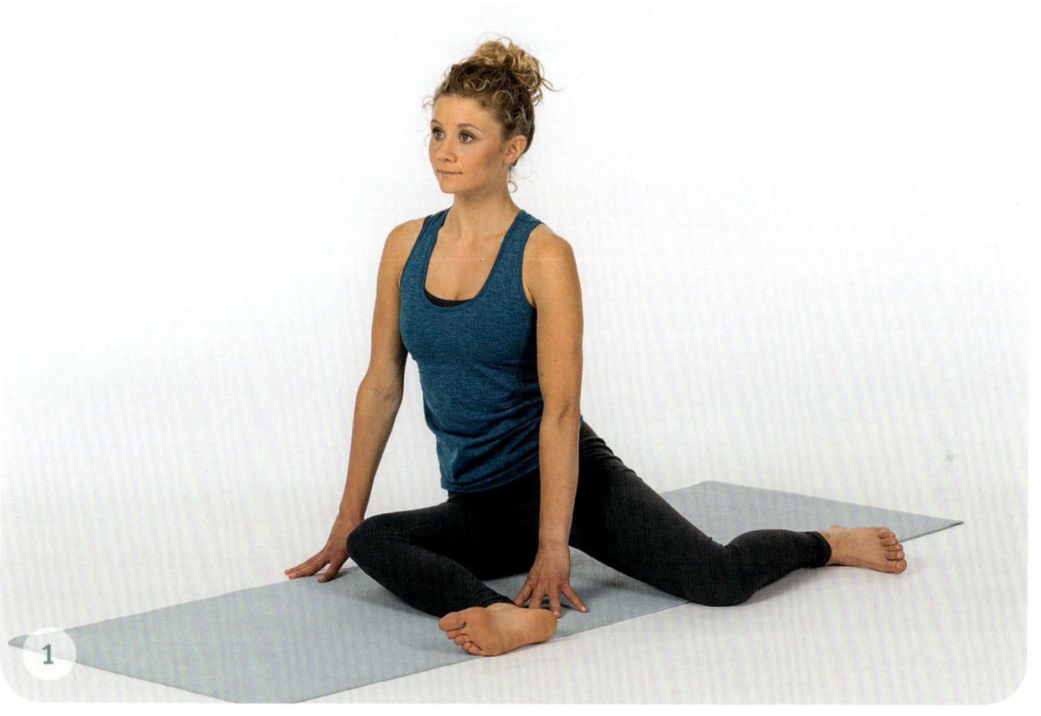

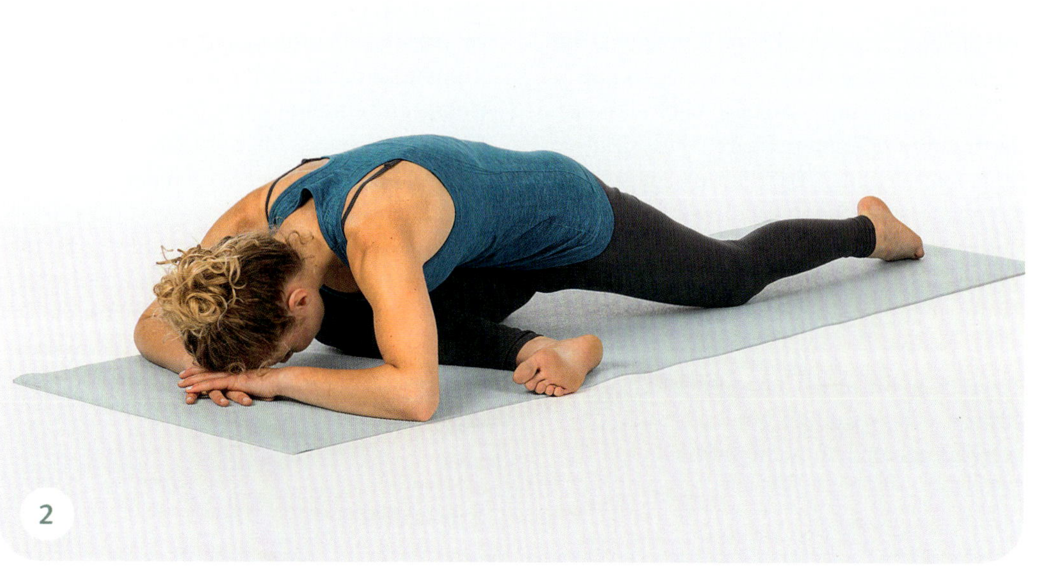

Krokodil

Unzählige Variationen machen diese Übung zu einem beliebten Klassiker. Ich möchte Ihnen zwei wirkungsvolle Möglichkeiten vorstellen. Blockaden, die sich durch den hohen Muskeltonus in der Wirbelsäule bilden, können sich dadurch lösen. Die Übung eignet sich außerdem wunderbar zum Beenden von Übungssequenzen.

Variante 1: Beginnen Sie auf der rechten Seite liegend mit in etwa 90° angewinkelten Beinen. Der rechte Arm ist ausgestreckt, die linke Hand ruht auf der rechten. Einatmend streichen Sie mit der linken Hand über den am Boden liegenden rechten Arm Richtung Brustbein und führen dann den linken Arm gestreckt hinüber auf die linke Seite und legen ihn ab. Ihr Blick folgt der linken Hand. Die Beine ruhen weiterhin übereinander auf der rechten Seite ❶. Atmen Sie tief ein und aus. Mit dem Ausatmen sinkt die linke Schulter ein wenig weiter Richtung Boden, während die Beine aufeinander liegen bleiben. Die rechte Hand können Sie auf die Oberseite des linken Beines legen, um die Rotation zu unterstützen. Verweilen Sie für mehrere tiefe Atemzüge in dieser Haltung. Zum Beenden der Haltung legen Sie die linke Hand erneut auf die rechte, dann stellen Sie die Füße mittig auf und legen sich auf den Rücken. Wiederholen Sie die Übung dann auf der anderen Seite.

Variante 2: Beginnen Sie in Rückenlage mit ausgestreckten Beinen. Stellen Sie den linken Fuß neben dem rechten Knie auf und ziehen Sie mit beiden Händen das Knie zu sich heran. Führen Sie mithilfe der rechten Hand das angewinkelte linke Bein zur rechten Seite hinüber. Strecken Sie den linken Arm nach links aus und legen Sie ihn ab ❷. Achten Sie darauf, dass die linke Schulte möglichst mit dem Boden in Kontakt bleibt. Atmen Sie hier mehrmals tief ein und aus. Zum Beenden der Übung stellen Sie den linken Fuß zunächst mittig auf, bevor Sie das linke Bein ausstrecken. Wiederholen Sie auf der anderen Seite und ziehen sie zum Beenden der Übung beide Knie zur Brust und formen Sie ein kleines Päckchen, indem Sie die Stirn zu den Knien führen. Entspannen Sie danach im Liegen.

Variante 3: Um die Rumpfmuskulatur zusätzlich zu stärken, möchte ich eine aktive Variante empfehlen: Dafür liegen Sie mit aufgestellten Füßen auf dem Rücken. Lösen Sie die Füße vom Boden, sodass die Beine einen 90°-Winkel bilden und die Unterschenkel parallel zum Boden ausgerichtet sind. Kippen Sie das Becken nach hinten, um kein Hohlkreuz einzunehmen. Strecken Sie die Arme seitlich aus. Mit dem Ausatmen sinken die Beine zu einer Seite hinab, einatmend kehren sie zurück in die Mitte, mit dem nächsten Ausatmen zur anderen Seite absinken lassen. Lassen Sie während des gesamten Ablaufs die Bauchmuskulatur aktiv. Machen Sie mehrere Wiederholungen und entspannen Sie in Rückenlage, um die Übung zu beenden.

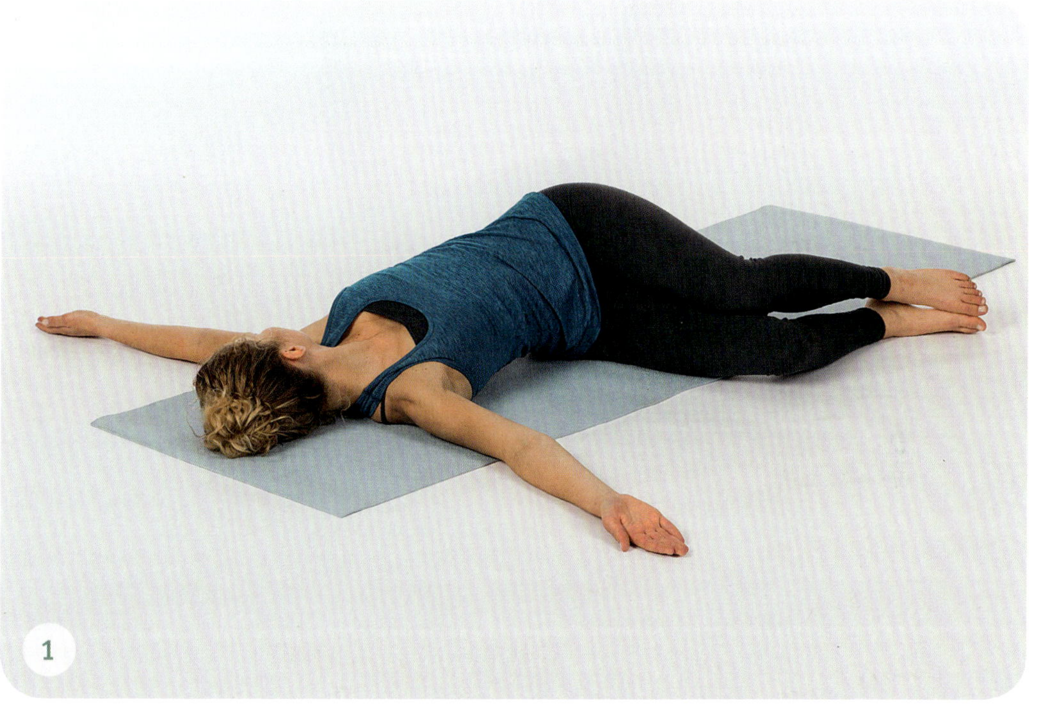
1

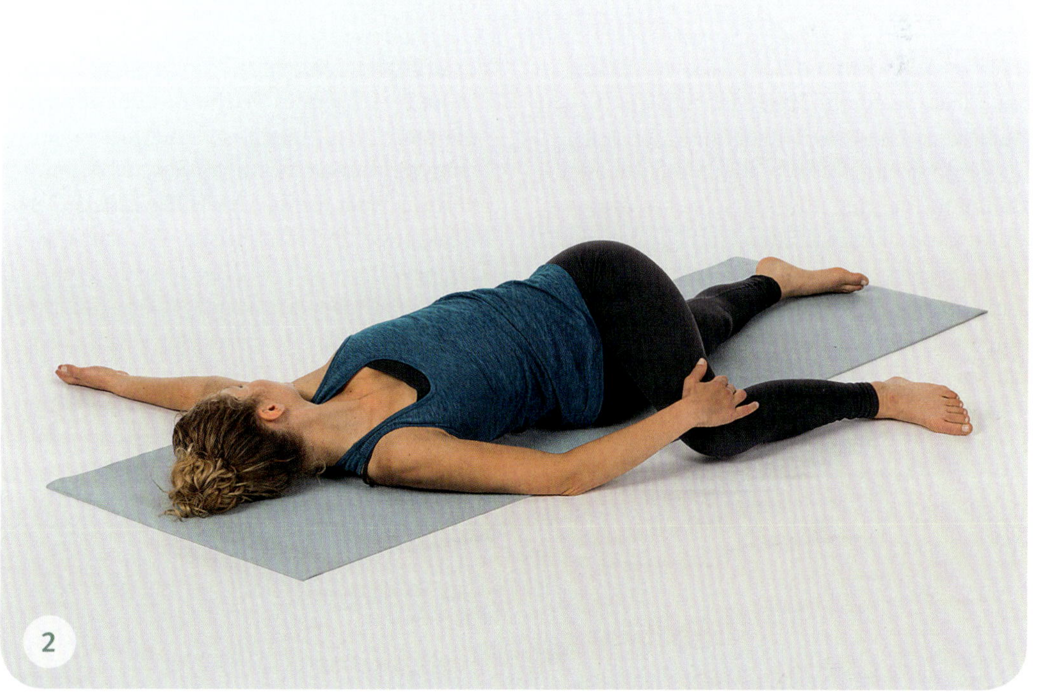
2

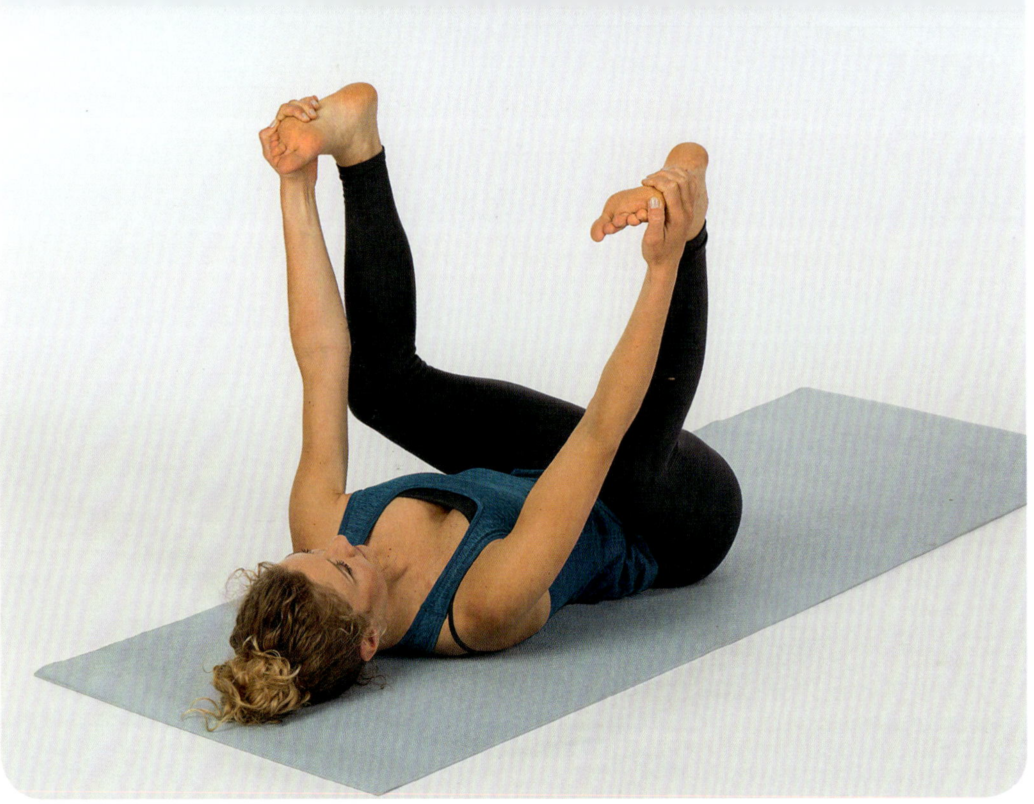

Happy Baby

Ganz intuitiv nehmen Babys diese Haltung ein, meist, wenn ihr Spieltrieb aktiv ist. Durch diese Haltung entspannen wir den unteren Rücken, fördern allgemein die Entspannung, dehnen und mobilisieren die Hüften und aktivieren den Parasympathikus.

Ausführung: Legen Sie sich rücklings auf den Boden, am besten auf Ihre Yogamatte. Stellen Sie die Füße zunächst auf, dann ziehen Sie die Knie zur Brust. Greifen Sie die Außenkanten der Füße. Legen Sie Rücken und Hinterkopf ab. Die Fußsohlen zeigen zur Decke, die Knie sind nach außen in Richtung der Schultern gerichtet. Atmen Sie tief durch die Nase ein, atmen Sie mindestens genauso lang und vollständig hauchend durch den leicht geöffneten Mund wieder aus. Versuchen Sie, trotz aktivierter Hüfte innerlich zu entspannen und loszulassen. Die Haltung mag gewöhnungsbedürftig sein, doch eine wohltuende Entspannung wird sich schnell einstellen, wenn Sie die Übung regelmäßig praktizieren.

Beenden Sie die Übung, indem Sie in der Rückenlage die Füße aufstellen und für mehrere tiefe Atemzüge nachspüren.

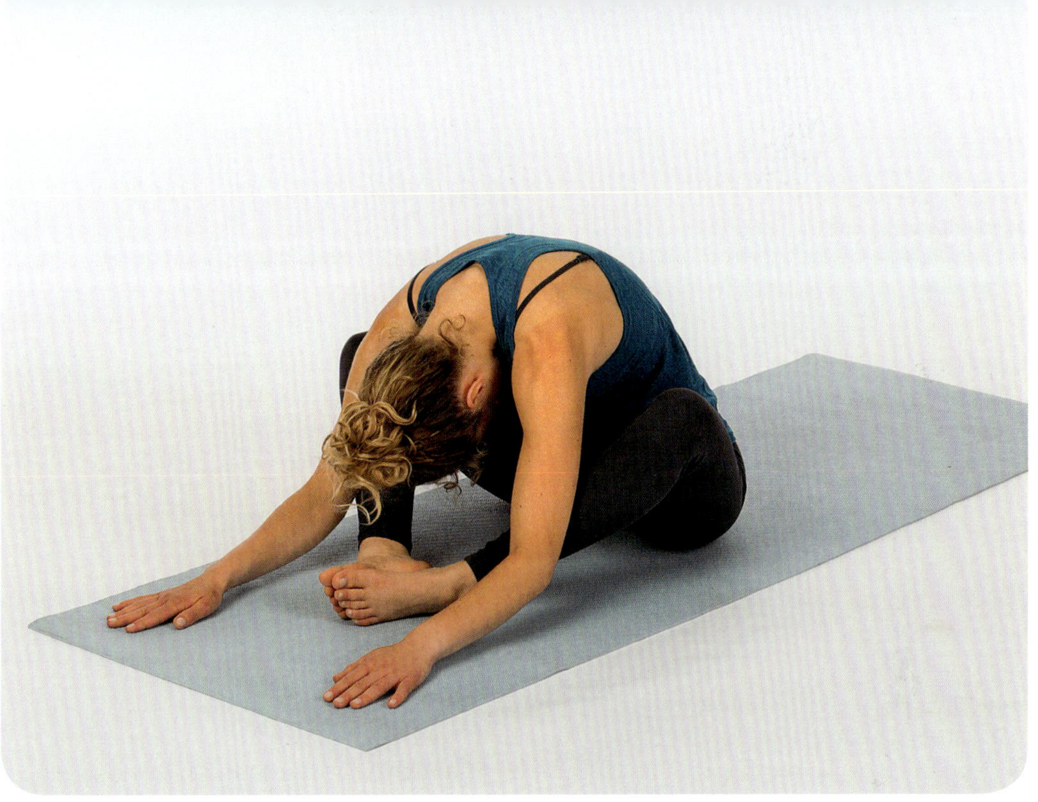

Kutscherhaltung

Die Kutscherhaltung ist eine gute Ausgleichshaltung nach Bewegungsübungen. Bei dieser Übung geht es einfach ums Entspannen und Loslassen. Nach Bedarf können Sie dabei sanft Ihren unteren Rücken dehnen.

Ausführung: Setzen Sie sich auf Ihre Matte, stellen Sie die Füße in einem angenehmen Abstand zum Körper auf und lassen Sie die Knie nach außen fallen, sodass die Fußsohlen zueinander zeigen und einander berühren. Neigen Sie den Körper, so weit es geht, vorsichtig nach vorne. Sie können die Hände passiv auf die Füße legen oder Sie können die Dehnung verstärken, indem Sie sich an den Füßen leicht nach vorn ziehen. Achten Sie dabei aber auf den unteren Rücken. Alternativ können Sie die Hände neben oder vor den Füßen am Boden ablegen. Insbesondere die Schultern sowie die Hüften sollten sich entspannen, während Sie tief ein- und ausatmen. Auch der Kopf ist ganz entspannt. Sie können sich einen Kutscher vorstellen, der eine Pause nach einer langen Fahrt einlegt. Versuchen Sie, mit jedem Ausatmen mehr in die Haltung hinein zu entspannen und die Anspannungen, insbesondere im Rücken, loszulassen. Um die Haltung aufzulösen, richten Sie den Oberkörper ganz langsam auf, strecken Sie die Beine aus und schütteln Sie sie einmal durch. Stehen Sie langsam auf, damit Ihr Kreislauf stabil bleibt.

Bequemes Liegen

Diese passive Haltung hilft, den Geist zu beruhigen und den Körper zu entspannen. Sie eignet sich gut als Teil der Abendroutine, um auf den Schlaf vorzubereiten.

Ausführung: Legen Sie sich mit aufgestellten Füßen rücklings auf Ihre Matte. Die Hände ruhen auf Ihrem Unterbauch. Atmen Sie mehrmals tief ein, sodass sich Ihr Bauch nach oben wölbt, tief und vollständig aus, während Ihr Bauch vollständig flach wird. Danach verschränken Sie die Finger ineinander und legen den Hinterkopf in Ihre Hände. Führen Sie die Fußsohlen zueinander, sodass die Knie nach außen absinken ❶. Schließen Sie die Augen und lassen Sie den Atem frei fließen. Genießen Sie ganz bewusst das Passiv-Sein und entspannen Sie sich. Vor allem im Bereich der Hüften können Sie alle Anspannung abfließen lassen. Auch Ihr Gesicht wird ganz gelöst und entspannt.

Zum Auflösen der Haltung führen Sie zunächst die Knie zueinander und wandern mit den Füßen nach außen zum Mattenrand. Danach führen Sie die Knie für einige Atemzüge zur Brust, bevor Sie sich mit angewinkelten Beinen auf die Seite legen. Auch hier können Sie für ein paar Atemzüge verweilen. Richten Sie sich langsam und rückenschonend auf.

Variante 1: Mit einem Kissen oder Ähnlichem unter der Brustwirbelsäule können Sie eine kleine Rückbeuge kreieren, um der nach vorne geneigten Haltung im Alltag entgegenzuwirken und die Gesundheit der Wirbelsäule zu fördern ❷.

Variante 2: In dieser Variation wollen wir das Nervensystem so gut es geht herunterfahren. Dazu brauchen Sie eine große, zusammengerollte Decke und mehrere Kissen. Sorgen Sie im Raum für eine angenehme Stimmung, eventuell mit sanften Klängen, Düften und Kerzen. Tragen Sie lockere, bequeme Kleidung. Legen Sie die zusammengerollte Decke in Kniehöhe auf Ihre Matte. Mit den Kissen (besser noch: einem Bolster) bauen Sie sich eine Erhöhung für Ihren Rücken. Festere Gegenstände, wie z. B. Yogablöcke oder dicke Bücher, eignen sich gut als feste Unterlage, um das Bolster zu erhöhen. Gleich, welche Hilfsmittel Sie nutzen: Es geht darum, entspannen und vollkommen loslassen zu können. Legen Sie sich auf Ihre Matte mit den Hilfsmitteln und machen Sie es sich so bequem wie möglich ❸. Gerne können Sie sich auch zudecken und ein Augenkissen nutzen. Prüfen Sie, ob Sie irgendetwas stört und korrigieren Sie es. Atmen Sie einige Male tief ein und aus und sinken Sie mit dem Ausatmen hinab in Ihre Unterlage. Verweilen Sie mindestens 15 Minuten in dieser Haltung. Jetzt dürfen Sie einfach nur sein und entspannen.

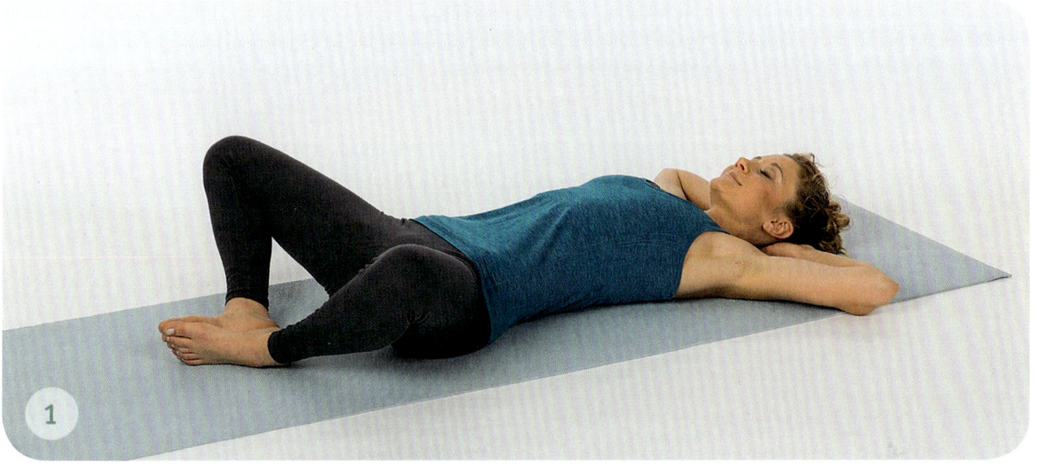

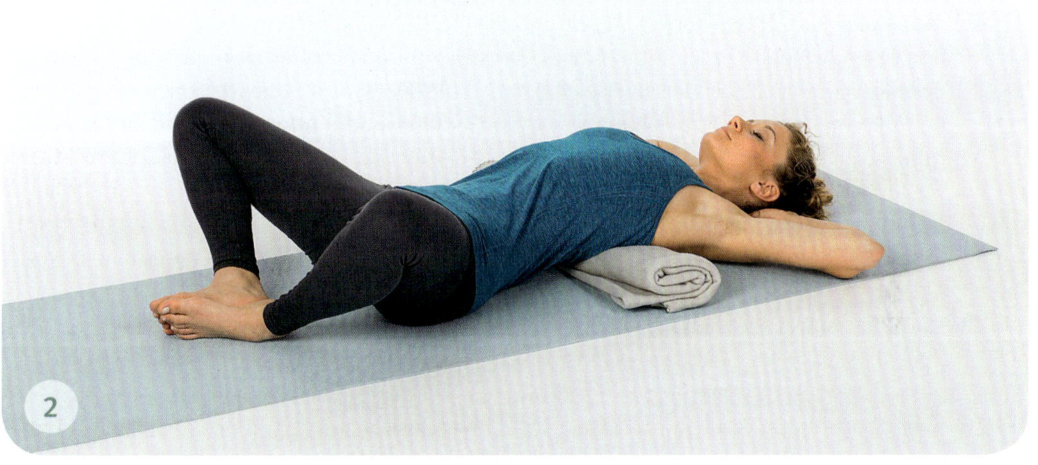

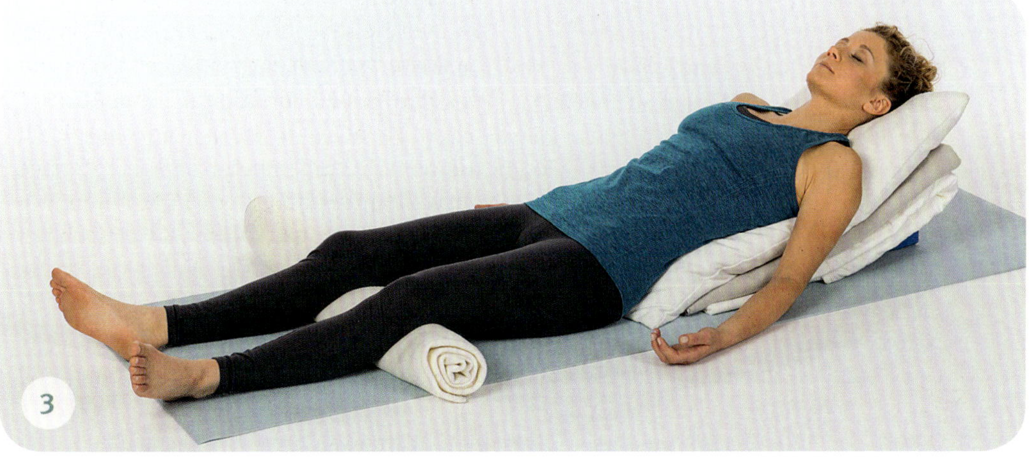

Fallbeispiel:

Körper- und Mentalübungen als Schmerzkiller

» *Alexander war 66 Jahre alt, als ich ihn in meiner Praxis kennen lernte. Er war ein sportlicher, jung gebliebener Mann, der sich gern bewegte, jedoch unter chronischen Schmerzen, vor allem im Bereich des oberen Rückens und der Schultern, litt. Ich war mir ziemlich schnell sicher, dass er an Fibromyalgie litt; inzwischen bin ich überzeugt davon. Alle Symptome passten zu der Krankheit; wie sich herausstellte, hatte er Schmerzen am ganzen Körper. Alexander wollte sich auf das Thema jedoch nicht einlassen, ebenso wenig auf psychische Themen. Darum verlegte ich mich darauf, ihm auf körperlicher Ebene Erleichterung zu verschaffen.*

Fast täglich unternahm er lange Wanderungen. Anhand ein paar Bewegungsübungen nahm ich seine Beweglichkeit näher unter die Lupe und stellte dabei fest, dass er in einigen Regionen besonders beweglich, in anderen Regionen zu »schwach« war. Unser Körper ist sehr intelligent. Ist ein Bereich schwach oder unbeweglich, versucht er, dies durch eine Überaktivität anderer Bereiche zu kompensieren. Herrscht beispielsweise eine mangelnde Mobilität in der Brustwirbelsäule vor, kann dies zu Schmerzen in den Schultern oder im unteren Rücken führen.

Ich erläuterte die komplexen muskulären Verbindungen des Körpers etwas näher und riet ihm, sich »ganzheitlicher« zu bewegen, um die Gesundheit der Gelenke wiederherzustellen und die Muskulatur nicht mehr nur einseitig zu betätigen. Am Morgen nach dem Aufstehen bewege er sich gar nicht, auch nicht vor dem Schlafengehen, erklärte er. Er sitze viel, wenn er zu Hause sei und arbeite ab und an im Garten. Fast täglich würde er Schmerztabletten zu sich nehmen, auch, weil die Schulterschmerzen in seinen Kopf ausstrahlten. Außerdem trinke er, um runterzukommen und um sich zu entspannen, täglich ein bis zwei Gläser Rotwein am Abend.

In unserer ersten Sitzung gingen wir gemeinsam eine kleine Übungssequenz durch, die er jeden Morgen nach dem Aufstehen ausführen sollte. Abends vor dem Schlafengehen sollte er sich auf dem Boden liegend für etwa 10 Minuten entspannen. Als Hausaufgabe gab ich ihm noch ein Schmerzprotokoll mit, das er zum nächsten Termin, eine Woche später, ausgefüllt mitbringen sollte.

Beim zweiten Termin berichtete Alexander, dass es ihn große Überwindung koste, morgens nicht gleich seinen üblichen Gewohnheiten nachzugehen. Nach dem Aufstehen trank er ein Glas Wasser mit etwas Zitrone, danach ging es ins Bad, um sich daraufhin zunächst im Liegen wahrzunehmen und eine Verbindung zum Körper aufzubauen. Das war für Alexander eine ganz neue Erfahrung. Das Liegen auf dem Boden hätte ihm in den ersten Tagen starke Schmerzen bereitet, ab dem drit-

ten Tag aber nicht mehr, ließ er mich wissen. Durch die Bewegungsübungen fühle er sich innerlich freier, auch wenn sie teilweise sehr anstrengend seien. In den Nächten könne er durch die Entspannungsübung am Abend deutlich besser schlafen und fühle sich am nächsten Morgen nicht mehr so »matschig«.

Da Alexander ohnehin sehr bewegungsfreudig ist, konnten wir in den nächsten Sitzungen die Sequenzen ein wenig erweitern und modulieren. Vor allem aber war es für Alexander eine große Herausforderung, einen Gang herunterzuschalten. »Jetzt, wo ich berentet bin, wollte ich wahrscheinlich vor mir selbst weglaufen. Damals habe ich viel gearbeitet und nun brauche ich eine Aufgabe, ich lebe ja allein«, vertraute er mir an. Ich riet ihm, auch mal etwas langsamer zu wandern, um die Natur auf sich besser wirken lassen zu können. Dadurch könne sich sein Nervensystem beruhigen. Und so hätte er die Gelegenheit, sich selbst besser kennen zu lernen, in sich zu gehen, um seinen wahren Bedürfnissen die Gelegenheit zu geben, an der Oberfläche aufzutauchen und vielleicht die ein oder andere Seite an sich selbst neu zu entdecken.

Dem Schmerzprotokoll entnahm ich, dass seine Schmerzen innerhalb einer Woche leicht abgenommen hatten. Da es ihm schwerfiel, im Sitzen die Augen zu schließen und zu meditieren, praktizierten wir gemeinsam einige aktive Meditationsübungen. Dabei bewegten wir mit geschlossenen Augen langsam unseren Körper im Einklang mit dem Atem. Zum Schluss stellten wir uns einfach hin, um den Körper im Stehen wahrzunehmen. Nach einigen Wochen begann Alexander, täglich für 5–10 Minuten im Sitzen zu meditieren, ohne Schmerzen zu verspüren. Nur noch selten nahm er Schmerztabletten ein. Er bemerkte nun, wann sich Schmerzen anbahnten, und konnte durch die Bewegungs-, Entspannungs- und Wahrnehmungsübungen rechtzeitig entgegenwirken. Mit der Zeit konnte er sich neue Gewohnheiten aneignen und trank sogar nur noch selten seinen heißgeliebten Rotwein, genoss es dafür aber umso mehr. »Ich hätte nie gedacht, dass ich mal meditieren würde, für mich war das bisher Humbug. Aber jetzt kann ich gar nicht mehr ohne«, berichtete er mir ganz begeistert.

Mit Alexander hatte ich auf der körperlichen Ebene begonnen, seine Schmerzen anzugehen. Da es mir aber wichtig ist, den Menschen ganzheitlich zu betrachten, wurden Entspannungs- und Wahrnehmungsübungen in sein Therapiekonzept integriert. Durch die Körperübungen wurde er schmerzfreier und beweglicher. Er lernte, das Leben bewusster zu genießen und stellte fest, dass es in Ordnung und gut ist, auch mal nichts zu tun. Durch die Körper- und Mentalübungen ist es gelungen, Alexanders Beschwerden deutlich abzumildern. «

Die 8 Bewegungsrichtungen der Wirbelsäule

Wenn es um die Gesundheit und Schmerzfreiheit des Körpers geht, spielt eine gute Beweglichkeit der Wirbelsäule eine entscheidende Rolle. Die folgende Übungsabfolge eignet sich ausgezeichnet dafür.

Ich habe diese bekannte Abfolge durch ein paar kleine Änderungen an die Bedürfnisse von Menschen mit hoher muskulärer Anspannung und chronischen Schmerzen angepasst. Sie eignet sich gut dazu, den Körper am Morgen auf sanfte Weise zu mobilisieren und zu »wecken«, als Präventivmaßnahme gegen Verspannungen und Schmerzen oder als Aufwärmübung für anspruchsvollere Sequenzen. Machen Sie die Folge für einen guten Effekt mehrmals hintereinander.

1 Lockern Sie zunächst Ihre Gelenke mit der Übung »Körper ausschütteln« (Seite 169). Stehen Sie aufrecht, nehmen Sie mit geschlossenen Augen Ihren Körper wahr. Augen öffnen und einatmend die Hände über die Seite oben zusammenführen.
2 Ausatmend Daumen an die Stirn anlegen und Wirbel für Wirbel den Rücken nach vorne beugen, dabei Knie leicht beugen. Die Hände lösen sich ungefähr auf Höhe der Knie voneinander und streichen über die Füße hinweg nach vorne.
3 Einatmend mit den Händen über Füße und Beine nach oben streichen, Wirbel für Wirbel wieder aufrichten. Hände über die Seite oben zusammenführen.
4 Finger ineinander verschränken, Handflächen nach oben drehen, mit dem Ausatmen Oberkörper zur Seite neigen. Einatmend zurück in die Mitte, ausatmend zur anderen Seite, einatmend zurück in die Mitte.
5 Ausatmend Hände lösen, Arme um 90° anwinkeln (Oberarme parallel zum Boden) und Oberkörper spiralförmig zur Seite drehen (das Becken bleibt dabei nach vorne ausgerichtet, beide Füße gleichmäßig geerdet). Einatmend zurück zur Mitte, ausatmend zur anderen Seite, einatmend zurück zur Mitte.
6 Ausatmend Oberkörper gerade mit langer Wirbelsäule in die Vorbeuge absinken lassen, bis er sich parallel zum Boden befindet, dabei Arme nach außen strecken.
7 Einatmend nach vorne blicken, dabei Finger nach oben strecken (Handflächen zeigen nach außen).
8 Ausatmend Arme und Oberkörper komplett hängen lassen, Beine bleiben gestreckt. Linke Fingerkuppen mittig vor dem Körper aufsetzen (eventuell kleine Erhöhung verwenden), einatmend Oberkörper mit gestrecktem rechten Arm nach rechts aufdrehen. Dabei beugt sich das linke Bein, das rechte Bein streckt sich. Ausatmend rechte Hand zurück, in der Mitte aufsetzen, einatmend linken Arm gestreckt über die linke Seite

nach oben heben. Dabei beugt sich das rechte Bein, das linke streckt sich.

9 Ausatmend linke Hand zurück, beide Fingerkuppen am Boden aufsetzen, den Rücken runden, Knie beugen, Blick Richtung Knie.

10 Über Füße und Beine mit den Händen nach oben streichend Wirbel für Wirbel aufrichten.

Wiederholen Sie die Sequenz mehrmals.

Tipp: Versuchen Sie, den Atem mit den Bewegungen zu synchronisieren.

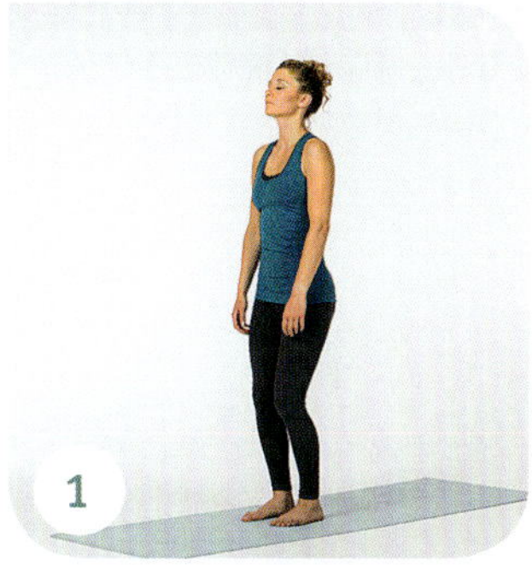
1

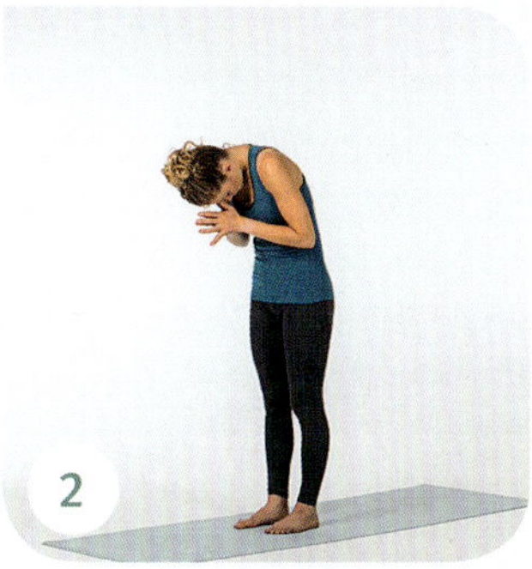
2

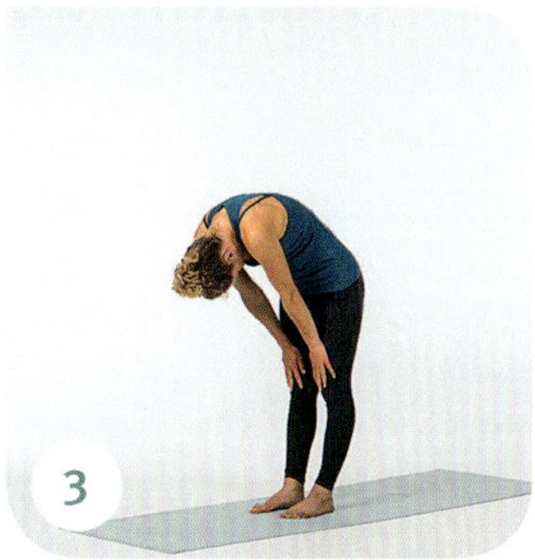
3

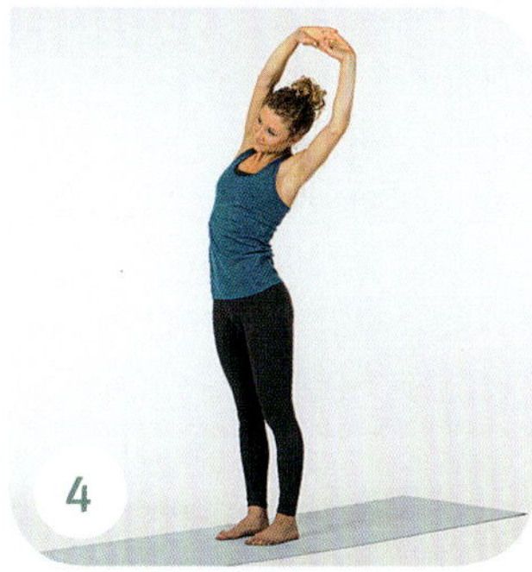
4

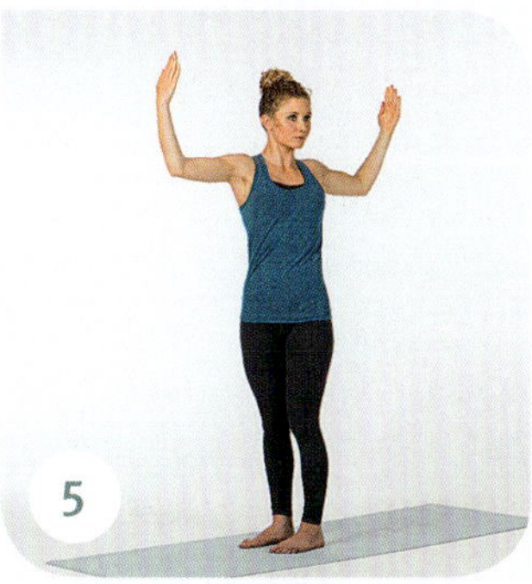
5

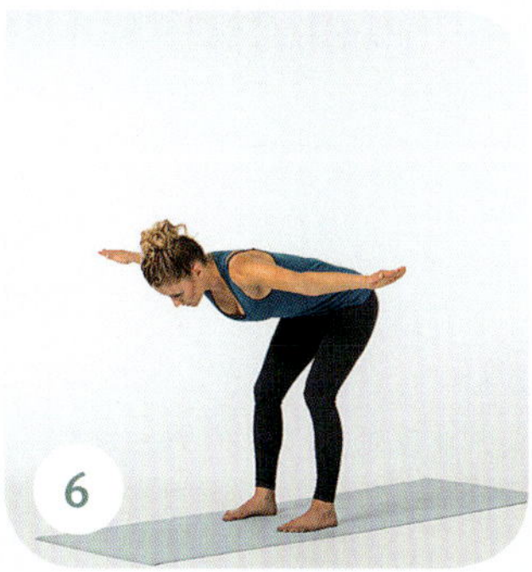
6

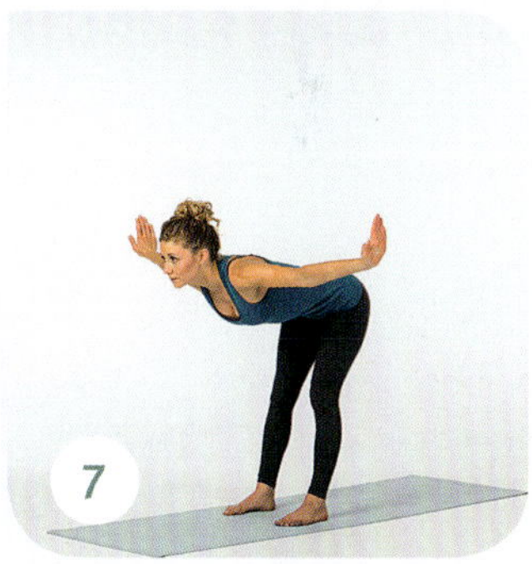
7

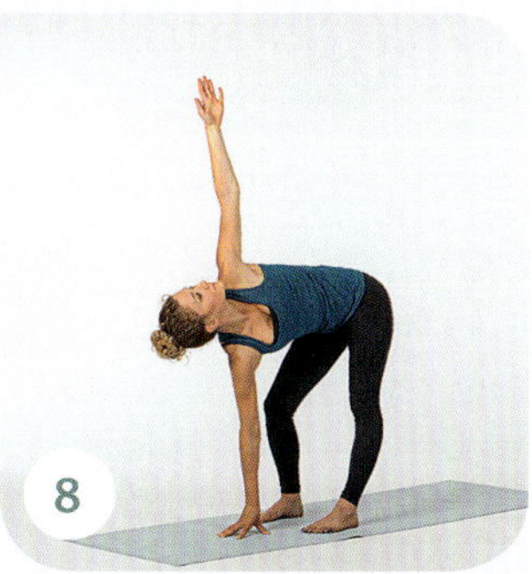
8

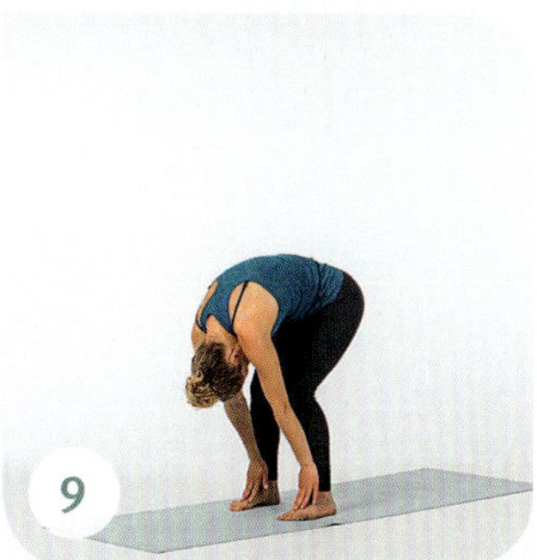
9

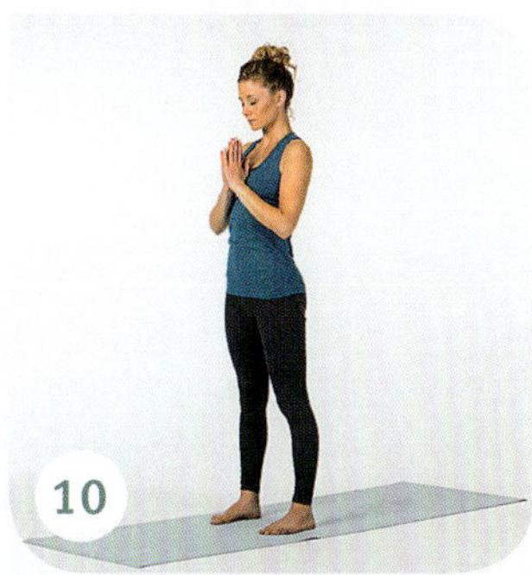
10

Morgensequenz

Sollte es Ihnen zu Beginn schwerfallen, selbst eine Sequenz zusammenzustellen, halten Sie sich am Morgen nach dem Aufstehen gerne an das folgende Beispiel.

Nachdem der Körper für mehrere Stunden im Bett lag, ist es sinnvoll, ihn durch achtsame Bewegungen zu wecken. Auch wird er auf den Tag eingestimmt, sodass wir mit dieser Sequenz entspannter in den Tag starten können. Nehmen Sie gerne, bevor Sie mit dieser Beispiel-Sequenz beginnen, Ihren Körper im Liegen wahr, wie in »der Start in den Tag« beschrieben. Beenden können Sie die Sequenz mit einer 5–10-minütigen Meditation im Sitzen, bevor Sie in den Tag starten.

1 Handgelenke kreisen (Seite 108)
2 Unterarmdehnung (Seite 108)
3 Krumme Banane (Seite 110)
4 Kuh und Katze (Seite 112)
5 Brustwirbelsäulenspirale (Seite 115)
6 Herabschauender Hund (Seite 122)
7 Armkreisen (Seite 125)
8 Schwimmen im Stehen (Seite 126)
9 Adler (Seite 130)
10 Kung-Fu-Stand (Seite 132)
11 Dehnung Beinrückseite (Seite 137)
12 Tiefe Hocke (Seite 138)
13 Krokodil (Seite 142)
14 Bequemes Liegen (Seite 146)

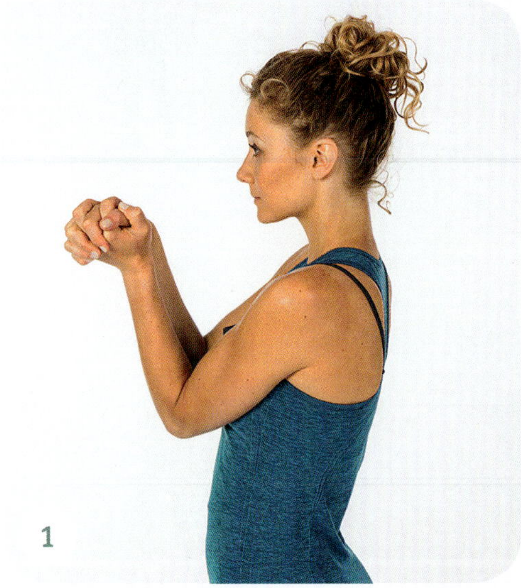

1

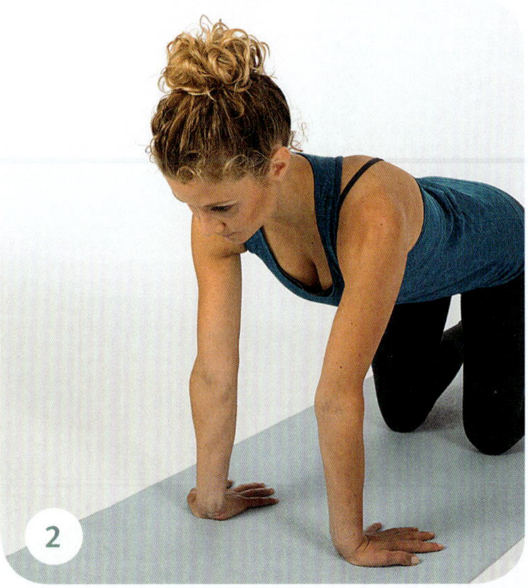

2

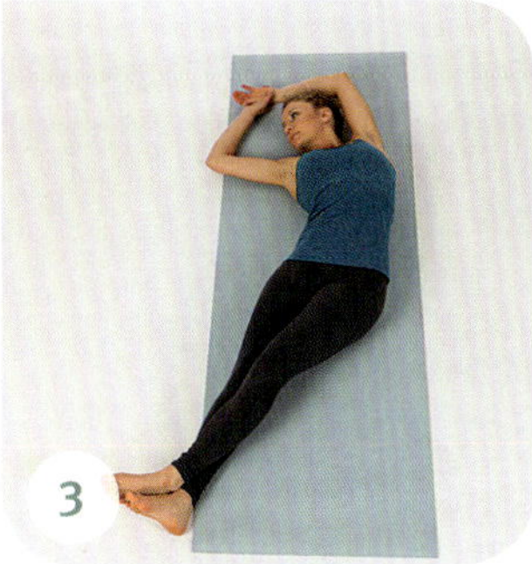
3

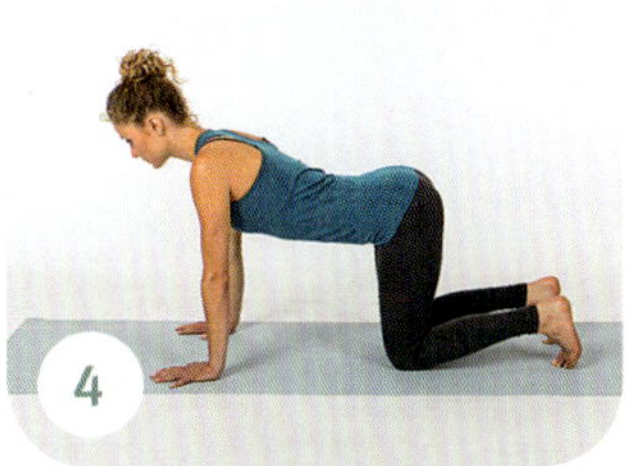
4

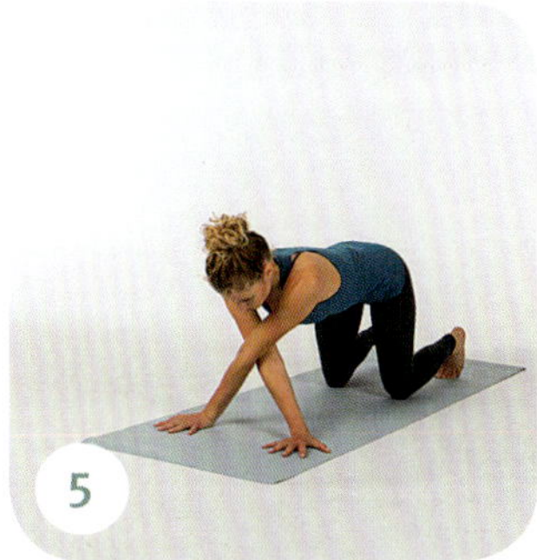
5

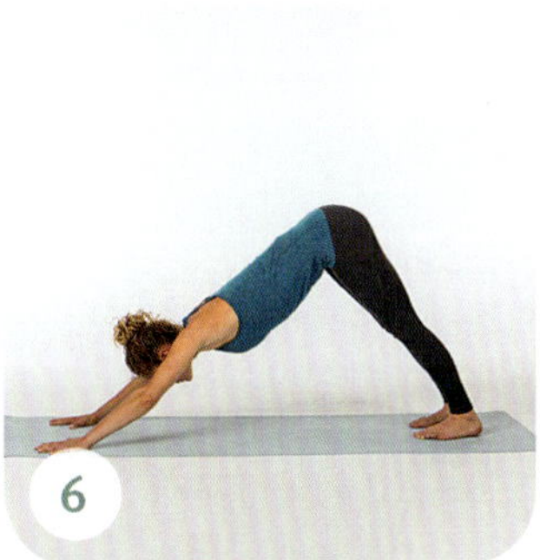
6

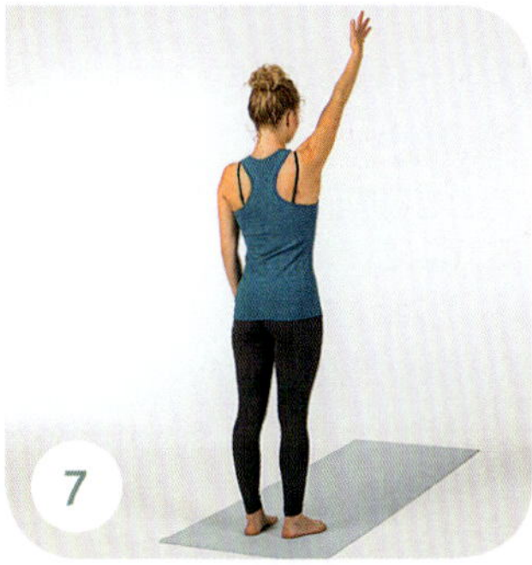
7

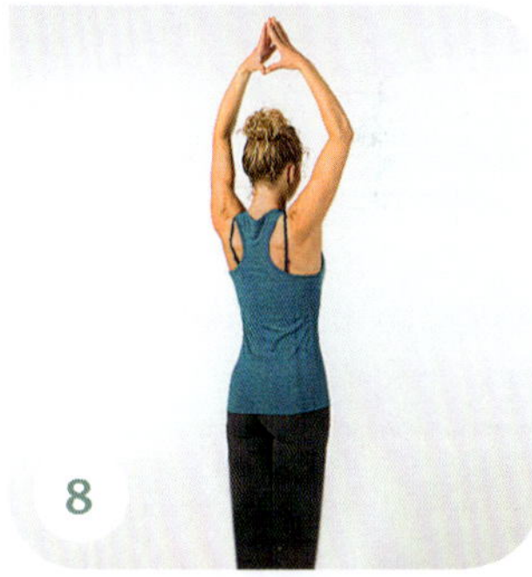
8

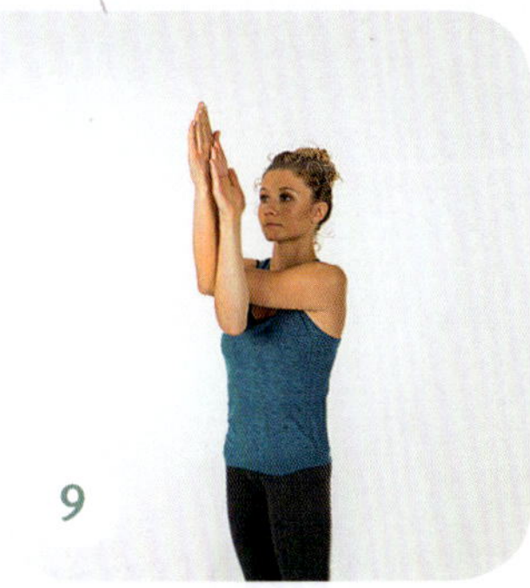
9

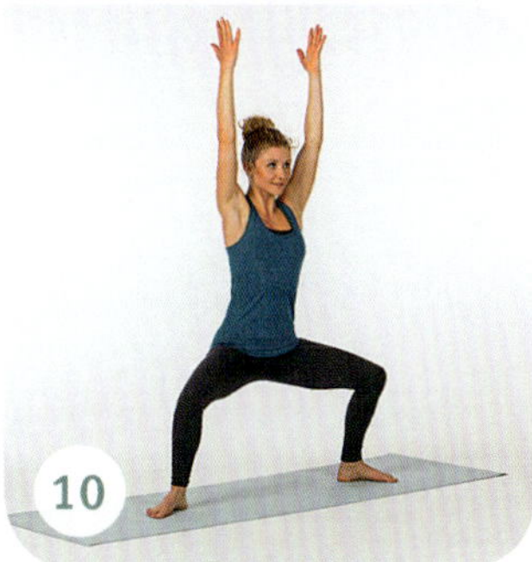
10

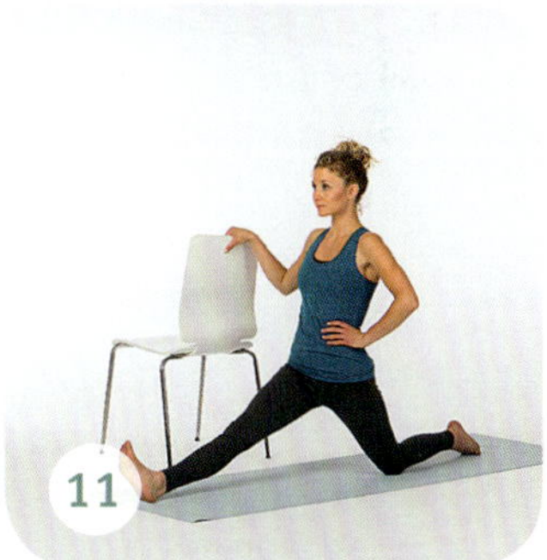
11

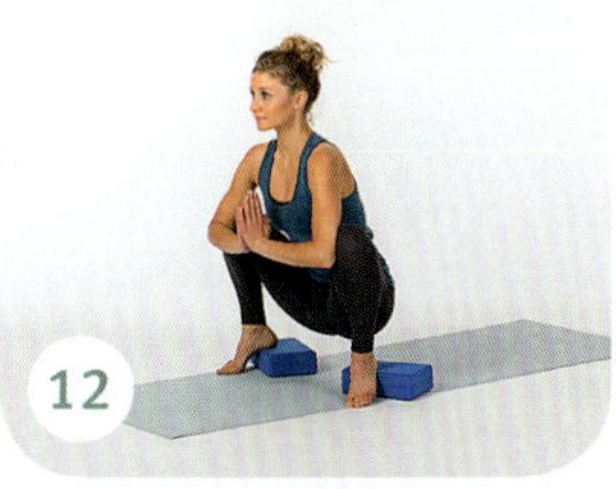
12

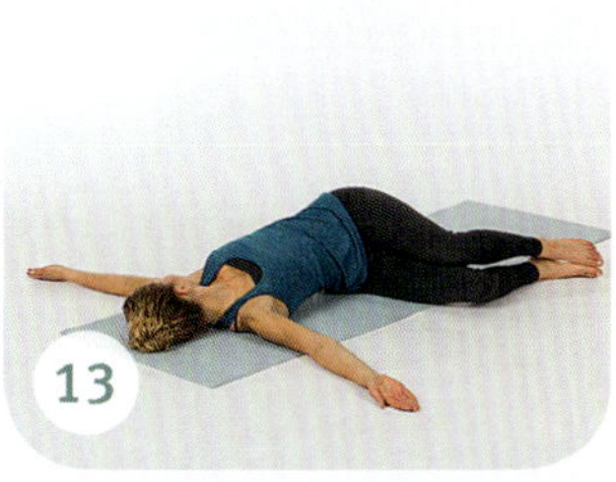
13

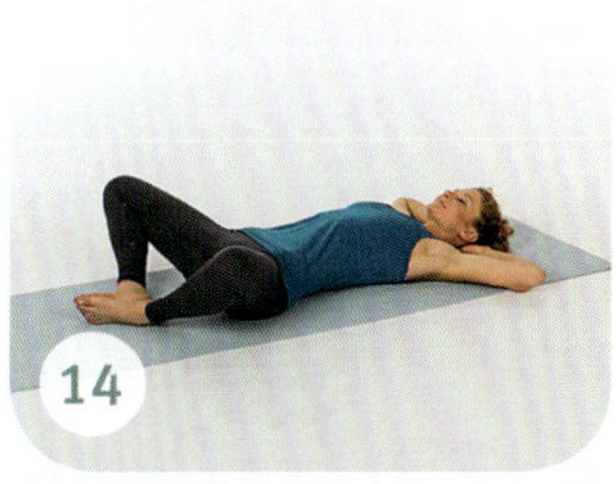
14

Abendsequenz

Scheuen Sie sich nicht, die Abendsequenz nach Ihren Bedürfnissen umzugestalten. In erster Linie geht es um Entspannung und Loslassen. Um einen tieferen Schlaf zu fördern, beenden Sie die Abendsequenz mit bequemem Liegen, gefolgt von einer kurzen Meditation im Sitzen.

Bauen Sie folgende Sequenz in Ihre Abendroutine ein. Die Sequenz können Sie natürlich Ihren Bedürfnissen entsprechend anpassen. Achten Sie dabei darauf, dass Sie die Übungen langsam ausführen, damit Sie vom entspannenden Effekt größtmöglich profitieren, das Nervensystem herunterfahren und den Tag loslassen können.

1 Acht auf der Hand (Seite 111)
2 Schmelzendes Herz (Seite 114)
3 Nadel einfädeln (Seite 116)
4 Drehsitz (Seite 117)
5 Sphinx (Seite 120)
6 Kindshaltung (Seite 118)
7 Kamel (Seite 121)
8 Arme verschränken (Seite 131)
9 Tiefer Ausfallschritt (Seite 134)
10 Hüftwiege (Seite 139)
11 Taube, optional (Seite 140)
12 Kutscherhaltung (Seite 145)
13 Happy Baby (Seite 144)
14 Bequemes Liegen (Seite 146)

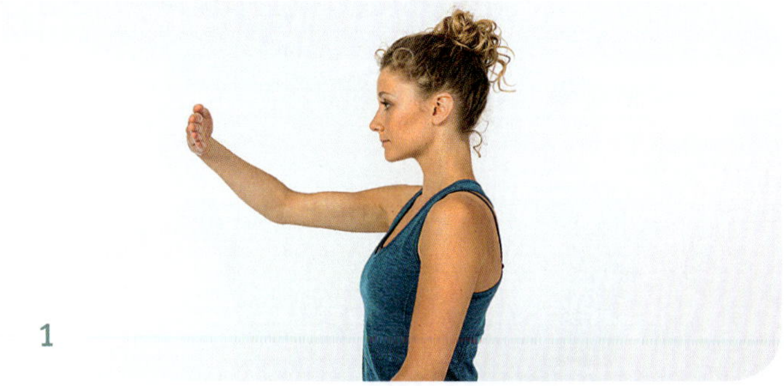
1

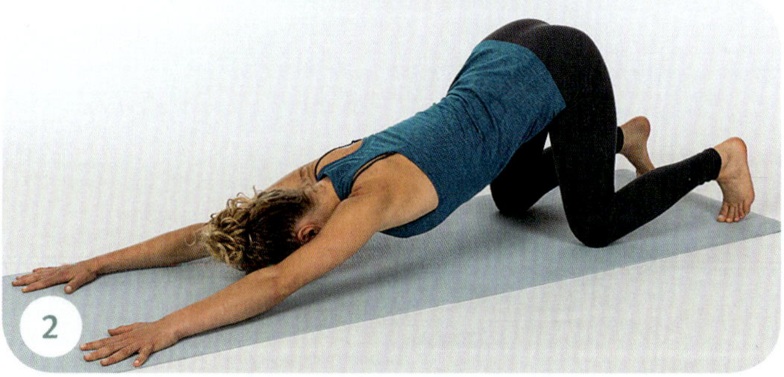
2

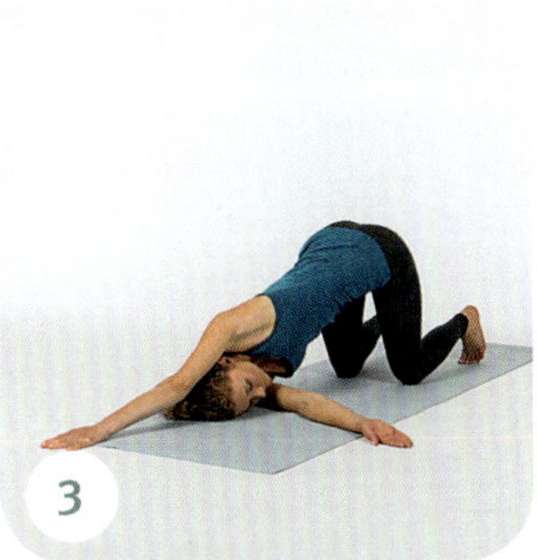
3

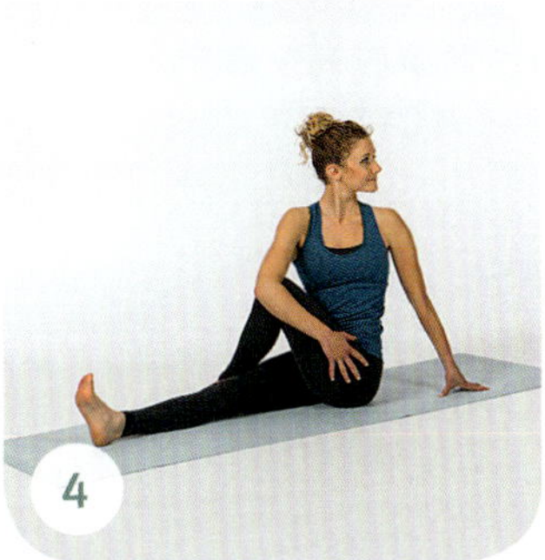
4

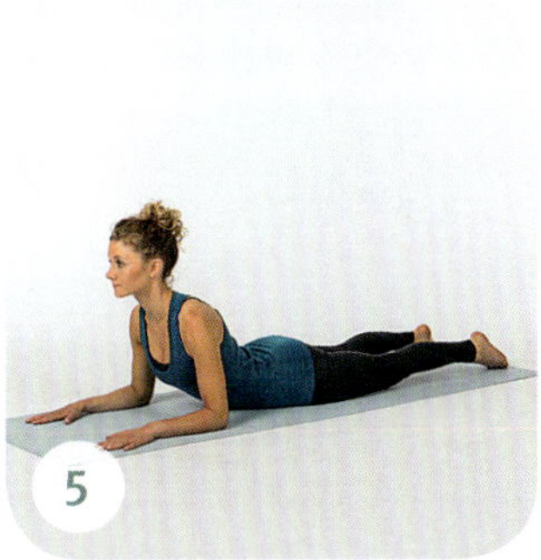
5

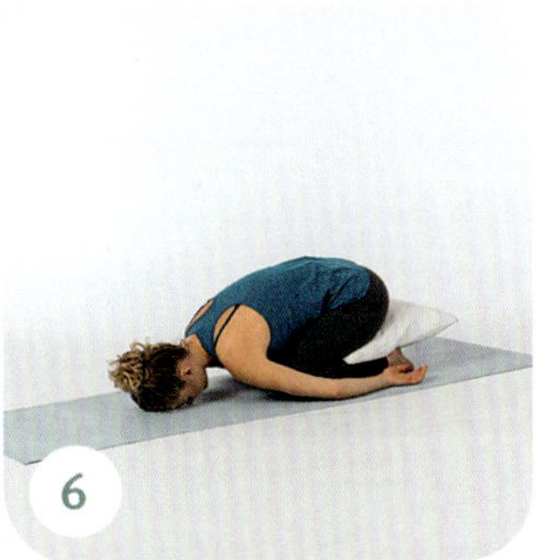
6

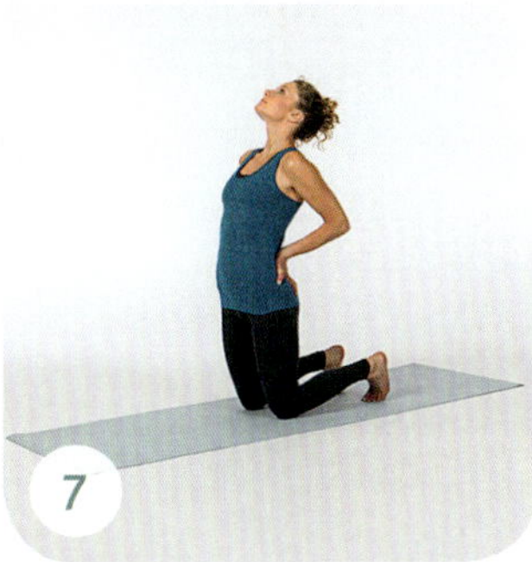
7

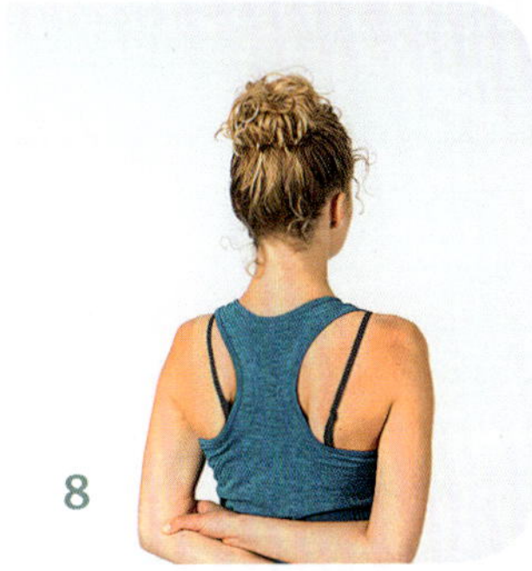
8

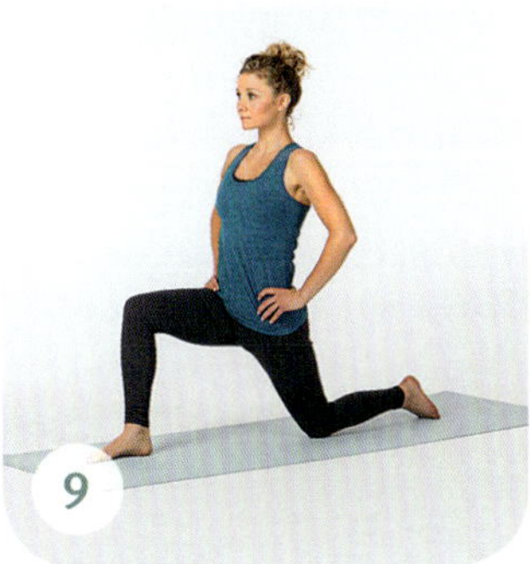
9

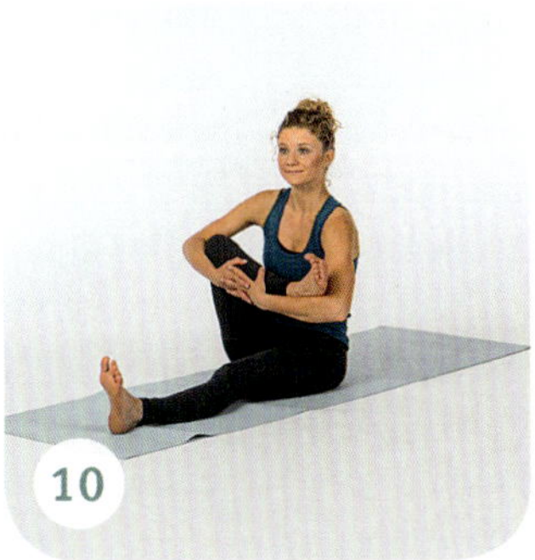
10

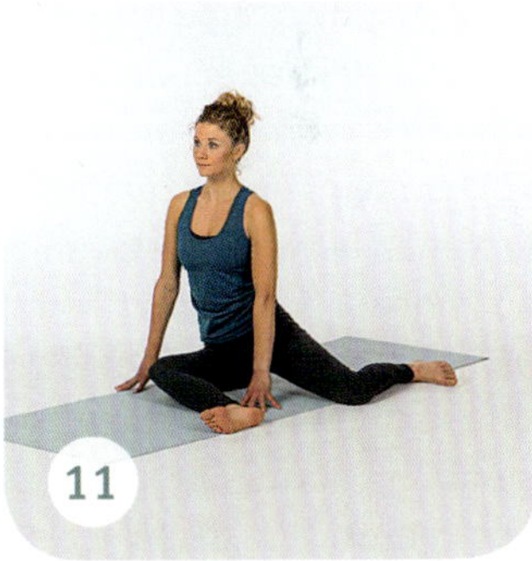
11

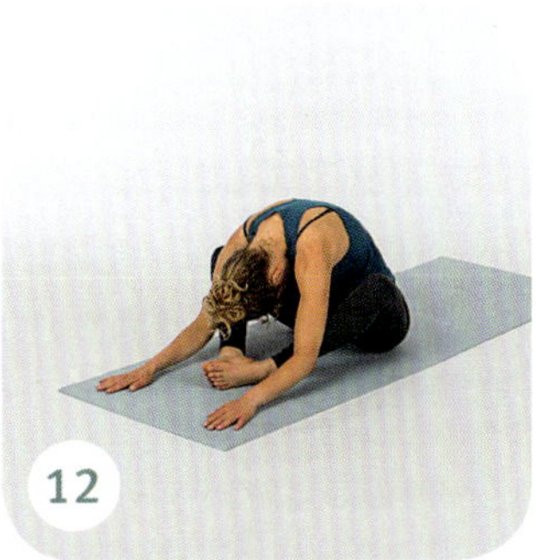
12

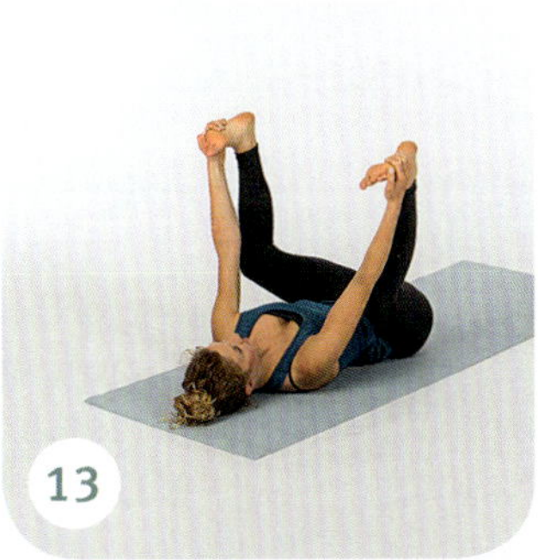
13

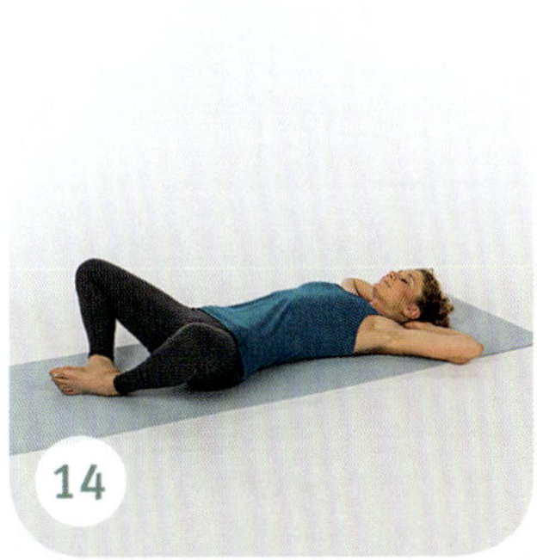
14

Mentalübungen

Linderung unserer Schmerzen erfahren wir nicht nur durch körperliche Betätigung, sondern auch durch Übungen des Geistes. Beides ist unerlässlich, um ganzheitlich gesund zu sein.

Vielleicht gehören Sie zu den Menschen, die von sich behaupten, sie seien zu unruhig, um meditieren zu können. Dies ist ein ebenso großer Trugschluss wie die Behauptung, zu unbeweglich zu sein, um Yoga praktizieren zu können. Denn Sie müssen weder innerlich vollkommen ruhig und ausgeglichen sein, um zu meditieren, noch vollkommen beweglich, um Yoga praktizieren zu können. Diese Praktiken sind schließlich nicht nur für Menschen gedacht, die bereits ohne Übung in sich ruhen, vollkommen gesund und beweglich sind – sondern eben auch genau für solche, die dies erst lernen sollen!

Es kann große Überwindung kosten, mit solchen Praktiken zu beginnen, da sie uns neue Perspektiven bieten. Üblicherweise entstehen unsere Gedanken automatisch und unbewusst. Wir wählen nicht aus, was wir zu welchem Zeitpunkt denken möchten. Basierend auf unseren Erfahrungen, unserem Bewusstsein, unseren Erlebnissen, der Interpretation, den Bewertungen und unzähligen weiteren Aspekten tauchen Gedanken auf, lassen mehr oder weniger stark ausgeprägte Gefühle, Emotionen und körperliche Reaktionen entstehen und verschwinden wieder. Manchmal haften wir an Gedanken, sind unfähig, diese weiterziehen zu lassen. Wir steigern uns hinein. Sie haben sicherlich schon erlebt, dass die mit den Gedanken verbundenen Emotionen immer stärker werden, je mehr Sie sich in bestimmte Gedanken hineinsteigern. Vor allem betrifft dieser Effekt sogenannte »negative« Gedanken wie Ärger, Trauer, Wut, Angst.

Meditieren ist nicht verdrängen

Bei der Meditation geht es nicht darum, Gedanken zu verdrängen. Dies ist sehr wichtig zu verstehen, um sich Zeit zu ersparen, weil das nicht funktionieren wird. In erster Linie geht es darum, sich in Wahrnehmung zu üben. In unserem Alltag geben wir unseren Gedanken und inneren Empfindungen keine

Gelegenheit, an die Oberfläche unseres Bewusstseins zu treten. Bei der Meditation tun wir genau das: Wir setzen uns ohne Ablenkungen aufrecht hin und nehmen ganz entspannt und gelassen wahr, welche Gedanken und Empfindungen auftauchen, an die Oberfläche gelangen. Wir nehmen mit unserer vollen Aufmerksamkeit jeden unserer Gedanken, jede Empfindung wahr.

Wer sich darin nicht übt, wird unbewusst auf äußere Umstände und Geschehnisse reagieren. Und hier kommen wir schon zu einer der vielen positiven Wirkungen der Meditation: Regelmäßig praktiziert, stärkt sie unsere Affektregulation. Sie werden nicht mehr automatisch auf äußere Umstände, Probleme, Hektik, Stress etc. reagieren. Mit der Zeit werden Sie immer bewusster entscheiden können, wie Sie mit diesen Herausforderungen umgehen möchten. Durch die dadurch stärker werdende Selbstwahrnehmung werden Sie Umstände schneller identifizieren können, die sich negativ auf Sie auswirken und Ihre Schmerzen erhöhen. Sie werden z. B. körperliche Anspannungen wahrnehmen, bevor diese so stark werden, dass Sie sich in Form von Schmerzen bemerkbar machen müssen. So haben Sie die Gelegenheit, sich rechtzeitig zu entspannen.

Sich in Meditation und damit gleichzeitig in Wahrnehmung zu üben, kann viel Mut erfordern. Denn dadurch, dass wir uns selbst, somit auch unsere Gedanken, vollkommen bewusst wahrnehmen, geben wir allem Verdrängten und Unterdrückten die Gelegenheit, an die Oberfläche unseres Bewusstseins zu gelangen. In der Meditation nehmen wir jedoch wertfrei wahr. Dadurch werden nicht, wie vielleicht sonst üblich, Emotionen entstehen, die uns belasten. Mit der Zeit erkennen wir das große Ganze und (ver-)-(urteilen) nicht mehr. Durch eine regelmäßige Meditationspraxis stellt sich eine Art liebevolle Güte ein, die Ihnen dabei helfen kann, die unterdrückten Emotionen mit anderen Augen zu betrachten. Mit anderen Augen könnte heißen, dass wir uns nicht mehr als Opfer der Umstände sehen, sondern auch positive Aspekte in dem, was geschehen ist, wahrnehmen. Es könnte heißen, dass wir die Vergangenheit loslassen, um die Geschenke des Lebens annehmen zu können. Bleiben wir gedanklich und emotional an der Vergangenheit haften, sind wir nicht in der Lage, das Leben richtig zu genießen.

Mein eigener (Irr-)Weg

Die regelmäßige Meditationspraxis hat mich als Mensch und mein Leben grundlegend verändert. Anfangs war Meditation etwas gänzlich Fremdes für mich. In vielen Fachbüchern und Ratgebern, die ich damals, vor etwa 20 Jahren, las, wurde Meditation so oft empfohlen, dass ich es einfach ausprobieren musste. Meditation war einer von vielen Strohhalmen, nach denen ich griff. »Einfach hinsetzen, Augen schließen, atmen. Das kann ja nicht so schwer sein«, sagte ich mir, während ich mein frisch gekauftes Meditationskissen auf meiner Yogamatte positionierte. »Wenn schon, dann richtig« war meine Devise.

Es vergingen Wochen und Monate, in denen ich versuchte, zu meditieren. Meine Gedanken waren unkontrollierbar. Obwohl ich das Gefühl hatte, alles falsch zu machen, blieb ich am Ball. Unzählige Gedanken versuchten mich davon abzubringen, Zeit mit mir selbst auf meinem Kissen zu verbringen. Mir war es jedoch so wichtig, glücklicher und gesünder zu werden, dass ich zwei feste Zeiten in meinen Alltag für meine Meditationen reservierte. Morgens nach dem Aufstehen und abends vor dem Zubettgehen verbrachte ich je etwa 10–15 Minuten auf meinem Kissen.

Noch immer davon überzeugt, dass ich nicht meditieren kann, wurde ich letztlich eines Besseren belehrt. Ich geriet in eine Situation, in der ich für gewöhnlich ganz automatisch mit Panik, Herzrasen, Wut und Schweißausbrüchen reagiert hätte. Doch an diesem Tag blieb ich zu meiner Überraschung völlig gelassen, ich verstand selbst nicht, warum ich mich nicht aufregte. Mir wurde klar, dass das die Auswirkung meiner Meditationspraxis sein musste.

Dieses Erlebnis war für mich der Beweis: So falsch machte ich das scheinbar nicht. Nach diesem besonderen Erlebnis häuften sich meine Erkenntnisse in Bezug auf die Wirkung meiner Meditationspraxis. In vielen weiteren Situationen, in denen ich tendenziell emotional erregt reagierte, blieb ich ganz gelassen. Es veränderte sich nicht nur mein automatisches Reagieren auf äußere Umstände, auch destruktive Gewohnheiten und Süchte nahmen ab. Die Meditationspraxis schien auf alle Lebensbereiche abzufärben. Mein gesamtes Wesen wurde ruhiger, gelassener, entspannter. Alles, was ich tat, bekam eine andere Qualität, da ich alles bewusster tat. Ich konnte besser zuhören, entwickelte mehr Verständnis für Menschen mit anderen Meinungen, es fiel mir leichter, zu vergeben. Meine Freizeitaktivitäten veränderten sich, mein Freundeskreis wurde kleiner, da mein Bedürfnis nach Ablenkung ebenfalls abnahm. Ich stellte fest: Wenn ich meinen Körper, mitsamt der Schmerzen bewusst wahrnehme, nimmt die Schmerzintensität ab.

Vorsicht, Falle!

Einen wichtigen Aspekt möchte ich in Bezug auf das Meditieren noch ansprechen. Je nachdem, ob Sie bereits meditieren und wie viel Erfahrung Sie bereits mitbringen, werden Sie das Folgende nachvollziehen können oder auch (noch) nicht.

Zu Beginn meiner Meditationspraxis habe ich eine rasante Verstärkung meiner Sensibilität wahrgenommen. Sie wurde so stark, dass ich kaum fähig war, die öffentlichen Verkehrsmittel zu nutzen oder mich mit anderen Menschen zu unterhalten, ohne eine Panikattacke zu bekommen. Gleichzeitig erhöhten sich auch meine »spirituellen« Fähigkeiten. Das heißt, dass ich begann Dinge zu sehen, die ich vorher nicht wahrgenommen hatte, z. B. das Energiefeld des Menschen oder die sogenannten Chakren (Energiezentren, die entlang der Wirbelsäule verlaufen). Auch eine gewisse Fähigkeit, Dinge »vorauszuahnen« stellte sich ein. Je feiner meine Wahrnehmung wurde, desto größer wurde meine Überzeugung, spirituell besonders hoch entwickelt zu sein. Dass es sich jedoch um mein »spirituelles Ego« handelte, wollte ich nicht wahrhaben. Für mich war es klar, dass dies das Ergebnis eines bestimmten Bewusstwerdungsprozesses sein musste.

Heute sehe ich vieles anders, wovon ich damals überzeugt gewesen bin. Ja, ich hatte gelernt zu meditieren. Das konnte ich gut. Jedoch bin ich genauso ein Meister im Verdrängen gewesen, selbstverständlich unbewusst. Ich hatte gelernt, die Meditation als Verdrängungsmechanismus einzusetzen, nicht als integrative Methode. Anstatt meinen Körper und meinen Geist bewusst wahrzunehmen, fokussierte ich mich in erster Linie darauf, noch feinsinniger zu werden. Doch dadurch fiel es mir immer schwerer, mit meinem Leben zurechtzukommen. Außerdem vergrößerten sich meine Anfälligkeit für Erschöpfung und meine Schmerzen. Diese Erfahrung möchte ich Ihnen ersparen und Ihnen ein paar Tipps ans Herz legen:

- Fürchten Sie sich nicht vor dem Meditieren und davor, etwas falsch machen zu können. Sie ist eine unerlässliche Methode, wenn es um psychische Gesundheit geht.
- Nutzen Sie die Meditation in erster Linie, um sich selbst wahrzunehmen.
- Falls es Ihnen zu Beginn oder auch später schwerfallen sollte, über einen längeren Zeitraum stillzusitzen, stehen Sie ruhig zwischendurch auf, bewegen Sie sich und fahren Sie dann mit Ihrer Selbstwahrnehmung fort.
- Dadurch, dass Sie sich selbst wahrnehmen, erden Sie sich gleichzeitig. Das heißt, Sie sind davor geschützt, dass Sie ähnliche Erfahrungen durchlaufen müssen, wie ich es tat. Versuchen Sie aus einer entspannten Haltung heraus von innen den gesamten Körper, von den Fußspitzen bis zur Kopfkrone wahrzunehmen. Nicht nur während Sie im Meditationssitz sitzen, auch immer wieder im Alltag.
- Beklopfen Sie Ihren Körper gerne vor und nach dem Meditieren, um sich mit ihm zu verbinden und den Körper bewusster wahrnehmen zu können.
- Bei der Meditation geht es nicht darum »abzudriften«. Ganz im Gegenteil, es geht darum, im Hier und Jetzt, in der Realität anzukommen.
- Das Präsent-Sein hält ungeahnte Geschenke (Präsente) bereit. Indem wir im Hier und Jetzt verweilen, verlassen wir die Identifikation mit dem Opfer-Sein, welches uns in der Vergangenheit festhält.

Meditation

Hier zeige ich Ihnen eine einfache Körperwahrnehmung im Sitzen. Versuchen Sie es einfach und bleiben Sie am Ball – es dauert seine Zeit, bis sich die Wirkung einstellt.

Ich empfehle Ihnen, falls Sie noch keine Erfahrung mit Meditation haben, zweimal am Tag für etwa 10 Minuten zu meditieren, am besten morgens nach dem Aufstehen und abends vor dem Schlafengehen als Teil Ihrer Routinen. Die Meditation lässt sich wunderbar im Anschluss an die Bewegungsübungen einbauen. Die Energie zirkuliert nach der Bewegung freier im Körper, die Gelenke wurden mobilisiert, folglich lässt es sich leichter aufrecht sitzen.

Im Prinzip geht es »nur« darum: aufrecht sitzen, Augen schließen, aufrecht sitzen. Sie müssen sich nicht zwingend auf ein Meditationskissen setzen. Ein Stuhl eignet sich ebenso wunderbar zum Meditieren. Falls Sie auf einem Stuhl meditieren möchten, achten Sie darauf, dass Sie sich nicht zurücklehnen, damit sie nicht müde werden oder gar einschlafen. Sitzen Sie auf der vorderen Hälfte der Sitzfläche. Es geht darum, bewusst wahrzunehmen, nicht herumzulümmeln. Ihre Füße sollten vollständig auf dem Boden stehen. Am besten tragen Sie dabei keine Hausschuhe. Socken sind okay. Falls Sie ein Ballkissen besitzen, können Sie dieses gerne nutzen, da es Sie darin unterstützt, aufrecht zu sitzen. Stellen Sie sich für die Meditation gerne einen Wecker mit einem angenehmen Ton, der Sie behutsam darauf aufmerksam macht, dass die Zeit abgelaufen ist. Besonders Meditationsanfängern hilft das dabei, geduldiger und gelassener zu sein. Mit mehr Übung darin können Sie die Dauer nach Bedarf ausdehnen.

Bevor es richtig losgeht, noch ein kleiner Hinweis: Sollten Sie Schwierigkeiten haben, innerlich zur Ruhe zu kommen, versuchen Sie nicht, Ihre Gedanken krampfhaft zu verdrängen. Je mehr Sie Ihre Aufmerksamkeit in die einzelnen Körperpartien lenken, desto weniger Gedanken werden Sie haben. Sie entziehen den Gedanken die Aufmerksamkeit, weshalb diese sich automatisch beruhigen und in ihrer Intensität abnehmen. Immer wenn Sie gedanklich abschweifen, können Sie sich die Gedanken als kleine Kinder vorstellen, die Sie liebevoll an die Hand

nehmen und ganz sanft in die jeweilige Körperpartie führen.

Anleitung

- Lassen Sie die Arme zunächst hängen.
- Während Sie tief einatmen, heben Sie die Arme gestreckt über die Seiten nach oben. Verschränken Sie Ihre Finger ineinander und dehnen Sie die Seiten Ihres Oberkörpers, indem Sie sich abwechselnd nach links und rechts oben strecken. Achten Sie darauf, dass Sie dabei weiteratmen.
- Danach strecken Sie sich noch einmal ganz lang, bleiben im Oberkörper aufrecht, während Sie die Finger voneinander lösen und über die Seiten langsam absinken lassen. Die Hände ruhen entspannt auf Ihren Oberschenkeln.
- Schließen Sie die Augen. Um Ihren Nacken möglichst nicht zu belasten, ziehen Sie Ihr Kinn ganz sanft nach hinten, sodass Ihr Nacken sich aufrichtet. Dabei können Sie sich vorstellen, etwas auf dem Kopf zu balancieren.
- Bleiben Sie während der gesamten Meditation möglichst aufrecht sitzen.
- Atmen Sie einige Male tiefer ein und aus.
- Entspannen Sie mit dem Ausatmen ganz bewusst Ihr Gesicht. Im Bereich der Augen und der Stirn tendieren wir dazu, uns anzuspannen, vor allem, wenn wir etwas besonders gut machen möchten.
- Entspannen Sie auch in den Schultern. Lassen Sie sie ganz weich werden. Bleiben Sie dabei aufrecht sitzen.
- Auch die Hände dürfen loslassen und vollkommen entspannt auf den Oberschenkeln ruhen.
- In dieser aufrechten, aber entspannten Sitzhaltung beginnen Sie, sich selbst von innen heraus wahrzunehmen.
- Spüren Sie zunächst den Boden unter Ihren Füßen. Nehmen Sie dann, während Ihr Atem ruhig ein und aus fließt, Ihre Füße wahr. Verweilen Sie für mehrere Atemzüge mit Ihrer Aufmerksamkeit in Ihren Füßen.
- Dann wandern Sie hinauf in die Waden. Lenken Sie die gesamte Aufmerksamkeit in Ihre Waden. Dabei bleiben Sie stets entspannt, aber aufrecht sitzen.

» *Denken Sie daran, dass Meditation absolute Klarheit und Wachheit bedeutet.* «

- Nach einigen Atemzügen wandern Sie die Beine weiter hinauf in die Oberschenkel. Vielleicht spüren Sie, während Sie Ihre Oberschenkel genauestens wahrnehmen, wie Ihre Hände beginnen, sich durch Pulsieren oder einer anderen Empfindung bemerkbar zu machen.
- Bleiben Sie entspannt und verweilen Sie für mehrere Atemzüge in den Oberschenkeln.

- Bevor Sie weiter hinaufwandern, nehmen Sie gleichzeitig alle bisherigen Regionen wahr: Füße, Waden, Oberschenkel.
- Nachdem Sie sich gut mit diesen Bereichen verbunden haben, fahren Sie fort. Nehmen Sie die Schultern ganz gelassen für mehrere Atemzüge wahr. Achten Sie darauf, dass die Schultern ganz weich und vollkommen entspannt sind.
- Sie sitzen aufrecht, jedoch absolut entspannt.
- Ihre Aufmerksamkeit lenken Sie nach mehreren Atemzügen hinunter in die Arme. Nehmen Sie zunächst die Oberarme wahr.
- Langsam wandern Sie hinunter in die Unterarme.
- Über die Handgelenke gelangen Sie in die Hände.
- In allen Regionen verweilen Sie für mehrere Atemzüge.
- Nun kommt der Oberkörper. Nehmen Sie die Rückseite wahr, verweilen Sie hier für einen Moment, bis Sie sich mit Ihrem Rücken verbunden haben.
- Danach nehmen Sie die Vorderseite des Oberkörpers wahr.
- Nachdem Sie jetzt alle Bereiche des Körpers für einige Atemzüge wahrgenommen haben, verbinden wir diese Bereiche miteinander, sodass sie den gesamten Körper als Einheit wahrnehmen.
- Lenken Sie Ihre Aufmerksamkeit vom Oberkörper hinunter in die Beine und erweitern Sie die Wahrnehmung bis zu den Zehenspitzen.
- Bleiben Sie mit Ihrer Wahrnehmung in den Beinen und Füßen, während Sie die Arme und Hände zusätzlich wahrnehmen.
- Wenn Sie gut verbunden sind mit diesen Bereichen, vergrößert sich Ihre Wahrnehmung in alle Bereiche des Körpers.
- Vielleicht nehmen Sie eine Art Pulsieren in bestimmten Regionen wahr, vielleicht beginnt auch der gesamte Körper, sich auf eine andere Art bemerkbar zu machen. Wichtig ist, dass Sie in diesem Zustand verweilen, ohne das Wahrgenommene zu bewerten.
- Lösen Sie die Meditation auf, indem Sie, bevor Sie die Augen wieder öffnen, tief durch die Nase ein- und hauchend durch den leicht geöffneten Mund ausatmen.

Es kann sein, dass Sie während der ersten Versuche nicht besonders lang in diesem Zustand verweilen können. Sie werden jedoch feststellen, dass es Ihnen mit jedem Mal leichter fallen wird. Bleiben Sie also am Ball, reden Sie sich auf keinen Fall ein, dass das nichts für Sie ist oder Sie es nicht können. Wenn Kinder ihr Leben lang nicht kontrolliert wurden, ihnen kein Mensch Grenzen gesetzt hat, sie immer unbeaufsichtigt waren, dann wird es ihnen schwerfallen, Grenzen zu akzeptieren. Ähnlich verhält es sich mit unserem Geist: Wenn Sie bisher keine routinierte Übung in Meditation hatten, kann es Ihnen ähnlich schwerfallen, Stille zuzulassen. Schließlich durfte Ihr Geist ebenfalls tun und lassen, was er wollte. Seien Sie also geduldig mit Ihren kleinen, ungezogenen Kindern im Kopf.

Schmerztagebuch

Ich möchte Sie auffordern, ein Schmerztagebuch zu führen; eine Vorlage sehen Sie hier abgebildet. Das ist sehr ratsam, da Ihnen dadurch Zusammenhänge bewusst werden könnten, die Sie vielleicht bisher nicht gesehen haben. In erster Linie brauchen Sie nur ganz spontan und aus dem Bauch heraus Kreuzchen zu setzen: Die Skala gibt die Intensität Ihrer Schmerzen von 0–10 in Zweierschritten wieder; Verdauung, Schlaf und Wohlbefinden bewerten Sie mit den Smilies. Überlegen Sie nicht lange, markieren Sie intuitiv. Im Feld »Übungen/Wirkungen« können Sie notieren, welche Übungen Sie nach der Erfassung der Schmerzen praktiziert haben und wie Sie sich danach fühlen. Im Feld »Notizen« haben Sie Platz für individuelle Dinge, die Sie sich notieren möchten (z. B. eingenommene Medikamente, Dinge, die Ihnen außer den Übungen gut getan haben usw.). Falls Ihnen Zusammenhänge zwischen Ihren Schmerzen und Ihren Gedanken und Gefühlen bzw. Emotionen auffallen, ist es ebenfalls hilfreich, diese zu notieren. Am Abend, nachdem Sie Ihre Schmerzen erfasst haben, können Sie sich einen Gesamtüberblick über Ihre gemachten Notizen und erfassten Schmerzen machen.

Um sich nicht über eine längere Zeit zu sehr auf die Schmerzen zu konzentrieren, empfehle ich das Führen des Schmerztagebuchs für zwei Wochen. Zum Schluss können Sie Ihre Notizen genauer durchgehen. Ziel ist, ein besseres Gespür für die Schmerzen zu entwickeln, auch zu erkennen, dass der Schmerz sich verändert und nicht statisch ist. Außerdem gewinnen Sie eventuell Erkenntnisse über bestimmte Zusammenhänge, die den Schmerz auslösen und beeinflussen. Sprechen Sie gerne mit Ihrem Arzt oder Therapeuten über den Schmerzverlauf und die Erkenntnisse, die Sie erlangen.

Schmerztagebuch

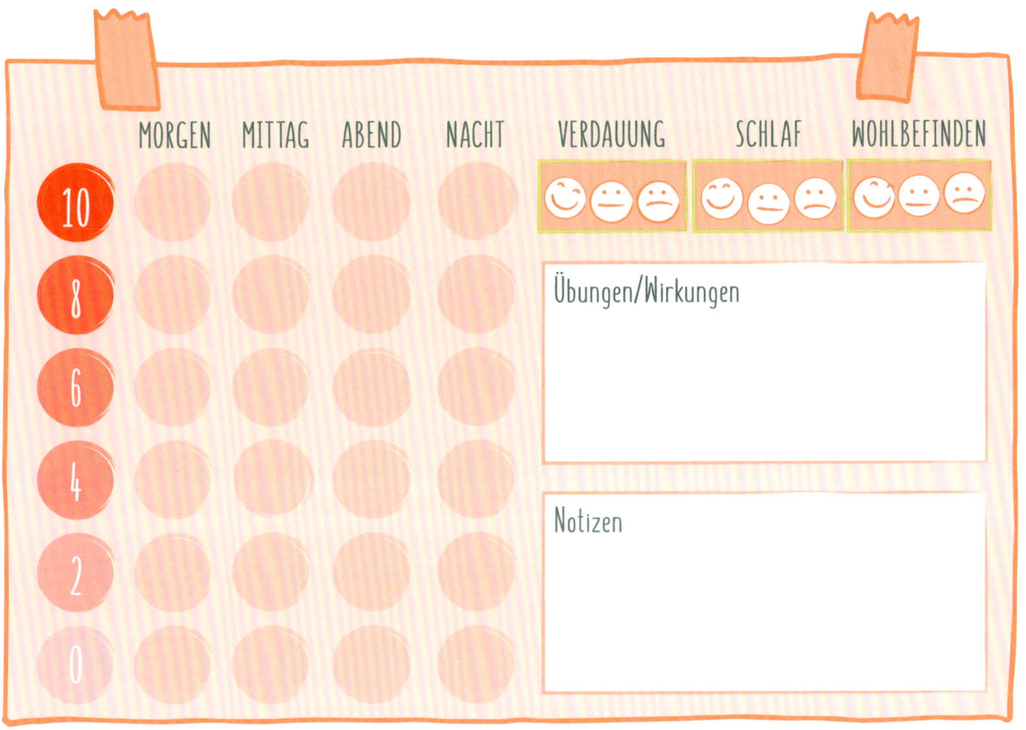

Fallbeispiel:

Körperwahrnehmung als Weg zur Schmerzlinderung

» *Besondere Motivation sowie Freude schenken mir Menschen, die ich eine Zeit lang begleiten darf und die sich innerhalb dieser Zeit zu ganz anderen Personen entwickeln. Die Betonung liegt hier auf dem Wort ent-wickeln, da sie tatsächlich ihr Leben so geändert haben, dass ihnen vieles klarer geworden ist. Also im wahrsten Sinne des Wortes eine Ent-Wicklung stattgefunden hat, so als hätten sie ein Knäuel total verwirrten Baumwollgarns entworren. Von destruktiven Mustern, die einfach zum Alltag gehörten, haben sie sich entfernt und sich davon weg entwickelt.*

In diesem Zusammenhang möchte ich von einer jungen Frau namens Sophie erzählen. Sie war 36 Jahr alt, als Sie mich in meiner Praxis zum ersten Mal aufgrund von chronischen Schulter- und Rückenschmerzen aufsuchte. Ich nahm Sie als eine lebendige, quirlige Frohnatur wahr. Als Mutter zweier Kinder (damals im Alter von 6 und 9) mit einem Teilzeitjob hatte sie einen recht ausgefüllten Tag. Morgens bereitete Sie das Frühstück für die Kleinen und ihrem Ehemann zu, ehe sie die Kinder zur Schule brachte und danach selbst arbeiten ging. Am Nachmittag wurden die Kinder wieder abgeholt, zu Hause wurde Abendessen zubereitet, der Haushalt erledigt, eingekauft und zwei- bis dreimal wöchentlich wurden die Kinder zum Sport gebracht und wieder abgeholt. Hinzu kamen selbstverständlich diverse andere Erledigungen, wie (Kinder-)Arztbesuche und die üblichen Alltagsprobleme, die wir alle kennen.

Trotz ihrer natürlichen Fröhlichkeit und der überschüssigen Energie, fiel mir ziemlich schnell auf, dass Sophie ziemlich flach atmete. Ihre Schultern waren tendenziell nach oben gezogen. Sie wirkte, obwohl sie immer herzlich lächelte, chronisch unter Strom. Im Zuge meiner Anamnese fand ich heraus, dass sie für sich selbst kaum Zeit einräumte. Da sie vom Arzt den Rat erhalten hatte, Sport zu treiben, meldete sich in einem Fitness-Studio an. Manchmal schaffe sie es, ein- bis zweimal pro Woche ins Fitness-Studio zu gehen, erzählte sie. Doch auch dort stand Aktivität statt Erholung für sie im Vordergrund.

Wir sprachen zunächst über die Wichtigkeit eines Ausgleichs für ihren hektischen Alltag und über Entspannung. Mit dem Thema Meditation und Körperwahrnehmung hatte sie bisher keinerlei Erfahrung gesammelt. Ich klärte Sophie über die Wichtigkeit auf, sich selbst Zeit zu schenken und den Körper wahrzunehmen. Denn mit den Gedanken war sie ständig dabei, den Tag zu planen, an die Kinder zu denken und ihrem Mann alles recht zu machen, der schließlich viel arbeitete und erschöpft und hungrig nach Hause kam. Ihr lag viel daran, dass die Kinder und der Ehemann glücklich und zufrieden sind. Doch wo blieben ihre Bedürfnisse?

Auf diese Frage hatte Sophie zu Beginn keine Antwort. Da sie stets mit den Gedanken woanders war, hatte sie den Zugang zu sich selbst und ihren Bedürfnissen sowie zu ihren Körpersignalen verloren. Ihr Körper hatte sich im Laufe der Jahre dermaßen verkrampft, dass sie täglich unter den Schmerzen litt. An manchen Tagen verkrampften sich ihren Schultern so stark, dass sie sich kaum bewegen konnte. Diese Verkrampfungen hielten für mehrere Tage an.

Ich bat Sophie darum, sich rücklings auf den Boden zu legen und ließ sie zunächst tief ein- und ausatmen. An den schnellen Bewegungen ihrer (geschlossenen) Augen erkannte ich, dass sie nur schwer abschalten konnte. Nach einer angeleiteten Entspannungsmeditation kam sie sichtlich »runter«. Ihr Atem beruhigte sich, die Augen waren still, das Gesicht entspannte sich. Während Sophie wach dalag, nahm sie das erste Mal bewusst ihren Körper wahr. Der entspannte Zustand erleichtert die Körperwahrnehmung. Dabei werden nicht die Gedanken in den Körper gelenkt, wie sie vor Beginn der Übung vermutete. Der Körper wird von innen erspürt, bzw. wahrgenommen – ohne dabei an etwas Bestimmtes zu denken. Nach der in etwa 20-minütigen Übung konnte sie kaum glauben, wie erholt sie sich fühlte. Sie sprach wesentlich langsamer und atmete tiefer.

In der nächsten Sitzung wiederholten wir die Körperwahrnehmungsübung und ergänzten sie mit einer kurzen, aktiven Meditation im Stehen. Menschen, die Schwierigkeiten damit haben, ruhig zu sitzen, empfehle eher aktive Formen der Meditation. Mit der Zeit erforschten wir auch das Meditieren im Sitzen, was Sophie immer leichter fiel. Auch das Sitzen auf dem Boden bereitete ihr ursprünglich große Schmerzen, vor allem in der Hüftregion, in den Schultern und im oberen Rücken. Mit den Körperübungen, die ich ihr zur Vorbereitung der Sitzmeditation zeigte, minimierten sich die Schmerzen, wodurch sie wesentlich entspannter meditieren konnte. Sie erkannte, dass sie die Meditation nicht nur dazu nutzen konnte, abzuschalten. Durch das bewusste Wahrnehmen ihres Körpers und somit auch der Schmerzen verringerten sich diese in ihrer Intensität. Sie erhielt im Alltag rechtzeitig Signale vom Körper, um sich zu entspannen.

Nach wie vor ist Sophie sehr fleißig und kümmert sich hervorragend um ihre Familie. Doch inzwischen hat sie ein neues Körperbewusstsein entwickelt, was ihr dabei hilft, wesentlich ausgeglichener und entspannter zu sein. Heute nimmt sie sich regelmäßige Auszeiten, um innerlich zur Ruhe zu kommen. Außerdem entspannt sie sich jeden Abend, bevor sie schlafen geht und meditiert jeden Morgen für etwa 10 Minuten, bevor sie die Kinder weckt. Das schlechte Gewissen, das Sophie zuvor davon abgehalten hatte, Zeit für sich zu nehmen, verflog relativ schnell, da sie erkannte, dass sie einen viel besseren Job als Hausfrau, Mutter, Ehefrau und Angestellte machen konnte, wenn sie innerlich ausgeglichen und entspannt ist. «

Über Achtsamkeit

Achtsamkeit ist seit einiger Zeit in aller Munde – aber sie ist mehr als ein bloßer Hype. Das Konzept der Achtsamkeit in den Alltag zu integrieren, ist lohnend und heilsam.

Achtsamkeit, das heißt wertfrei den Moment wahrzunehmen, stammt ursprünglich aus buddhistischen Traditionen. Jon Kabat Zinn, ein Molekularbiologe, der an der University of Massachusetts tätig war, entwickelte Ende der 1970er-Jahre eine spezielle Achtsamkeitsmethode, MBSR (Mindfulness-based Stress Reduction). Heute gibt es viele Untersuchungen und Studien, die die Wirksamkeit belegen. Viele Krankenkassen übernehmen die Kosten für Präventionskurse oder achtsamkeitsbasierte Therapieverfahren an Kliniken.

Achtsamkeit lässt sich gut in den Alltag einbauen, denn Sie brauchen nicht zwangsläufig viel Zeit dafür. Wenn Sie beispielsweise essen, können Sie dem Vorgang mehr Achtsamkeit verleihen, indem Sie zum Beispiel, bevor Sie einen Happen zum Mund führen, das Essen ganz genau betrachten, die Vielfalt der Farben und Formen detailliert wahrnehmen, mit geschlossenen Augen den Duft aufnehmen. Es geht darum, sich Zeit zum Wahrnehmen zu nehmen, ohne das Wahrgenommene zu bewerten, indem Sie eventuell denken »das duftet gut« oder »das duftet schlecht«, oder »das Gemüse wurde ungleichmäßig geschnitten«. Sollten sich Impulse währenddessen bemerkbar machen, nehmen Sie auch die Impulse (wie z. B. das Essen in den Mund führen wollen) wahr. Wahrscheinlich wird das Beobachten Ihren Speichelfluss anregen. Auch das können Sie einfach wertfrei wahrnehmen.

Durch die Integration von Achtsamkeit in den Alltag entsteht eine Stärkung der psychischen Widerstandsfähigkeit (Resilienz). Es stellt sich eine allgemeine Gelassenheit ein. Wir ver-urteilen und be-werten nicht mehr so schnell. Unsere Toleranz erhöht sich, mehr Verständnis wird entwickelt. All dies und viele weitere Effekte tragen dazu bei, dass wir gelassener und bewusster leben.

Ein weiterer positiver Effekt, der sich durch die Achtsamkeitspraxis entwickeln kann, ist das Aufgeben von »unerwünschten« Gewohnheiten. Durch das bewusste Wahrnehmen der Impulse fällt es leichter, sich bewusst dafür zu entscheiden, gewisse Dinge sein zu lassen. Wenn Sie beispielsweise Raucher sind und das Bedürfnis »Rauchen« in Ihnen entsteht, greifen Sie normalerweise wie hypnotisiert zur Zigarette und zum Feuer. Durch Achtsamkeit nehmen solche und ähnliche automatisierte Reaktionen und Handlungen allmählich ab, wodurch Ihre Gewohnheiten und Süchte besser kontrollierbar werden. Allgemein entsteht durch Achtsamkeit eine regulative Wirkung auf die Affekte und somit eine höhere Impulskontrolle.

Auch Ihre Schmerzen können Sie dazu nutzen, sich in Achtsamkeit zu üben. Üblicherweise entsteht automatisch eine Abneigung den Schmerzen gegenüber, sobald diese auftreten. Wir haben aber auch die Möglichkeit, die Schmerzen wertfrei, ganz bewusst und mit einer gewissen Neugierde wahrzunehmen. Durch das »Weghaben-Wollen«, durch die Abneigung gegenüber dem Schmerz, halten wir ihn in gewisser Weise fest. Achtsamkeit trägt dazu bei, den Schmerz nach dem wertfreien Wahrnehmen weiterziehen lassen zu können.

» *Wir haften nicht an den Gedanken an, wir nehmen sie wertfrei wahr. Wir haften nicht an Schmerzen an, wir nehmen sie wertfrei wahr.* «

Bauen Sie Achtsamkeit immer wieder, gerne täglich, in Ihre Meditationspraxis ein. Sitzen Sie dafür aufrecht, in Ihrem gewohnten Meditationssitz. Hat sich innerlich Ihre Meditation eingestellt, beginnen Sie Ihre Aufmerksamkeit auf eine schmerzende Stelle zu lenken. Sollten mehrere Regionen des Körpers schmerzen, suchen Sie sich zu Beginn nicht die schmerzhafteste Region aus. Verweilen Sie gelassen, neugierig und offen in diesem Bereich. Nehmen Sie sich die Zeit, um den Schmerz urteilsfrei wahrzunehmen. Wie in der Meditationsanleitung lassen Sie die Gedanken einfach vorüberziehen. Bleiben Sie sowohl geistig als auch körperlich ganz gelassen. Verweilen Sie für mehrere Atemzüge in der ersten Schmerzregion, während Sie ganz gelassen den Atem fließen lassen. Nehmen Sie den Schmerz in seiner Fülle, in seiner Ganzheit, vollständig wahr. Es könnte Ihnen helfen, dem Schmerz eine Form, eine Farbe und eine Bezeichnung zu verleihen (stechend, pochend, dumpf etc). Auch können Sie die Intensität des Schmerzes, auf einer Skala von 1 bis 10, benennen.

Nachdem Sie mehrere Minuten in der ersten Schmerzregion verbracht haben, können Sie, bevor Sie sich sanft verabschieden, die Intensität des Schmerzes ein weiteres Mal auf der Skala bestimmen. Hat sich etwas verändert? Falls eine weitere Region schmerzen sollte, wandern Sie langsam mit Ihrer Aufmerksamkeit zur nächsten Region und so fort. Bevor Sie die Übung beenden, nehmen Sie Ihren gesamten Körper als Einheit wahr und kehren Sie in die Realität zurück, indem Sie bewusst tief ein- und ausatmen, dann Ihre Augen langsam öffnen.

Entspannungsverfahren und Atemübungen

Regelmäßige, aktiv herbeigeführte Entspannung ist für jeden Menschen wichtig, der sich auf allen Ebenen wohlfühlen möchte. Insbesondere geht es um die Aktivierung des parasympathischen Nervensystems.

Viele Menschen halten konkrete Entspannungsmethoden nicht für notwendig, da sie glauben, dass Sport und sich »auspowern« ausreichen würde. Doch wir brauchen für ein inneres Gleichgewicht nicht nur die Aktivität, sondern auch die Passivität im Sinne von bewusst herbeigeführter Entspannung. Mit Passivität ist nicht gemeint, einfach auf dem Sofa zu lümmeln und einen Film zu schauen, zu lesen oder spazieren zu gehen. All dies können sinnvolle Maßnahmen sein. Doch diese Maßnahmen können auf neuronaler Ebene eine bewusst herbeigeführte Entspannung nicht ersetzen. Ich beobachte in meinen Gruppenkursen oder Einzelsitzungen regelmäßig, dass Menschen nicht (mehr) in der Lage sind, wirklich absolut zu entspannen. Es ist sogar von außen sichtbar, dass es eine große Herausforderung ist. Das Leben in unserer Gesellschaft mit seinen vielen Facetten trägt dazu bei, dass unser Körper und unser Nervensystem verlernt haben, wirklich vollkommen loszulassen. Sogar nachts, wenn wir schlafen, bleiben wir angespannt, wenn wir uns selbst nicht beibringen, bewusst zu entspannen.

Weshalb können wir nicht so leicht entspannen? Der Grundstein u. a. für unsere Resilienz und Informationsverarbeitung wird bereits im Säuglingsalter bzw. schon in der pränatalen Phase gelegt. Je nachdem, wie wir die vielen Informationen, die tagtäglich seit unserer frühesten Kindheit auf uns einprasseln, verarbeiten, dementsprechend formt und entwickelt sich unser Nervensystem. Wurde uns beigebracht, mit Herausforderungen, Stress, Problemen, sogenannten »negativen Emotionen« auf eine Weise umzugehen, die uns nicht langfristig belastet, wird es uns leichter fallen, zu entspannen. Tragen wir jedoch den Stress, die Herausforderungen und Probleme weiterhin in uns, so wird es uns umso schwerer fallen, regelmäßig abzuschalten.

Natürlich gibt es neben diesem großen »Gesamtbild« noch die alltäglichen Herausforderungen, mit den wir klarkommen müssen.

Auch deshalb ist es von großer Wichtigkeit, den Geist beruhigen zu können, damit der Körper sich entspannen kann. Um einen erholsamen Schlaf zu fördern, können Sie einige Entspannungsübungen vor dem Zubettgehen ausführen. Sie werden nicht nur gut schlafen, sondern am nächsten Morgen auch gelöster sein, da Sie die Alltagsanspannung vor dem Einschlafen losgelassen haben.

Die gute Nachricht ist: Wir können das Entspannen lernen. Auch wenn es, wie bei so vielem, zu Beginn etwas Übung benötigt. Je regelmäßiger wir Entspannung üben, desto leichter wird es uns mit der Zeit fallen und desto schneller werden wir in die Entspannung hinabgleiten können, weil das nichts Fremdes mehr für den Körper sein wird.

Ebenso wichtig wie das Entspannen ist das Atmen. Grundsätzlich geschieht es automatisch, da der Atemprozess mit unserem autonomen Nervensystem verbunden ist. Doch der Atem spiegelt zu jeder Zeit, wie es um unsere Nerven bestellt ist. Durch die Atemübungen beeinflussen wir unser Nervensystem. Sie helfen uns dabei, ausgeglichener und entspannter zu sein und uns von belastenden Gedanken und Emotionen zu befreien.

Körper ausschütteln

Diese Übung können Sie immer wieder in Ihre Routine einbauen oder zwischendurch einfach machen, um Verspannungen vorzubeugen. Und falls Sie angespannt sind, hilft diese Übung, sich zu lockern. Auch mental können Sie durch sie besser loslassen, wenn Sie sich überfordert fühlen. Außerdem fördert diese Übung die Körperwahrnehmung.

Ausführung: Zu dieser Übung eignet sich laute, rhythmische Trommelmusik, damit Sie Ihren Takt schneller finden. Aber auch ohne Musik funktioniert sie hervorragend.

Stellen Sie sich im hüftbreiten Stand hin, die Knie sind leicht gebeugt. Atmen Sie einige Male tief ein und aus. Schließen Sie gerne für einen Moment die Augen, damit Sie sich besser wahrnehmen können. Lenken Sie die Aufmerksamkeit in die Knie und beginnen Sie, aus den Knien heraus ganz entspannt zu wippen. Eventuell dauert es ein wenig, bis Sie Ihren Rhythmus gefunden haben. Wichtig ist, dass Sie während der gesamten Dauer der Übung tief ein- und ausatmen. Atmen Sie gerne hauchend durch den Mund aus, wenn Ihnen danach ist.

Während Sie wippen, bleiben alle Ihre Gelenke ganz locker. Achten Sie vor allem auf die Schultern, die Arme und Handgelenke. Hier tendieren wir oft dazu, festzuhalten. Stellen Sie sich während dieser Übung vor, dass alle Anspannung, jegliche Belastung von Ihnen abfließen. Der Oberkörper bleibt aufrecht, aber locker, die Augen können Sie öffnen oder geschlossen lassen.

Lassen Sie die Übung immer intensiver werden. Atmen Sie intensiver, schütteln Sie sich intensiver. Über die Dauer entscheiden Sie selbst. Ich empfehle mindestens fünf Minuten. Nach oben ist keine Grenze gesetzt, solange Sie sich wohl fühlen. Wenn Sie die Übung beenden möchten, kommen Sie langsam zur Ruhe, indem Sie allmählich »auswippen«. Halten Sie am Ende die Augen geschlossen oder schließen Sie sie, falls Sie sie geöffnet hatten. Jetzt, nachdem sich alles gelockert hat, können Sie sich vorstellen, dass alles, was Sie belastete, durch Ihre Füße hindurch tief in die Erde fließt. Spüren Sie für mehrere Atemzüge mit geschlossenen Augen nach, bevor Sie sich langsam wieder anderen Dingen widmen.

Progressive Muskelentspannung

Eine wunderbare Möglichkeit, die Körperwahrnehmung zu schulen, bietet die Progressive Muskelentspannung nach Jacobson. Einzelne Körperpartien werden hier bewusst angespannt, um danach noch tiefer und leichter entspannen zu können. Diese Übung führen Sie am besten im Liegen auf dem Teppich oder auf einer Matte aus. Wichtig ist, dass Sie in den Phasen der Anspannung die Muskeln so stark es geht anspannen und die Anspannung für etwa 5 Sekunden halten, damit Sie entsprechend besser entspannen können. Die Entspannung geschieht plötzlich.

Ausführung:

- Legen Sie sich hin und machen Sie es sich ganz bequem. Die Beine sind leicht geöffnet, die Füße fallen entspannt nach außen.

Eine kleine Inspiration

Ich liebe es, Tiere zu beobachten. Mit stressigen Situationen gehen sie sehr vorbildlich um. Wir Menschen haben den Zugang zu unseren Instinkten weitestgehend verloren, weshalb wir belastende Emotionen auf der muskulären Ebene abspeichern, anstatt sie gleich wieder loszulassen. An Enten kann man wunderbar beobachten, wie sie mit Streitigkeiten umgehen. Wenn zwei Enten aggressiv aufeinander losgehen, sich streiten, vielleicht sogar beißen, trennen sich ihre Wege relativ schnell wieder und jeder zieht seines Weges. Beobachtet man sie weiter, wird man mit Sicherheit sehen können, wie sie sich einmal richtig schön schütteln, die Flügel aufspannen und wieder anlegen, mit dem Schwänzchen wedeln und ganz friedlich und entspannt einfach ihren Weg fortsetzen.
Wenn wir in der Lage wären, mit Ereignissen, die uns emotional erregen, so umzugehen, dass diese sich nicht verkörperlichen müssen, könnten wir wesentlich besser entspannen, abschalten, inneren Frieden finden und schlafen. Lassen Sie sich also von der Tierwelt inspirieren: Wenn Sie sich das nächste Mal aufregen, erschrecken oder auf eine andere Art emotional erregt sind, schütteln Sie es gleich danach ab.

Die Arme ruhen neben dem Körper, die Handflächen zeigen nach oben
- Atmen Sie einige Male tief durch die Nase bis in den Unterbauch ein und durch den leicht geöffneten Mund vollständig aus. Lassen Sie den Körper mit dem Ausatmen immer schwerer werden.
- Danach lassen Sie den Atem einfach fließen. Lassen Sie die Gedanken in die Ferne rücken. Ihr Körper und Ihr Atem kommen in den Vordergrund Ihrer Wahrnehmung. Sollten sich Gedanken bemerkbar machen, kehren Sie ruhig und entspannt mit Ihrer Aufmerksamkeit zum Atem zurück.
- Lenken Sie die Aufmerksamkeit in Ihre dominante Hand. Nehmen Sie sie erst einmal nur wahr, ohne etwas zu verändern.
- Ballen Sie dann die Hand so fest es geht zu einer Faust und heben Sie sie leicht an. Halten Sie die Anspannung für 5 Sekunden. Dann lassen Sie plötzlich los und lassen die Hand wieder absinken. Nehmen Sie sich Zeit, um nachzuspüren. Wie fühlt sich die Hand jetzt an?
- Lenken Sie die Aufmerksamkeit in Ihren Oberarm. Verweilen Sie hier für einige Atemzüge und nehmen Sie einfach wahr, ohne etwas zu verändern.
- Beugen Sie Ihren Arm so, als würden Sie etwas sehr Schweres tragen, ballen Sie eine Faust und aktivieren Sie so stark es geht Ihren Bizeps. Halten Sie diese Spannung für mindestens 5 Sekunden. Dann lassen Sie los, indem Sie die Hand öffnen und den Arm wieder absinken lassen. Spüren Sie nach.
- Wiederholen Sie dies mit der anderen Hand. Nehmen Sie den Unterschied zwischen Anspannung und Entspannung bewusst wahr.
- Die Aufmerksamkeit verlagert sich in den nicht dominanten Oberarm. Zunächst einmal wahrnehmen.
- Mit dem nächsten Einatmen den Oberarm heben und durch Beugen fest anspannen. Spannung für etwa 5 Sekunden halten. Mit dem nächsten Ausatmen Spannung lösen, Arm ablegen, nachspüren. Führen Sie dies auch mit dem anderen Arm aus.
- Nehmen Sie dann beide Arme für mehrere Atemzüge bewusst wahr.
- Als Nächstes nehmen Sie die Stirn wahr. Runzeln Sie mit dem nächsten Einatmen die Stirn so stark es geht und verweilen Sie 5 Sekunden. Danach lösen Sie die Anspannung und spüren Sie nach.
- Mit der Aufmerksamkeit wandern Sie zu den Augen. Einatmend kneifen Sie kraftvoll die Augen zusammen. Nach 5 Sekunden Anspannung lösen und bewusst nachspüren und den Unterschied zwischen Anspannung und Entspannung wahrnehmen.
- Nach demselben Prinzip geht es weiter. Angespannt werden:
  - Kiefer
  - Nackenbereich
  - Schultern
  - Brustbereich
  - Bauch
  - Beine
- Lassen Sie zum Schluss ausatmend alle Muskeln los, nehmen Sie den gesamten Körper in der Entspannung wahr und verweilen Sie für einige Minuten in dieser Haltung.

Körper beklopfen

Mit dieser Übung stellen Sie die Verbindung zu Ihrem Körper aktiv wieder her. Sie ist zwar ganz leicht auszuführen, hat aber eine große Wirkung. Es geht darum alle Körperregionen zu beklopfen. Falls Sie jemand unterstützen kann, können Sie die Person da-

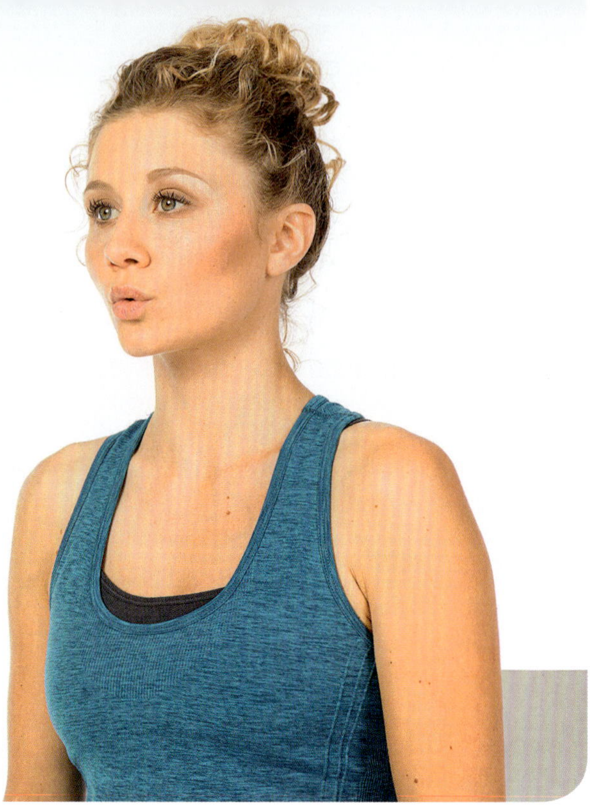

Auch ohne Strohhalm funktioniert die Strohhalm-Atmung wunderbar. Probieren Sie es gleich aus!

rum bitten, entweder nur den Rücken oder Ihren gesamten Körper zu beklopfen. Wichtig: Es sollte keine Schmerzen verursachen, sondern sich angenehm anfühlen.

Ausführung: Stellen Sie sich im hüftbreiten Stand hin. Strecken Sie zunächst einen Arm aus und beginnen Sie, beide Seiten der Hand des ausgestreckten Arms zu beklopfen. Die klopfende Hand ist dabei leicht zu einer Faust geballt, während das Handgelenk ganz locker bleibt. Wandern Sie mit dem Klopfen den Arm hinauf bis zur Schulter. Das Gleiche führen Sie auf der anderen Seite aus. Mit beiden Händen beklopfen Sie dann den Rest des Körpers, überall dort, wo Sie hinkommen, auch die Füße und den unteren Rücken. Falls Ihnen eine Person hilft, kann sie Ihren Rücken beklopfen, während Sie den Oberkörper nach vorn hängen lassen. Bitten Sie die Person, zum Abschluss mit den flachen Händen vom unteren Rücken beginnend über den oberen Rücken, hinauf zu den Schultern, dann hinunter bis über die Fingerspitzen mit der flachen Hand zu streichen. Richten Sie sich ganz achtsam auf und spüren Sie nach, bevor Sie Ihre Position auflösen.

Holzfäller-Atmung

Die Holzfäller-Atmung soll in erster Linie Spaß machen. Auch wenn diese Übung Aggressionen abbaut und Anspannungen löst, warten Sie nicht darauf, bis Sie angespannt oder aggressiv sind, um sie auszuführen. Sie können die Holzfäller-Atmung zur Prävention, aber auch zum Aufhellen der Stimmung ausführen.

Ausführung: Stellen Sie sich breitbeinig und aufrecht hin, die Hände ruhen an den Hüften. Schließen Sie für einen Moment die Augen und lenken Sie für einige Atemzüge die Wahrnehmung nach innen. Verschränken

Sie die Finger vor Ihrem Körper ineinander, atmen Sie weiterhin tief ein und aus. Öffnen Sie die Augen und beugen Sie die Knie ganz leicht an. Mit dem nächsten tiefen Einatmen durch die Nase heben Sie die Arme weit über den Kopf und atmen pustend durch den Mund aus, während Sie kräftig mit den Händen im hohen Bogen bis hinunter zwischen die Beine schwingen, so als würden Sie Holz hacken. Während Sie durch die Nase tief einatmen, richten Sie sich wieder auf und wiederholen diese Bewegung etwa 10–20-mal am Stück. Stellen Sie sich danach im hüftbreiten Stand hin, schließen Sie die Augen, um nachzuspüren. Wiederholen Sie die Übung bei Bedarf mehrmals.

Strohhalm-Atmung

Im Kapitel über das Nervensystem haben Sie einen kleinen Überblick über die Funktion des Vagusnervs erhalten. Die folgende Atemübung bietet uns eine wunderbare Möglichkeit, von der Stimulation dieses wichtigen Nervs zu profitieren und so die regulativen Fähigkeiten des Parasympathikus anzuregen. Dazu gehört unter anderem die Cortisol-Regulation, welche uns »herunterkommen« lässt und darüber hinaus einen positiven Effekt auf depressive Verstimmungen und unter anderem auf Angst- und Panikzustände hat. Falls Sie keinen Strohhalm zur Hand haben sollten, können Sie Ihre Lippen so formen als würden Sie durch einen Strohhalm atmen.

Ausführung: Setzen Sie sich aufrecht hin, schließen Sie die Augen, nehmen Sie einen Strohhalm zwischen die Lippen und atmen Sie einige Male bewusst ein und aus. Atmen Sie tief durch die Nase ein und vollständig durch den Strohhalm aus. Falls Sie nicht in der Lage sind, vollständig durch den Halm zu auszuatmen, könnten Sie ihn kürzen oder einen dickeren Cocktail-Strohhalm verwenden. Wiederholen Sie die Atemzyklen 10-mal oder bis Sie das Gefühl haben, innerlich zu entspannen. Die Übung können Sie mehrmals am Tag ausführen. Besonders ratsam ist diese Atemübung abends vor dem Schlafengehen.

Meeresrauschen

Diese Atemübung schenkt neue Energie und beruhigt zugleich. Außerdem hilft der Fokus auf das sanfte Geräusch, das entsteht, die Gedanken zu besänftigen. Das fördert die Selbstwahrnehmung und wirkt regulativ auf die Emotionen.

Ausführung: Das Prinzip ist ganz leicht: Es geht es darum, in der Kehle während des Ein- und Ausatmens ein sanftes Rauschen zu erzeugen. Dabei wird mit entspannt geschlossenem Mund durch die Nase ein- und ausgeatmet. Schließen Sie die Augen, sitzen Sie aufrecht, atmen Sie tief ein und aus. Das Rauschen sollte sich ganz sanft anhören, so, als könnten nur Sie es wahrnehmen. Dieses Meeresrauschen können Sie auch bei allen Körperübungen entstehen lassen und auch zwischendurch im Alltag einsetzen, wenn Sie gedanklich oder emotional unruhig sind.

Beruhigungsatmung

Während Sie in Ihrem Meditationssitz verweilen, können Sie die Position Ihrer Hände verändern, um die Wirkung der Meditation entsprechend Ihren Bedürfnissen zu modulieren. Die folgenden Handpositionen eignen sich sehr gut, um am Abend zur Ruhe zu kommen oder um sich einfach besser wahrzunehmen, aber auch zur Beruhigung untertags. Auch als Abschlussmeditation nach Körperübungen am Morgen oder am Abend ist die Übung gut geeignet.

Ausführung: Nehmen Sie Ihren Meditationssitz ein und atmen Sie einige Male bewusst und tief ein und aus. Erlauben Sie Ihrem Atem, ruhig zu fließen. Entspannen Sie sich innerlich, richten Sie Ihre Aufmerksamkeit auf das Ein- und Ausströmen Ihres Atems. Bleiben Sie in dieser bewussten Wahrnehmung Ihres Atems, während Ihre linke Hand ganz langsam in Zeitlupe an Ihren Unterbauch unterhalb Ihres Bauchnabels gleitet. Nehmen Sie wahr, wie sich Ihr Atem vertieft, bis zur linken Hand hinunter. Nachdem Sie in dieser Haltung mehrmals tief ein- und ausgeatmet haben, bewegt sich Ihre rechte Hand genauso langsam, in Zeitlupe, nach oben an Ihr Brustbein. Ihre Hände ruhen nun übereinander. Sie nehmen wahr, wie sich Ihr Unterbauch beim Einatmen nach vorne wölbt und mit dem Ausatmen wieder absinkt. Zusätzlich nehmen Sie wahr, wie sich Ihr Brustbein sanft anhebt, nachdem sich Ihr Unterbauch nach vorne gewölbt hat. Mit dem Ausatmen sinkt Ihre Brust wieder hinab, gefolgt vom Unterbauch. Stellen Sie innerlich eine Verbindung mit diesen zwei Bereichen Unterbauch und Brustbein her.

Nach etwa 10 Minuten können Sie die Haltung der Hände ganz langsam auflösen. Während Ihre Hände sanft auf den Oberschenkeln ruhen, spüren Sie der Wirkung nach und genießen Sie das wohlig entspannte Gefühl.

Eine weitere Möglichkeit, in den Genuss von wohliger Entspannung und Selbstwahrnehmung zu kommen, bietet die folgende Variante: Lassen Sie die Hände während Ihrer Meditation über Kreuz sanft auf Ihren Schultern ruhen, die linke Hand auf der rechten Schulter, die rechte Hand auf der linken Schulter. Genießen Sie auch hier die beruhigende Wirkung für mehrere Minuten.

Imaginative Atmung

Theoretisch können Sie jegliche Imagination mit Ihren Atemübungen kombinieren, die beruhigend auf Sie wirkt. Mit der folgenden Imaginationsmethode habe ich positive Erfahrungen mit Patienten gemacht, die Schwierigkeiten damit hatten, zu meditieren, unter Ängsten litten oder sich gestresst und überfordert fühlten.

Sitzen Sie aufrecht auf einem Stuhl oder auf dem Boden in Ihrem Meditationssitz. Atmen Sie zunächst mehrmals langsam tief bis in den Unterbauch ein und mindestens genauso lang wieder aus, bis Ihr Bauch wieder flach wird. Lassen Sie den Atem danach einfach weiterfließen. Bleiben Sie aufrecht sitzen, aber ganz entspannt. Lenken Sie Ihre Aufmerksamkeit zu Ihren Sitzbeinhöckern. Stellen Sie sich ein kraftvolles, helles Licht am unteren Ende Ihrer Wirbelsäule vor. Mit dem Einatmen lenken Sie das Licht über die gesamte Wirbelsäule nach oben bis zu Ihrer Kopfkrone. Mit dem Ausatmen nehmen Sie wahr, wie das Licht wie Wasser aus einem Brunnen um Sie herum nach unten fließt. Fahren Sie so fort: Einatmend fließt das Licht die Wirbelsäule aufwärts bis zur Kopfkrone, ausatmend fließt es um Sie herum hinab. Verweilen Sie etwa 10–20 Atemzüge in dieser Vorstellung. Spüren Sie für mehrere Atemzüge nach, ehe Sie die Übung auflösen.

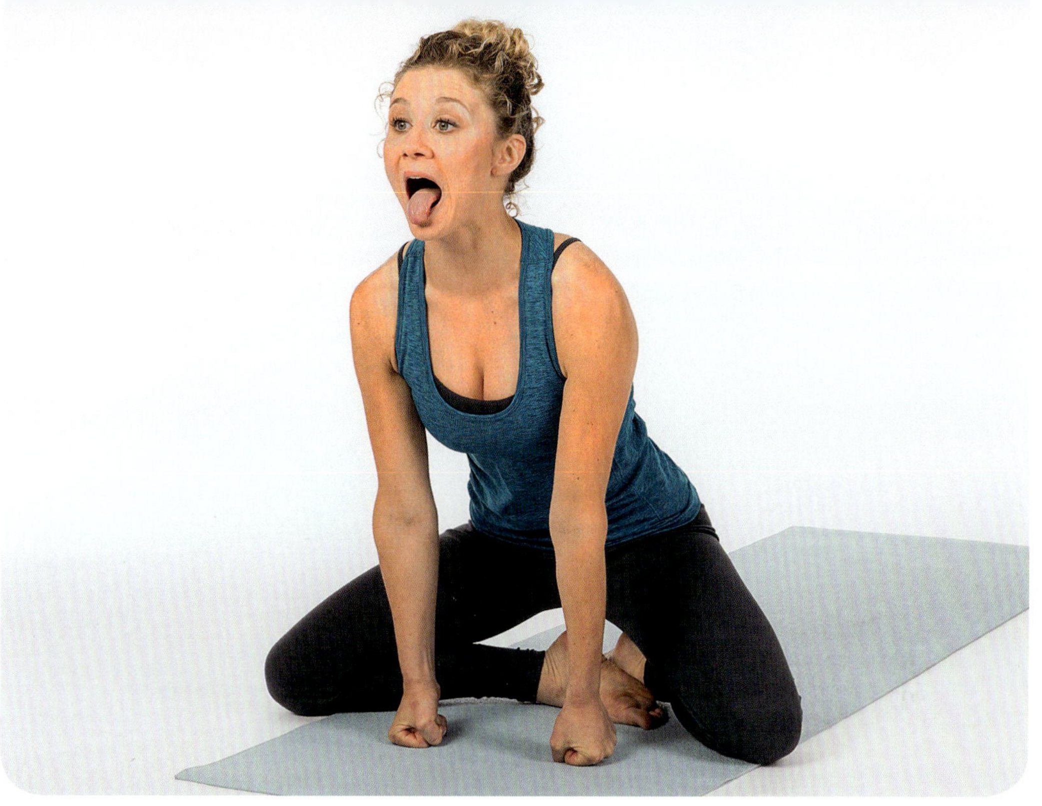

Löwenatmung

Diese Übung löst Anspannung und angestaute Energie, hilft, »über sich hinauszuwachsen«, fördert Mut, entspannt Gesicht und Kiefer und macht mächtig Spaß – Lachen ist erlaubt!

Ausführung: Setzen Sie sich auf eine Erhöhung (z. B. Meditationskissen) oder in den Fersensitz. Schließen Sie Ihre Augen und beginnen Sie, etwas schneller und dynamischer durch die Nase ein- und auszuatmen. Verbinden Sie das Atmen mit einer Schaukelbewegung des Oberkörpers: Beim Einatmen wiegen Sie den Oberkörper nach hinten, beim Ausatmen nach vorn. Dabei bleiben Sie fest sitzen. Atmen Sie, während Sie vor und zurück schaukeln, 3-mal noch dynamischer und kraftvoller ein und aus. Beim vierten Ausatmen kommt die Löwenatmung zum Einsatz. Viel mehr ähnelt es einem Gebrüll: Neigen Sie den Oberkörper mit Schwung weit nach vorn, stützen Sie sich mit den zu Fäusten geballten Händen am Boden ab, öffnen Sie den Mund, so weit es geht, strecken Sie die Zunge ganz weit hinaus, schauen Sie mit den Augen weit nach oben (Gesicht ist nach vorne gerichtet) und schreien Sie mit weit geöffnetem Mund, so laut Sie können. Es dürfte sich in etwa wie ein »HÄÄÄÄÄÄÄÄÄÄÄÄÄÄÄÄÄÄÄÄÄ« anhören. Wiederholen Sie das 3-mal. Nach der dritten Wiederholung setzen Sie sich hin wie zu Beginn der Übung und spüren Sie ganz entspannt nach, während sich Ihr Atem beruhigt.

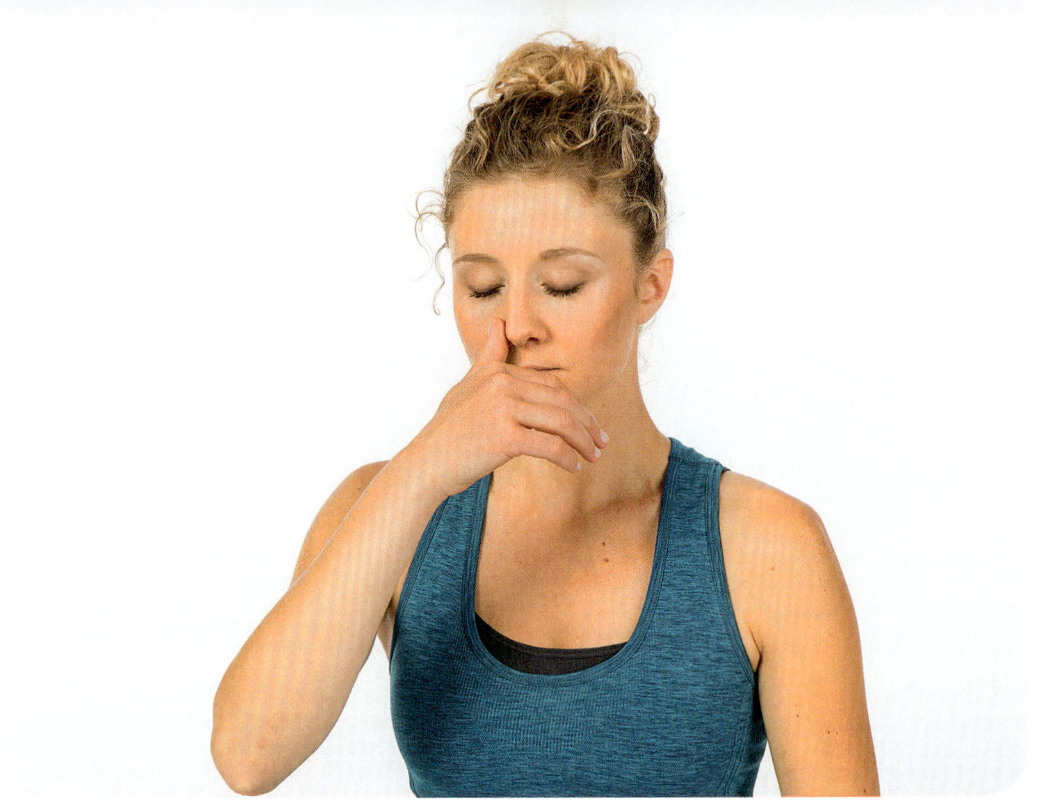

Ausgleichsatmung

Bauen Sie diese ausgleichende, harmonisierende Atemübung gerne als festen Bestandteil in Ihre Abendroutine ein, um vor dem Schlafengehen besser zur Ruhe zu kommen.

Ausführung: Setzen Sie sich mit aufrechtem Rücken in Ihren Meditationssitz. Beide Hände ruhen auf den Oberschenkeln. Schließen Sie die Augen und kommen Sie durch ein paar tiefe Atemzüge zur Ruhe. Drehen Sie den rechten Handteller nach oben, beugen Sie Zeige- und Mittelfinger der rechten Hand ganz sanft. Führen Sie den Daumen der rechten Hand an den rechten Nasenflügel. Kurz vor dem nächsten Einatmen schließen Sie das rechte Nasenloch und atmen durch das linke Nasenloch ein. Verschließen Sie nun auch das linke Nasenloch mit Zeige- und Mittelfinger, der Atem wird für etwa 4 Sekunden gehalten, dann lösen Sie den Daumen und atmen durch das rechte Nasenloch aus.

Nun wiederholen Sie den Ablauf andersherum und atmen durch das rechte Nasenloch ein. Bis 4 zählen, 4 Sekunden lang halten, durch links wieder ausatmen – bis 4 zählen. Wiederholen Sie diesen Zyklus 10–20-mal. Bleiben Sie dabei aufrecht sitzen und ganz gelassen. Beenden Sie die Übung nach einem letzten Ausatmen durch das linke Nasenloch. Lassen Sie die rechte Hand danach langsam absinken und spüren Sie im Meditationssitz achtsam nach.

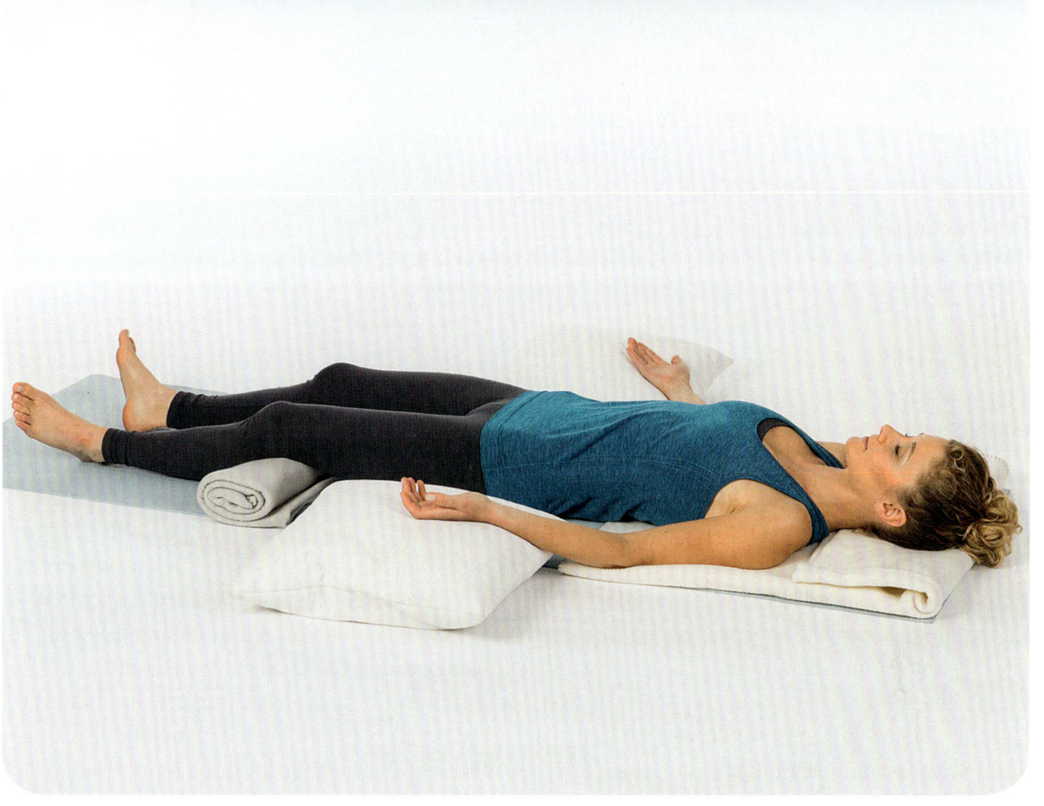

Passive Entspannung

In der folgenden Übung geht es darum, den Körper in die Entspannung zu führen und loszulassen. Machen Sie es sich so gemütlich wie nur möglich, gerne auch mit sanften Klängen, angenehmen Düften und Kerzenschein. Für diese Übung sind einige Hilfsmittel vonnöten: eine zusammengerollte Decke, die Sie unter den Knien platzieren können, eine weiche Decke als Kopfunterlage, zwei kleine, flache Kissen als Unterlage für die Hände, optional ein Augenkissen und zwei kleine Getreidekissen, die in den Handflächen ruhen.

Ausführung: Sorgen Sie im Raum für eine angenehme Temperatur und eine wohlig entspannte Atmosphäre. Platzieren Sie Ihre Hilfsmittel auf Ihrer Matte, bevor Sie sich hinlegen. Machen Sie es sich so richtig schön bequem. Nehmen Sie Ihre Handschmeichler in die Hände und legen Sie Ihre Hände auf die weichen Unterlagen. Die Decke falten Sie so wie auf dem Foto. Legen Sie das Augenkissen auf Ihre Augen. Ruckeln Sie sich so lange zurecht, bis Sie durch nichts mehr gestört werden. Ganz bewusst nehmen Sie nun den Körper wahr. Mit der Ausatmung weicht jegliche Anspannung, jegliches Unwohlsein von Ihnen. Nun ist die Zeit für Ruhe, Loslassen, nichts tun und einfach wohlfühlen und entspannen. Verweilen Sie bis zu 30 Minuten in dieser Position. Optional können Sie sich innerliche während des Einatmens sagen: »Ich atme Entspannung ein«, während Sie mit dem Ausatmen »Ich bin entspannt« sagen und sich absinken lassen.

Berghaltung im Liegen

Eine regelmäßige Praxis der folgenden Übung wird dafür sorgen, dass sich Stress und negative Emotionen nicht so leicht im Körper festsetzen können. Mindestens einmal die Woche gönne ich mir den wohltuenden Genuss dieser Übung, in der es darum geht, alle belastenden Emotionen, die sich im Körper festgesetzt haben, abfließen zu lassen. Gleichzeitig stellen Sie mit ihr eine feste Verbindung zur Erde her, damit Sie nichts mehr so leicht aus der Bahn wirft. Falls Sie dazu tendieren, im Liegen schnell einzuschlafen, empfehle ich Ihnen, die Übung auf einem Stuhl auszuführen, ohne sich dabei anzulehnen.

Ausführung: Legen Sie sich ganz entspannt auf Ihre Unterlage. Machen Sie es sich so bequem wie möglich. Gerne können Sie eine zusammengerollte Decke unter die Knie legen, um besser entspannen zu können. Die Handflächen sind nach oben ausgerichtet, die Füße kippen nach außen. Einige bewusste tiefe Atemzüge helfen Ihnen dabei, innerlich zur Ruhe zu kommen. Atmen Sie einige Male vollständig ein und tief und vollständig durch den leicht geöffneten Mund aus. Beginnen Sie damit, sich vorzustellen, fest und sicher mit der Erde verbunden zu sein, wie ein großer Berg. Unerschütterlich, mächtig, stark. Fühlen Sie diese Eigenschaften im Körper. Die Kraft, die Ihnen die Erde verleiht, die unerschütterliche Sicherheit, die Sie spüren.

Beginnen Sie damit, alle Emotionen wahrzunehmen, die sich in Ihrem Gesicht abgespeichert haben. Dafür können Sie sich vorstellen, wie Sie aussehen, wenn Sie sich traurig, wütend, verzweifelt oder ängstlich fühlen. Nehmen Sie alle Empfindungen, die sich bemerkbar machen, aus einer neutralen Perspektive wahr. Da Sie sich dazu entschlossen haben, sich von allem Belastenden zu befreien, lassen Sie alles, was Sie belastet, durch Ihren Körper tief in die Erde fließen. Da Sie als riesiger, kraftvoller Berg eins und fest mit der Erde verbunden sind, fließen alle negativen Emotionen bis in den Mittelpunkt der Erde. Als hätten Sie wurzelähnliche Kanäle unter den Füßen, fließen all diese Erlebnisse tief in die Erde hinein.

Danach folgen die Schultern. Nehmen Sie wahr, welche Last Sie seit langer Zeit auf den Schultern tragen. Wie fühlen sie sich an, wenn Sie genauestens hinhorchen? Welche Geschichte erzählen Ihnen Ihre Schultern? Nachdem Sie Ihren Schultern zugehört haben, erlauben Sie auch diesen alten Geschichten und belastenden Emotionen, durch Ihre Wurzeln tief in die Erde hinabzufließen. Fühlen Sie, wie Sie leichter werden. Stark und kraftvoll verbunden mit der Erde, gleichzeitig frei von unnötigem Ballast, den Sie so lange mit sich getragen haben.

Fahren Sie mit allen weiteren Körperregionen so fort, mit Ihren Armen, Händen, Beinen, Füßen, mit Ihrem Rücken, Bauch. Ganz zum Schluss mit Ihrem Herzen.

Steinwurf

Intuitiv hatte ich vor vielen Jahren als Heranwachsender ein sehr effektives Ritual entdeckt. Schon damals suchte ich regelmäßig die Natur auf. Mein Bedürfnis nach Ruhe wurde gestillt, meine Gedanken und Emotionen hatten Gelegenheit, an die Oberfläche zu kommen. Eines Tages fühlte ich mich außergewöhnlich stark von meinen Gedanken und Gefühlen übermannt. So ging ich in die Natur und spazierte an einem See entlang. In Gedanken versunken dahinschlendernd entdeckte ich einen faustgroßen, wohlgeformten, schweren Stein am Wegesrand. Als ich ihn aufhob und ihn in Händen hielt, schloss ich ganz intuitiv meine Augen, um den Stein noch besser erfühlen zu können. Ich bemerkte, dass sich meine Gedanken allmählich beruhigten. Mir schien, als würde dieser Stein all meine Gedanken, die mich belasteten, aufnehmen. Ich trat nah ans Wasser heran und warf den Stein mit aller Kraft im hohen Bogen ins Wasser. Tatsächlich fiel mir dadurch eine große Last von den Schultern. Ich fühlte mich regelrecht erleichtert. Diese intuitiv entstandene Handlung wiederholte ich regelmäßig. Dadurch, dass ich begann mir vorzustellen, wie meine Gedanken in die Steine flossen, verstärkte ich die Übung in ihrer Wirkung.

Durch die vielen Gedanken dampfte mein Kopf. Mein Körper fühlte sich schwer und schmerzhaft an. Insbesondere auf meinen Schultern (meine empfindsamste Stelle) schleppte ich eine große Last mit mir. Nachdem ich mich mit geschlossenen Augen vollkommen auf einen Stein fokussierte, ihn in seinen Details »erfühlte«, beruhigten sich allmählich meine Gedanken. Das könnte man die Essenz von Achtsamkeit nennen. Ganz unbewusst entdeckte ich ihre Wirkung, ohne mich vorher mit Achtsamkeit oder Meditation beschäftigt zu haben. Die Vorstellung, dass der Stein alle Last von meinen Schultern nahm, nahmen mein Unterbewusstsein und mein Nervensystem dankbar an. Danach fühlte ich mich befreit von allen Sorgen und der Schwere in meinem Körper.

Für mich ist dies ein deutliches Zeichen dafür, wie kraft- und wirkungsvoll Visualisierung sein kann. Unser Nervensystem kann zwischen Vorstellung und Realität nicht unterscheiden. Deshalb passt es sich unseren Gedanken und Empfindungen an, gleich, ob die Gedanken und Empfindungen durch ein reales Erlebnis entstehen oder »nur« durch eine Vorstellung.

Briefe schreiben

Das Schreiben von Briefen ist eine gute Möglichkeit, um angestaute Emotionen zu klären. Bei dieser Übung wird der Brief nicht abgeschickt, sondern am Ende verbrannt oder vergraben.

Vielleicht brauchen Sie nicht lange darüber nachzudenken, an wen der Brief gerichtet sein soll, weil Sie ganz genau wissen, wem gegenüber Sie negative Emotionen hegen. Falls Sie sich nicht klar darüber sind, an wen Sie schreiben könnten, setzen Sie sich hin und nehmen Sie sich Zeit, um in sich zu gehen. Entspannen Sie, schließen Sie die Augen, atmen Sie tief ein und aus. Gibt es einen Menschen in Ihrem Leben, der Sie tief verletzt hat? Gibt es jemanden, der Ihnen Herzklopfen bereitet, wenn Sie an ihn oder sie denken? Falls dem so ist, dann heißt es, dass Sie (unterdrückte) Emotionen mit sich tragen. Falls es aktuell niemanden gibt, gehen Sie in die Vergangenheit, vielleicht sogar bis in Ihre Jugend oder Kindheit.

Bleiben Sie bei der ersten Person, bei der Sie das Gefühl haben, dass Sie durch sie verletzt worden sind. Versuchen Sie, innerlich ganz gelassen zu bleiben, während Sie an den Menschen denken. Nehmen Sie in dieser Gelassenheit die Emotionen und Gedanken wahr, die an die Oberfläche kommen. Spüren Sie alles, was sich bemerkbar macht. Achten Sie dabei darauf, den Atem fließen zu lassen, bleiben Sie entspannt. Nehmen Sie sich genügend Zeit, um alles zu empfinden. Falls Emotionen hochkommen sollten, lassen Sie sie raus. Es ist wichtig, nichts zu unterdrücken.

Wenn Sie soweit sind, beginnen Sie mit dem Schreiben. Richten Sie den Brief an eine bestimmte Person, auch wenn eventuell mehrere Menschen an der Situation oder den Umständen beteiligt waren. Schreiben Sie alles nieder, was Sie empfunden haben. Schreiben Sie einfach drauf los, was Ihnen einfällt und was Sie fühlen. Nehmen Sie sich dafür die Zeit, die Sie brauchen.

Eine neue Perspektive

Nachdem Sie alle Emotionen bewusst gefühlt und ausgedrückt haben, nehmen Sie sich Zeit, um sich zu beruhigen. Danach wechseln Sie allmählich in eine Beobachter-Perspektive. Versuchen Sie, wie ein neutraler, unparteiischer Außenstehender die Situationen und Vorkommnisse ohne (Be-)Wertung wahrzunehmen. Legen Sie für diesen Augenblick Ihren Anspruch auf »Recht haben wollen« beiseite. Das spielt in diesem Moment keine Rolle. So schwer es Ihnen eventuell fällt, jetzt geht es um eine neutrale, wertfreie Wahrnehmung der Situation. Denken Sie daran: Es geht um Ihre Gesundheit. Tun Sie das in erster Linie für sich selbst!

Rufen Sie sich so detailliert wie möglich ins Gedächtnis, was geschehen ist. Vor Ihnen auf der Leinwand spielt sich das Ganze ab. Sie sind ein neutraler Beobachter. Als solcher stellen Sie sich auf keine Seite. Vielleicht entsteht in Ihnen mehr Verständnis, mehr Mitgefühl oder Liebe. Schwierige Situationen, die mühselig waren, können sich ent-wirren. Plötzlich können Dinge, die vorher unlogisch waren, Sinn ergeben. Jeder Mensch hat seine eigene Geschichte und tut sein Bestes, entsprechend seiner Erfahrungen und seines Bewusstseins. Auch Sie haben stets Ihr Bestes gegeben, in allen Lebenssituationen, in allen Lebensbereichen. Sie dürfen also auch Mitgefühl für sich selbst entwickeln. Sind Sie in einigen Situationen aufbrausend gewesen? Haben Sie aus Wut oder Angst gehandelt? Wurden Sie gekränkt und fühlten sich unfair behandelt? Was auch immer in Ihnen hochkommt, nehmen Sie alles an. Nun denken Sie auch über die anderen beteiligten Personen nach. Auch diese Menschen haben eine Vergangenheit, durch die sie geprägt wurden. Vielleicht fühlten sie sich überfordert, kamen mit bestimmten Umständen nicht gut zurecht, wussten es nicht besser. Denken Sie daran, momentan haben Sie eine neutrale Beobachter-Perspektive. Sie sehen die Dinge mit mehr Verständnis für alle Beteiligten. So darf auch für die anderen Mitgefühl, Verständnis und Wohlwollen in Ihnen entstehen. Verweilen Sie in dieser Haltung, solange es Ihnen damit gut geht.

Beginnen Sie, aus dieser Perspektive Ihren Brief weiterzuführen. Fragen Sie sich dabei: Was hat sich verändert? Wie sehen Sie die Dinge jetzt aus dieser neuen Perspektive? Empfinden Sie Mitgefühl und Verständnis für das Verhalten aller Beteiligten? Sind Sie bereit zu vergeben und loszulassen? Fragen Sie sich auch: Was nehme ich Gutes aus dieser Erfahrung mit? Wie hat es mir geholfen? Falls es Ihnen schwerfällt, etwas Positives zu erkennen: Was würden Sie antworten, wenn Sie antworten müssten?

Zum Schluss beenden Sie den Brief mit wohlwollenden Worten. Ergänzen Sie den letzten Abschnitt mit den Worten: »Ich bin bereit zu vergeben. Ich vergebe dir, ich vergebe mir. Ich lasse dich in Liebe und Frieden los.« Schreiben Sie diesen Satz dreimal auf. Falls es zu Ihrer Geschichte passt, schreiben Sie auch: »Ich bitte um Vergebung.« Dafür müssen Sie nicht zwangsläufig etwas falsch gemacht haben. Dies signalisiert viel eher Ihre Bereitschaft, Frieden zu schließen. Mit sich selbst und mit allen Menschen, die beteiligt waren.

Abschlussritual

Als Abschlussritual können Sie den Brief verbrennen. Alternativ können Sie ihn für eine gewisse Zeit behalten. Sie werden spüren, wann Sie bereit sind, sich von dem Brief zu lösen. Entsorgen Sie ihn in einer kleinen feierlichen Zeremonie. Machen Sie ein kleines Segensritual daraus, vielleicht indem Sie schöne Musik spielen, Kerzen leuchten lassen und sich mit schönen Düften umgeben. Genießen Sie das Gefühl, sich von Ihren inneren Ketten befreit zu haben, sodass mehr Frieden und Liebe in Ihrem Leben Einzug nehmen dürfen.

Visualisierung

Unter Visualisierung versteht man die lebhafte und detailreiche Vorstellung dessen, was man erreichen möchte. Viele Ratgeber, in denen es um Wohlstand, die große Liebe oder um Selbstverwirklichung geht, empfehlen Visualisierung, um das Gewünschte zu erreichen. Tatsächlich ist das nicht nur ein Hype. Es gibt Studien, die belegen, dass unser Körper sich unserer Vorstellungskraft anpasst. Um genauer zu sein: Die Vorstellungskraft unterstützt unsere Vorhaben und Ziele maßgeblich. Bei Sportlern, die mit Visualisierung arbeiten, sind körperliche Veränderungen und erhöhte Leistungen schneller zu verzeichnen als bei Sportlern, die kein mentales Training betreiben. Auch Zusammenhänge zwischen unserem Nervensystem und der Kraft der Vorstellung wurden bereits belegt.

Nicht nur auf die berufliche oder private Situation bezogen stecken wir fest in unseren Gedanken- und Handlungsmustern, auch in Bezug auf chronische Schmerzen treten viele Betroffene seit Jahren auf der Stelle. Im Laufe der Jahre haben sich neuronale Verknüpfungen gebildet und gefestigt, die uns daran hindern, die gewohnten Pfade zu verlassen. Visualisierung kann Ihnen dabei helfen, neue neuronale Verknüpfungen entstehen zu lassen. Das heißt, dass wir unser Schmerzgedächtnis mit Kraft der Visualisierung positiv beeinflussen und zu Veränderung anregen können. Wichtig ist hier, wie bei allen anderen Maßnahmen auch, beständig zu sein und nicht schnell wieder aufzugeben. Erinnern Sie sich daran, wie lange es gedauert hat, bis sich Ihre Schmerzen chronifiziert haben und seit wann Sie unter Ihnen leiden. Sie können nicht erwarten, sie innerhalb von Tagen oder wenigen Wochen loszuwerden.

Die Macht der Gedanken

Bei der Visualisierung geht es darum, sich mit allen Sinnen das gewünschte Ziel vorzustellen. Sie können sich also vorstellen, wie Sie Tätigkeiten, bei denen Sie üblicherweise unter Schmerzen leiden, absolut schmerzfrei ausführen. Leiden Sie beispielsweise morgens nach dem Aufstehen unter Schmerzen und Bewegungseinschränkungen, können Sie sich, bevor Sie schlafen gehen oder während Sie bereits im Bett liegen, lebhaft ausmalen, wie Sie vollkommen entspannt, gelassen und tief schlafen und am nächsten Morgen putzmunter aufstehen, sich frisch und entspannt fühlen und voller Freude in den Tag starten. Dabei ist es hilfreich, diese Freude bereits während der Visualisierung zu empfinden. Emotionen wirken wie ein Verstärker bei der Bildung neuer neuronaler Verknüpfungen.

Ganz gleich, um welche Handlungen es sich handelt, bei der Sie Schmerzen verspüren, ob Hausarbeit, Ihre berufliche Tätigkeit, beim Spazierengehen, beim Sport oder Ähnlichem: Versuchen Sie, sich selbst während der jeweiligen Tätigkeiten oder während der Situation zufrieden, glücklich, gelassen und vollkommen schmerzfrei vor sich zu sehen. Verweilen Sie möglichst lange in dieser Vorstellung und erlauben Sie positiven Emotionen, aufzusteigen. Spüren Sie sie überall im Körper, in jeder Zelle. Freuen Sie sich, lachen Sie, genießen Sie es. Stellen Sie in Ihrer Vorstellung eine feste Verbindung zwischen den sonst schmerzhaften Tätigkeiten und den neuen, positiven Emotionen her.

Affirmationen als Katalysator

Affirmationen können Sie als Katalysator nutzen, indem Sie sich innerlich z. B. sagen: »Ich habe einen tiefen, entspannten und erholsamen Schlaf. Morgen wache ich vollkommen ausgeruht und voller Freude auf und starte motiviert in meinen Tag!« Auf die genaue Wortwahl kommt es nicht an. Achten Sie darauf, dass Sie positive Formulierungen im Jetzt verwenden, als sei die Fantasie bereits Wirklichkeit. Ganz wichtig: Seien Sie selbst wirklich überzeugt davon, dass es auch so ist.

Durch die Kraft der Visualisierung werden Sie sich von destruktiven Mustern ganz automatisch trennen. Angenommen, Ihre Schmerzen verstärken sich nach langen Spaziergängen. Wenn Sie nun beginnen sich vorzustellen, wie Sie schmerzfrei und glücklich nach den Spaziergängen zu Hause ankommen, sich z. B. einen Tee zubereiten und diesen lächelnd auf Ihrem Sofa genießen, werden Sie in Zukunft die Signale, die Ihre Schmerzen verstärken, früher wahrnehmen und Ihre Gewohnheiten dahingehend verändern, dass sie nicht mehr Ihre Schmerzen verstärken. Falls Sie während des Spazierengehens sonst immer flach geatmet, keine Pausen eingelegt und viel zu schnell gegangen sind, werden Sie feststellen, dass dies nicht zu Ihrer schmerzfreien Version von sich selbst passt. Diese Prozesse entstehen oft vollkommen unbewusst. Plötzlich könnten Sie feststellen, dass Sie sich allmählich verändern und dass Sie in das Hologramm, das Sie im Geiste von sich regelmäßig erstellen, hineinentwickeln. Sie kreieren auf diese Weise Ihre neue Realität.

Sie können Visualisierung für viele Lebensbereiche und Ziele nutzen. Halten Sie sich dabei an Folgendes:

- Fragen Sie sich selbst, was Sie erreichen möchten und formulieren Sie schriftlich Ihre Ziele.
- Planen Sie realistische Ziele in kleinen Etappen.
- Formulieren Sie die Ziele in positiven Sätzen in der Gegenwart. Also anstatt: »Ich will gesund und schmerzfrei sein«: »ich bin vollkommen gesund und schmerzfrei.«
- Fühlen Sie, wie es ist, bereits so zu sein, wie Sie es sich wünschen. Wie fühlt es sich an, schmerzfrei und vollkommen gesund zu sein?
- Bauen Sie das Visualisieren in Ihre tägliche Meditation ein.
- Schreiben Sie die Affirmationen zu Ihren Zielen täglich mehrmals in Ihr »Arbeitsheft«.
- Sprechen Sie die Affirmationen laut aus, am besten vor dem Spiegel, während Sie sich in die Augen schauen.

Die liegende 8

Die folgende Übung ist inspiriert durch die im Alter von 102 Jahren im Jahre 2016 verstorbene Psychotherapeutin Phyllis Krystal. Da die Übung große Veränderungen in meinem Leben auslöste, möchte ich sie Ihnen nicht vorenthalten. Phyllis Krystal empfiehlt in Ihrem Buch »Die inneren Fesseln sprengen«, diese Übung über zwei Wochen zweimal am Tag auszuführen, damit eine effektive Loslösung der einschränkenden, belastenden Bindungen zu den Eltern erfolgen kann. Sie müssen sich jedoch nicht von Ihren Eltern oder einem Elternteil lösen, wenn Sie das nicht für nötig halten oder brauchen. Die Übung können Sie auf jede Person beziehen, durch die Sie sich belastet, manipuliert und eingeschränkt fühlen.

Ausführung: Nehmen Sie Ihren Meditationssitz ein. Nachdem Sie innerlich zur Ruhe gekommen sind, rufen Sie sich einen Menschen ins Gedächtnis, von dem Sie sich auf irgendeine Art und Weise manipuliert, bedrängt oder belästigt fühlen. Ein Mensch, bei dem Sie das Bedürfnis verspüren, sich von seinem destruktiven Einfluss zu befreien. Dies kann auch eine verstorbene Person oder jemand sein, zu dem Sie seit Langem keinen Kontakt mehr haben. Stellen Sie sich vor, dass die Person in einem für Sie angenehmen Abstand vor Ihnen auf dem Boden in einem Kreis aus energetischem, goldenem Licht sitzt. Auch Sie sitzen in einem schützenden, golden funkelnden Lichtkreis. Die zwei Kreise sind so groß, dass Sie den Abstand als angenehm empfinden.

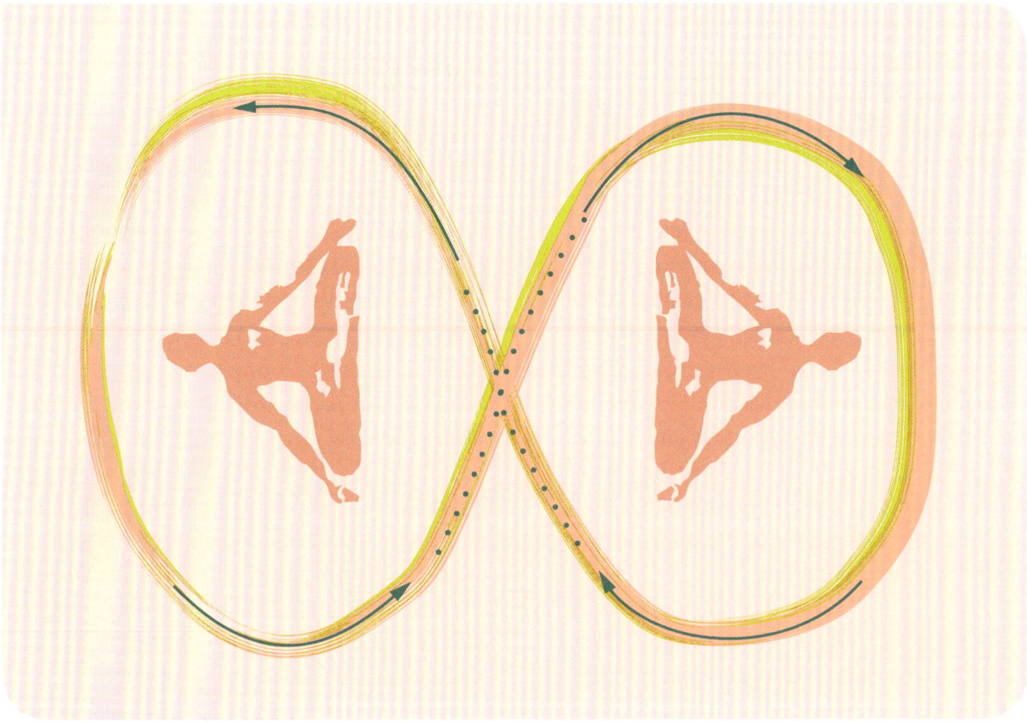

Die liegende Acht

Nehmen Sie zunächst alle Emotionen und Gedanken, vielleicht sogar Impulse wahr, die in Ihnen aufsteigen. Falls Sie wahrnehmen, dass der Ihnen gegenübersitzende Mensch aufsteht und Ihnen näherkommen möchte, als es Ihnen lieb ist, nehmen Sie wahr, wie Sie wie von Geisterhand immer wieder zurück an ihren Platz befördert wird, bis sie schließlich resigniert und an ihrem Platz sitzen bleibt. Sie können sich in Ihrem Lichtkreis sicher fühlen, da er undurchdringlich ist und Sie beschützt.

Nehmen Sie wahr, wie die Energie zwischen den beiden Lichtkreisen in Form einer liegenden Acht zu fließen beginnt. Sie haben nun Gelegenheit, der Person alle Ihre Gedanken mitzuteilen, die Ihnen am Herzen liegen. Sprechen Sie alles aus, was Ihnen in den Sinn kommt. Nehmen Sie sich ausreichend Zeit dazu. Teilen Sie der Person unter anderem mit, warum Sie sich dafür entschieden haben, sich von ihr/ihm zu lösen. Welchen negativen Einfluss hat welches Verhalten der Person auf Sie? Wovon fühlen Sie sich belästigt, manipuliert, gekränkt oder eingeschränkt? Betonen Sie am Ende, dass Sie sich dazu entschlossen haben, sich energetisch von den Fesseln zu befreien, die diese Verbindung mit sich bringt. Nehmen Sie dabei eine mitfühlende Haltung ein. Es geht am Ende nicht darum, sich als Opfer zu fühlen und lediglich den anderen Menschen zu beschuldigen. Sie haben Ihre Erfahrungen mit diesem Menschen gemacht und nun ist es an der Zeit, auf eine friedvolle Art und Weise Abschied zu nehmen. Machen Sie der Person ganz deutlich klar, dass Sie sich dazu entschieden haben, frei zu sein und so zu leben, wie Sie es möchten.

Stellen Sie sich dann vor, wie aus der liegenden Acht zwei Kreise werden, da die energetische Verbindung zwischen Ihnen aufgelöst wird. Ihre Energie kreist nur noch um Sie herum, die Energie der anderen Person kreist nur noch um die andere Person herum. Nehmen Sie wahr, wie die Person langsam in die Ferne rückt, als würde sie mitsamt ihres Energiefeldes davonschweben. Bleiben Sie ganz ruhig und beobachten Sie, wie sie in immer weitere Ferne rückt, bis sie nicht mehr zu sehen ist. Schließen Sie die Übung mit einigen kräftigen Atemzügen ab. Wenn Sie möchten, beklopfen Sie Ihren Körper, um eventuell angestaute Energien zu lösen und sich mit Ihrem Körper besser verbinden zu können.

Die Übung der liegenden Acht ist deshalb so wirkungsvoll, weil wir uns mit ihr vom Einfluss anderer Menschen befreien können. Menschen, die sich um uns während unserer Kindheit und Jugend gekümmert haben, haben uns logischerweise nach ihren eigenen Wertvorstellungen und Konzepten erzogen und beeinflusst. Doch nun sind Sie erwachsen und können selbst entscheiden, was Sie für sinnvoll und gut erachten und wovon Sie sich lösen möchten. Wenn wir aber mutig genug sind, unsere Scheuklappen abzunehmen, werden wir erkennen, dass es noch viel mehr gibt als das, was uns beigebracht wurde.

Weitere Maßnahmen

Zum Schluss noch ein paar Tipps, die Ihnen auf neuronaler Ebene dabei helfen können, Ihr Schmerzgedächtnis wieder zu »normalisieren« und das Wohlbefinden zu steigern.

Nahrungsergänzungsmittel

Unser Stoffwechsel benötigt Energie, um reibungslos funktionieren zu können. Durch bestimmte Nahrungsergänzungsmittel können wir ihn unterstützen.

Vitamin D_3 in Kombination mit Vitamin K_2

Seitdem ich in der kalten Jahreszeit von September bis April ein Kombi-Präparat mit beiden Vitaminen einnehme, überstehe ich die meisten Winter ohne eine Erkältung. Ich fühle mich insgesamt fitter, meine Abwehrkräfte sind merklich stärker geworden. Bevor Sie mit dem Supplementieren beginnen, ist es wichtig, Ihren Vitamin-D_3-Spiegel bestimmen zu lassen. Das können Sie bei Ihrem Hausarzt erledigen oder durch einen Test für Zu Hause, den Sie sich im Internet bestellen können. Beachten Sie bitte dabei, dass die Speicherform des Vitamins, genannt 25-OH-D, bestimmt werden soll.
Der Soll-Wert liegt in etwa zwischen 40–80 ng/ml. Einige Experten raten sogar zu höheren Werten. Inzwischen gibt es viele Studien, die die Wirksamkeit von Vitamin D_3 belegen. Festgestellt wurden unter anderem:

- eine positive Wirkung auf das Herz-Kreislauf-System
- Stärkung des Immunsystems
- Schutz der Nervenzellen im Gehirn
- Verringerung von Gefäßerkrankungen
- stimmungsaufhellende Wirkung/Schutz vor Depressionen
- Schutz vor Krebserkrankungen

Vitamin D wird durch Sonnenstrahlung auf der Haut synthetisiert. In sonnenreichen Monaten ist die Dosierung zu minimieren oder auf Null zu setzen. Voraussetzung dafür ist natürlich, dass Sie sich regelmäßig draußen in der Sonne aufhalten und den Körper dabei nicht ganz bedecken. Im Winter sollen etwa 90 % der Menschen in Deutschland unter einem Vitamin-D-Mangel leiden. Im Sommer sind es immerhin noch 60 %. Behalten Sie Ihren Vitamin-D-Spiegel also gut im Blick und profitieren Sie durch eine ad-

äquate Supplementierung von seinen vielen vorteilhaften Wirkungen. Vitamin K_2 arbeitet synergetisch mit Vitamin D_3 und fördert seine Wirkung und Aufnahme.

Wie hoch Ihr Vitamin-D-Bedarf ist, können Sie im Internet (Seite 199) ausrechnen.

Vitamin C

Vitamin C gehört zu den bekanntesten Vitaminen. An erster Stelle denken die meisten Menschen dabei an Zitrusfrüchte. Doch während Zitrusfrüchte mit einem Vitamin-C-Gehalt von etwa 50 mg pro 100 Gramm aufwarten, werden Sie von der Paprika als Vitamin-C-reichste Gemüsesorte mit etwa 130 mg pro 100 Gramm weit übertrumpft. Vitamin C kann vom Körper nicht selbst hergestellt werden, weshalb eine Zufuhr durch die Ernährung oder durch entsprechende Nahrungsergänzung gewährleistet werden muss, um von den vielen positiven Effekten profitieren zu können. Vitamin C

- stärkt das Immunsystem
- wirkt antioxidativ
- fördert die Eisenresorption im Darmtrakt und schützt vor schädlichen Bakterien im Darm
- unterstützt die Entgiftung der Leber
- bringt entzündungshemmende Prozesse in Gang
- unterstützt die Produktion der Neurotransmitter Noradrenalin und Serotonin
- sorgt für ein gesundes Bindegewebe

Damit wären nur einige positive Auswirkungen genannt. Da Vitamin C nur wenige Stunden im Blut verbleibt, ist es ratsam, über den Tag verteilt Vitamin-C-reiche Lebensmittel zu sich zu nehmen oder eventuell zusätzlich natürliche Supplemente einzunehmen.

OPC

Bei OPC handelt es sich um Traubenkernextrakt. Die Abkürzung steht für Oligomere Proanthocyanide. Bei meinen Recherchen vor einigen Jahren stieß ich immer wieder auf Berichte, dass besonders Einwohner in Mittelmeerregionen, in denen Wein angebaut wird, von diesem Wirkstoff profitieren. OPC kommt unter anderem in roten Trauben, also auch in Rotwein, und rotem Traubensaft vor, aber auch in Äpfeln und Kokosnüssen. Festgestellt wurden unter anderem folgende Wirkungen:

- antikanzerogen (hemmend bei bestimmten Krebsarten)
- antioxidativ/Schutz vor freien Radikalen, dadurch Förderung der Gesunderhaltung der Zellen
- Stärkung des Immunsystems
- entzündungshemmend
- Vitaminbooster, insbesondere A, C und E

Empfohlen wird eine Zufuhr von etwa 150–300 mg/täglich. Neben OPC-reichen Lebensmitteln können Sie Kapseln einnehmen, um die empfohlene Tagesdosis zu erreichen. Bei der Einnahme von Blutverdünnern halten Sie unbedingt vorher Rücksprache mit einem erfahrenen Arzt!

MSM

MSM steht für Methysulfonylmethan. Es handelt sich um organischen Schwefel, der in vielen pflanzlichen und tierischen Lebensmitteln enthalten ist. Halten Sie sich bei der Dosierung an die Empfehlungen der Hersteller oder fragen Sie Ihren Arzt oder Heilpraktiker. Gerne berate ich Sie persönlich. Unter anderem wurden folgende Wirkmechanismen wissenschaftlich belegt:

- entzündungshemmend sowie schmerzlindernd bei Gelenkentzündungen
- antioxidativ
- Schutz vor Herz-Kreislauf-Erkrankungen
- antikarzinogene Wirkung
- positive Wirkung bei Diabetes Typ 2

Besonders in Kombination mit Glucosamin und Chondroitin kann man von der vielfältigen Wirkung, insbesondere in Bezug auf Gelenkerkrankungen, von MSM profitieren.

L-Tryptophan

Vor allem bei depressiven Verstimmungen ist diese essenzielle Aminosäure erwähnenswert. Bei L-Tryptophan, das über die Darmwand aufgenommen wird, handelt es sich um eine Vorstufe des Glückshormons Serotonin und des Schlafhormons Melatonin. Dementsprechend werden folgende Wirkungen dieser Aminosäure zugeschrieben:

- antidepressiv/stimmungsaufhellend
- beruhigend
- schlaffördernd
- antikarzinogen
- verbessert die Stressresistenz
- reguliert das Schmerzempfinden
- reguliert Reizdarmsymptome
- verbessert die Gedächtnisleistung

Vor der Einnahme, besonders dann, wenn Sie bereits Antidepressiva einnehmen, lassen Sie sich bitte durch Ihren Arzt beraten.

Omega-3-Fettsäuren

Bei diesen Fettsäuren handelt es sich um wichtige Bausteine im Organismus, die zuständig für die Aufrechterhaltung wichtiger Prozesse im Körper sind. Ein gutes Verhältnis von Omega-3- zu Omega-6-Fettsäuren wirkt

- positiv auf die kognitive Leistungsfähigkeit
- entzündungshemmend
- stärkend/unterstützend auf das Immunsystem
- unterstützend auf die Hormonproduktion
- vorbeugend auf Herz-Kreislauf-Erkrankungen
- unterstützend für den Zellstoffwechsel

Aktuellen Studien zufolge enthält unsere Ernährung Omega-6- und Omega-3-Fettsäuren nicht im richtigen Verhältnis: Sie ist deutlich zu Omega-6-lastig. Der Verzehr von Sonnenblumenöl, Distelöl und Maiskeimöl, welche stark Omega-6-lastig sind, sollte reduziert und durch Öle, die ein besseres Verhältnis von Omega 3 zu Omega 6 aufweisen, wie beispielsweise Oliven-, Weizenkeim- oder Sojaöl ersetzt werden. Bei einer zusätzlichen Supplementierung (empfohlen wird eine Gesamtaufnahme von 2000 mg am Tag) ist zu beachten, dass Omega-3-reiche Öle mit DHA (Docosahexaensäure) und EPA (Eicosapentaensäure) angereichert sein sollten. Eine Alternative zu Fischölkapseln bieten Algenölkapseln, die gänzlich frei von jeglichen Schadstoffen sind, welche im Fisch in unterschiedlicher Konzentration vorkommen können. Dr. med. Volker Schmiedel, Experte auf diesem Gebiet, empfiehlt eine tägliche zusätzliche Zufuhr von Leinöl oder frisch geschroteten Leinsamen, um vom gesamten Spektrum (ALA, DHA und EPA) profitieren zu können.

Cordyceps

Auf Cordyceps wurde ich durch den Heilpraktiker Rainer Wetzel aus Hamburg vor vielen Jahren aufmerksam gemacht. Bei Cordyceps handelt es sich um den chinesischen Raupenpilz, der seit Jahrhunderten Anwendung in der Traditionellen Chinesischen Medizin findet. Folgendermaßen kann sich die Einnahme auswirken:

- Stärkung des Immunsystems
- schnellere Regeneration bei Krankheit
- größere Energiebereitstellung bei körperlichen Tätigkeiten
- verminderte Ermüdung
- stimmungsaufhellend
- Erweiterung der Blutgefäße, bessere Durchblutung von Herz und Gehirn
- zellschützend
- schmerzlindernd bei Arthrose

Greifen Sie beim Kauf auf ein Präparat in Bio-Qualität oder auf streng kontrollierte Präparate zurück, um zu gewährleisten, dass keine unerwünschten Stoffe enthalten sind. Empfohlen wird eine Einnahme von 2x2 Kapseln pro Tag. Achten Sie aber auch auf die Empfehlungen der Hersteller.

Ashwagandha

Ashwagandha (Schlafbeere) wird seit über 5000 Jahren in der ayurvedischen Medizin angewandt. In pulverisierter Form (erhältlich in Bioläden oder Reformhäusern) kann man das Pulver beispielsweise Smoothies beifügen oder auf Müslis streuen. Auch ein Heißgetränk kann man mit Ashwagandha-Pulver zubereiten. In einer randomisierten placebokontrollierten Doppelblind-Studie wurde im Jahre 2019 die Wirkung der Schlafbeere bestätigt. Laut der Studie hilft die Einnahme der Pflanze:

- den Stresspegel zu senken
- das emotionale und seelische Gleichgewicht wiederherzustellen
- zu besserer Entspannungsfähigkeit
- zu einem besseren Schlaf
- mit Stressoren besser zurechtzukommen

Während der Studie wurden keine unerwünschten Nebenwirkungen festgestellt, was ein Indiz für eine gute Verträglichkeit sein dürfte. Vitamin B_6 sowie Magnesium sollen die Bioverfügbarkeit (Aufnahmefähigkeit des Körpers) erhöhen.

Kurkuma

Inzwischen hat diese besondere Wurzel aus dem asiatischen Raum Einzug in unsere Breitengrade gefunden, nicht zuletzt aufgrund ihrer in vielen Studien belegten entzündungshemmenden Wirkung. Besonders Arthrose-Patienten profitieren von Kurkuma. Es konnten aber auch positive Effekte auf verschiedene Entzündungsarten festgestellt werden. Da Kurkuma (der Hauptwirkstoff wird Curcumin genannt) bei Einnahme von einigen Medikamenten Wechselwirkungen hervorrufen kann, empfiehlt sich vor der Einnahme die Rücksprache mit Ihrem Arzt. Piperin, ein Bestandteil des schwarzen Pfeffers, sorgt für eine bessere Bioverfügbarkeit. Ich persönlich nutze die frische Wurzel zum Kochen und als Beigabe für meinen täglichen grünen Smoothie. Inzwischen gibt es auch Kurkuma-Kapseln oder Kurkuma-Tee und weitere Einnahmemöglichkeiten.

CBD-ÖL

Zu guter Letzt kommen wir zu einem relativ modernen Produkt, das als legale Alternative zu THC und als Mittel zur Entspannung in unterschiedlichen Formen eingenommen wird. CBD steht für Cannabidiol und hat im Gegensatz zum bekannteren THC (Tetrahydrocannabinol) keine berauschende Wirkung. Eingenommen wird CBD-Öl unter anderem bei:

- Angstzuständen
- depressiven Verstimmungen
- Schlafproblemen
- hoher Anspannung
- chronischen Schmerzen

In Ölform erfolgt die Einnahme oral über die Mundschleimhaut. Am besten lassen Sie es unter der Zunge zergehen, ohne gleich herunterzuschlucken.

Ätherische Öle

Die Aromatherapie ist inzwischen ein anerkanntes Therapieverfahren, das unter anderem in vielen Kliniken als unterstützende Therapiemaßnahme eingesetzt wird. Unzählige wissenschaftlich fundierte Studien belegen die Wirksamkeit, z. B. bei

- Ängsten
- Schlafproblemen
- Spannungskopfschmerzen
- innerer Unruhe
- (chronischen) Schmerzen
- rheumatischen Erkrankungen

Sogar in der Krebstherapie werden ätherische Öle begleitend erfolgreich eingesetzt. Folgende ätherische Öle gelten als schmerzlindernd und entzündungshemmend:

- Salbei
- Zitrone
- Lavendel
- Rosmarin
- Pfefferminze
- Eukalyptus
- Kamille
- Basilikum
- Gewürznelke
- Bohnenkraut
- Valeriana Wallichii (Baldrianart)
- Ingwer
- Bergamotte

Ätherische Öle dienen der Pflanze als natürlicher Schutz vor Schädlingen und somit vor Krankheiten oder als Lockmittel für bestimmte Insekten. Viele dieser Öle haben auf den Menschen neben einer schmerzlindernden auch eine antimykotische (pilzhemmende), antibakterielle oder antivirale Wirkung. Als Duft eingesetzt, entfalten die ätherischen Öle ihre Wirkung direkt im zentralen Nervensystem und können zur Ausschüttung von Endorphinen beitragen, die stimmungsaufhellend und schmerzlindernd wirken. Ätherische Öle können oral eingenommen oder als Massageöl auf die Haut aufgetragen werden. Über die Haut aufgenommen, entfaltet sich die Wirkung ebenfalls im zentralen Nervensystem. Da ätherische Öle hoch konzentriert sind, können Sie eine hautreizende, abführende oder allergieauslösende Wirkung haben, weshalb Sie mit einer geringen Dosis beginnen und die Dosis nur bei Bedarf sehr vorsichtig erhöhen sollten. Achten Sie beim Kauf von ätherischen Ölen auf eine naturbelasse Bio-Qualität, um die Aufnahme von Schad- und unerwünsch-

Grundrezepte zur Verwendung von ätherischen Ölen

Für Massage- und Pflegeöl eignen sich Mandel- oder Jojobaöl gut als Trägeröle. Für eine 1%ige Mischung geben Sie 20 Tropfen des ätherischen Öls (z. B. Lavendel) in 100 ml Trägeröl. Verrühren Sie die Öle gut miteinander und bewahren Sie das Produkt kühl und dunkel in einem verschließbaren Gefäß auf.

Im Schlafzimmer auf dem Nachtschränkchen platziert, eignen sich Duftsteine gut dafür, einen regenerierenden, entspannenden Schlaf zu fördern. Geben Sie dafür 2–5 Tropfen des ätherischen Öls direkt auf den Duftstein und genießen Sie die wohltuende Wirkung.

Am Abend können Sie zum »Runterkommen« einen Vernebler oder eine Duftlampe verwenden, um sich auf die Nacht einzustimmen. Vernebler befeuchten gleichzeitig den Raum, was besonders im Winter bei trockener Heizungsluft empfehlenswert ist. Duftlampen spenden Behaglichkeit und sorgen durch das Teelicht für eine ruhige Stimmung. Je nach Raumgröße können Sie 3–7 Tropfen in die Duftlampe oder in den Vernebler geben.

Auch als Badezusatz sind ätherische Öle hervorragend geeignet. Geben Sie hierfür 3–5 Tropfen ätherisches Öl, 3 Esslöffel Trägeröl (z. B. Olivenöl) und einen Schuss Milch (Mandelmilch für die vegane Variante) in ein Schraubglas, schütteln Sie die Mischung gut durch und geben Sie sie ins Badewasser. Um Ihren Kreislauf nicht zu belasten, baden Sie maximal 20 Minuten. Achten Sie auch darauf, dass das Wasser eine Temperatur von 38° Celsius nicht übersteigt.

Tipp

Um zwischendurch an stressigen Tagen »herunterzukommen«, trage ich mein ätherisches Lavendel- oder Rosenöl bei mir. Fühle ich mich gestresst, reicht oft ein sanftes Schnuppern am Fläschchen, um mich wieder zu besinnen und den Tag gelassener fortzuführen.

ten Zusatzstoffen zu vermeiden. Qualitätsprodukte weisen außerdem auf:

- lateinische Bezeichnung
- Chargennummer
- Gewinnungsverfahren
- verwendeter Pflanzenteil

Waldbaden/Shinrin-Yoku

Shinrin-Yoku, ein Trend, der sich immer größerer Beliebtheit erfreut, bedeutet auf Japanisch so viel wie »Baden in der Waldluft«. Intuitiv sehnen sich viele Menschen nach Ruhe und frischer Luft, wenn sie sich gestresst und unruhig fühlen. Als natürlicher Rückzugsort und Ort der Erholung werden Wälder seit jeher genutzt. Besonders in Japan wird jedoch die Wirkung auf unser Nervensystem und unseren Organismus eingehend erforscht. Positive und gesundheitsfördernde Effekte sind in zahlreichen Studien und Untersuchungen nachgewiesen worden, zum Beispiel ein Abfall des Kortisolspiegels und der Herzfrequenz, sowie eine Erhöhung der parasympathischen Nervenaktivität, was sich positiv auf unsere Ressourcen auswirkt und die Abwehrkräfte stärkt.

Je achtsamer die Möglichkeiten eines Waldaufenthaltes genutzt werden, desto höher sind die gesundheitsförderlichen Effekte. Wir können den Wald einfach zum Spazierengehen oder zum Sitzen nutzen oder von dieser unvergleichlichen Apotheke der Natur bewusst Gebrauch machen, um von den heilsamen Wirkungen effizienter profitieren zu können.

Versuchen Sie, sich regelmäßig Zeit für längere Aufenthalte im Wald zu reservieren. Diese Zeit sollten Sie so sehr auskosten, wie es nur geht. Vielleicht reservieren Sie einen ganzen Tag für sich, an dem Sie sich ganz bewusst nur Gutes tun. Für den Waldaufenthalt können Sie sich vorbereiten, indem Sie einen kleinen Rucksack mit ausreichend Wasser und gesunden Snacks packen. Schalten Sie während des Gehens einen Gang runter, damit Sie Ihre Achtsamkeit stärken und den Wald bewusst genießen können. Immer wieder können Sie stehen bleiben oder sich setzen, um die Schönheit des Waldes und der Natur auf sich wirken zu lassen, die verschiedenen Farben wahrzunehmen, das Rascheln der Blätter hoch oben in den Baumkronen, den Gesang der unterschiedlichen Vögel, die frische, reine Waldluft mit ihren natürlichen Düften. Es gibt viel zu entdecken. Auch das Beobachten von Tieren kann einen positiven Effekt auf uns haben.

Bauen Sie regelmäßige Pausen während Ihres Aufenthaltes im Wald ein. Nehmen Sie sich gerne ein gutes Buch mit, vielleicht eines mit inspirierenden Kurzgeschichten, das Sie in Ihren Pausen lesen können. Wenn Sie merken, dass Sie unbewusst in Eile verfallen, weil Sie sich sonst im Alltag auch immer beeilen müssen, schalten Sie immer wieder einen Gang herunter und atmen Sie ganz bewusst und tief ein und aus. Kosten Sie die frische, reine Luft voll aus, die Ihnen auf verschiedenen Ebenen guttut. Während Sie auf einer Bank sitzen, können Sie zwischendurch die Augen schließen, um die Klänge der Natur bewusst wahrzunehmen. Auch sich selbst können Sie immer wieder zwischendurch bewusst wahrnehmen. Lenken Sie dafür Ihre Aufmerksamkeit in Ihren Körper. Am leichtesten gelingt dies, wenn Sie sitzen oder stehen und die Augen schließen und dabei ruhig atmen. Später gelingt es Ihnen vielleicht auch, während Sie gehen. Der Wald bietet uns eine einzigartige Möglichkeit, unsere Wahrnehmung zu schärfen und gleichzeitig zu entspannen. Schalten Sie bestenfalls Ihr Smartphone aus und schießen Sie auch keine Fotos, um noch mehr in den bewussten Genuss des Waldes kommen zu können. Ein »Wald-Bad« eignet sich also hervorragend dazu, sich in Achtsamkeit zu üben.

Faszienrollen und -bälle

Faszienrollen und -bälle haben mich in meiner Genesung sehr unterstützt. Es handelt sich hierbei um Hartschaumrollen, mit deren Hilfe man in Selbsttherapie die Faszien, die Weichteil-Komponenten unseres Bindegewebes, das unseren ganzen Körper wie ein Netz umspannt, »bearbeiten« kann. Dieses »Ausrollen« löst Verspannungen und verklebtes Bindegewebe und kann so Schmerzen lindern. Zu Beginn empfand ich dies als ziemlich gewöhnungsbedürftig und sogar als äußerst schmerzhaft. Mit jedem Tag, an dem ich die verschiedenen Rollen anwandte, schwanden die Schmerzen jedoch. Das myofasziale Gleichgewicht wird durch die Anwendung im Körper wiederhergestellt, wodurch Einfluss auf das Schmerzgedächtnis und auf die Schmerzen genommen werden kann.

Die Tools gibt es in unterschiedlichen Härtegraden. Empfehlen würde ich weichere Ausführungen, um den Körper allmählich daran zu gewöhnen. Der größere »Duo-Ball« ist mein absoluter Favorit unter den vielen Rollen, da er besonders die Muskulatur und die Faszien um die Wirbelsäule stimuliert. Gezielter kann man mit Bällen arbeiten. Diese nutze ich oft für den Bereich meiner Schulterblätter. Doch auch die »normale« Rolle kommt regelmäßig, vor allem für meine Beine und meine Hüftregion, zum Einsatz. Am besten lassen Sie sich von einem erfahrenen Therapeuten im Gebrauch der Rollen anleiten.

Yantra-Matte

Die Yantra-Matte, auch bekannt als Akupressur-Matte, besteht je nach Größe aus 8820 oder 14616 Akupressurspitzen, die unter anderem die Durchblutung anregen, dadurch die Selbstheilungskräfte aktivieren und für eine bessere Entspannung sorgen können. Bevor ich beginne, über die Vorzüge dieser außergewöhnlichen Matte zu schreiben, bin ich ehrlich und warne Sie: Es kann sehr piksig sein. Deshalb möchte ich Ihnen gleich empfehlen, sollten Sie sich solch eine Matte zulegen, diese zuerst bekleidet auszuprobieren. Ich selbst kann mich inzwischen mit freiem Oberkörper auf sie legen und dabei entspannen. Doch zu Beginn war dies unvorstellbar.

Empfohlen wird die Anwendung auf einem weichen Untergrund (z. B. auf dem Bett). Ich lege mich gerne auf dem Boden auf die Matte, da ich die Wirkung als effektiver empfinde. Das sollte aber jeder für sich austesten. Auch einen meditativen Effekt kann die Matte haben, da der gesamte Fokus auf die Stimulation durch die Matte gelenkt wird und man sich automatisch, nach

Die verschiedenen Farben der Faszienrollen stehen für unterschiedliche Härtegrade.

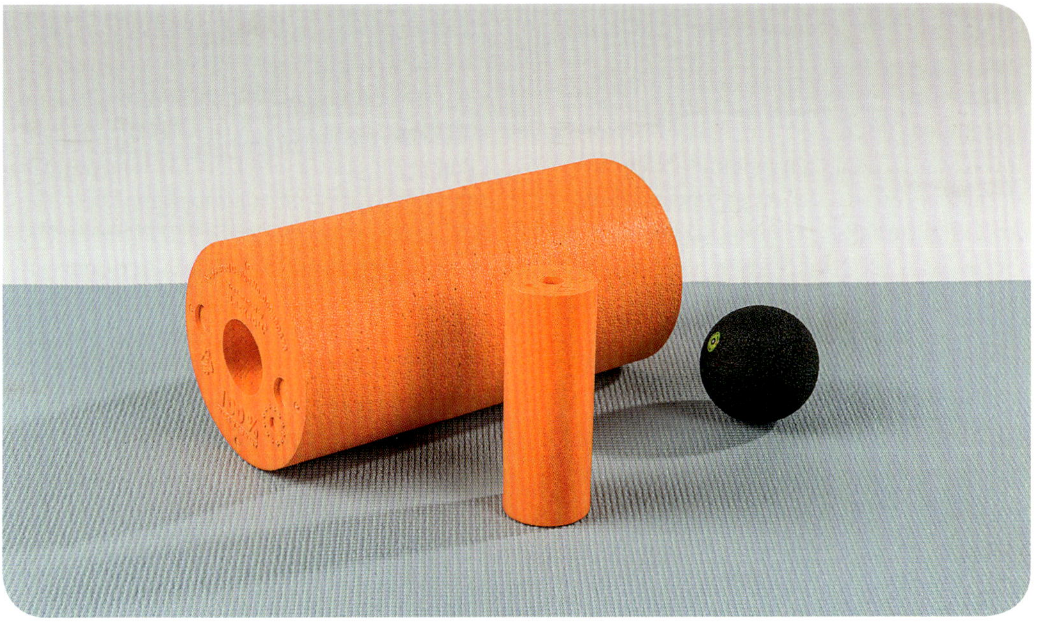

anfänglichem leichtem Schmerz, immer mehr entspannt und die Wirkung genießt. Um punktuellere Stimulationen zu erzielen, kann man das Gewicht des Körpers verlagern und die Beine aufstellen. Ich liebe es außerdem, die Reflexzonen an den Fußsohlen zu stimulieren, indem ich mich einfach auf die Matte stelle; ich empfinde das auch als eine gute Möglichkeit, um mich zu erden.

Floating

Bei Floating handelt es sich um ein Entspannungsverfahren, bei dem man in konzentriertem Salzwasser von menschlicher Haut-Außentemperatur schwebt. Abgeschirmt von äußeren Reizen treibt man vollkommen entspannt an der Wasseroberfläche. Ich möchte im positiven Sinne behaupten, dass man gezwungen wird, zu entspannen. Die meisten Floating-Unternehmen bieten zwei unterschiedliche Optionen: das Floaten in einem Becken oder in einer Kapsel. Das Becken ist auch für Paare geeignet und wird von Menschen bevorzugt, die Angst vor engen Räumen haben.

Eine kleine Geschichte über dieses besondere Verfahren möchte ich Ihnen nicht vorenthalten: Aufgrund meines relativ schweren Auffahrunfalls war mein Nacken der sensibelste Bereich meines Körpers, der am ehesten dazu neigte, bei Stress zu schmerzen. Als ich mich zum ersten Mal in einer Floating-Kapsel befand und mich langsam dem Wasser hingab, bemerkte ich plötzlich eine Art äußerst schmerzhafte Blockade in meinem Nacken. Ich schwebte zwar auf dem Wasser, konnte meinen Nacken jedoch nicht entspannen. Durch die Anspannung in meinem Nacken hielt ich meinen Kopf fest. Ich hatte große Angst und geriet ein wenig in Panik, da ich nicht wusste, was ich machen sollte. Ist die Kapsel einmal geschlossen, ist es stockdunkel. Ich setzte mich auf, um auf den Notfall-Knopf zu drücken, doch irgendetwas in mir sagte, dass ich es noch einmal versuchen sollte. Dieser inneren Stimme gab ich nach und während ich wieder an der Wasseroberfläche schwebte und mein Nacken noch immer festhielt, sagte mir diese innere Stimme: »Lass los, lass einfach los und entspanne dich. Vertraue!« Kurz hielt mich meine Angst davon ab, doch die Stimme war so klar und deutlich, dass ich ihr vertraute und mich dem angenehmen Wasser hingab. In dem Moment begann der Schmerz dahinzuschmelzen, ich wurde ganz sanft in ein Gefühl von Schwerelosigkeit und absoluter Stille getragen.

Vielen verlangt es sicherlich eine gewisse Portion Mut ab, sich in eine Kapsel zu wagen, in der man quasi gezwungen wird, sich selbst wahrzunehmen, loszulassen und zu entspannen. Inzwischen gönne ich mir in regelmäßigen Abständen dieses wohltuende Ritual und möchte es nicht missen. Selbstverständlich muss jeder auf die eigenen Körpersignale hören. Sollten Sie an akuten Beschwerden leiden, die eine Gefahr darstellen könnten, sprechen Sie vorher mit Ihrem Arzt und mit dem Floating-Institut. Nicht unerwähnt lassen möchte ich, dass die Floating-Zentren, die ich besucht habe, sehr gepflegt und sauber waren und kleinen Wellness-Tempeln glichen. Eine schöne Massage, die oft in den Zentren angeboten wird, kann die Entspannung und Wirkung vertiefen.

Digital Detox

Zu guter Letzt möchte ich die vielen Vorzüge der »digitalen Entgiftung« erwähnen. Darunter versteht man das Reduzieren der Nutzung elektronischer Geräte wie Smartphones, Computer, Fernseher und Ähnlichem. Insbesondere die ständige Verwendung unserer Smartphones und des Internets ist heute kaum noch wegzudenken. Vielmehr ist es eine Selbstverständlichkeit geworden, ständig »online«, auf dem Laufenden und erreichbar zu sein. Tatsächlich haben die kleinen Geräte beträchtliches Suchtpotenzial. Umso wichtiger ist es, sich regelmäßig Auszeiten zu gönnen, um wieder in der Realität anzukommen. Das Leben geht an uns vorbei, wenn wir nur noch auf Bildschirme fixiert sind. Wir nehmen uns und unsere eigenen Bedürfnisse nicht mehr wahr, die Emotionen und Gedanken haben keine Gelegenheit, an die Oberfläche zu kommen. Der Geist, das Gehirn, ist ständig damit beschäftigt, Informationen zu verarbeiten. Wir verlernen auch die Fähigkeit, echte Freude zu empfinden, da wir durch die Dopamin-Ausschüttung ständig diesen Impulsen nachgeben. Unsere Selbstkontrolle und die Fähigkeit zur Regulation verabschieden sich immer mehr von uns. Wir leben immer mehr fremdbestimmt. Gönnen Sie sich also regelmäßig Tage, an denen Sie ganz konsequent auf alle Geräte verzichten, die Sie sonst täglich im Übermaß nutzen. Auch ansonsten sollten Sie das Nutzen der technischen Geräte auf ein Minimum reduzieren. Lassen Sie es wieder zu etwas Besonderem werden, einen Film zu schauen. Die E-Mails müssen nicht ständig gecheckt werden und es sollte Ihren Selbstwert nicht verändern, wenn Sie auf den sozialen Medien nicht der oder die Beliebteste sind. Versuchen Sie doch einmal, einen Tag in der Woche das Smartphone auszuschalten, kein Internet zu nutzen, keine Nachrichten zu schauen, keine Zeitungen zu lesen, den Fernseher ebenfalls komplett ruhen zu lassen. An diesem Tag widmen Sie sich Ihrem Bedürfnis nach Ruhe, Erholung, Abschalten. Gönnen Sie Ihrem Nerven- und Hormonsystem eine Pause, damit es sich regenerieren kann. Meditation, Yoga, Lesen, ein Waldspaziergang, Kochen, bewusster Genuss jeglicher (nicht digitaler) Art können sinnvolle Beschäftigungen sein, die Ihnen helfen, das Leben wieder anders wahrzunehmen, wertzuschätzen, Dankbarkeit zu empfinden und wieder zu sich zu kommen. Wir brauchen Klarheit im Kopf, um Klarheit im Leben zu haben.

Schlussgedanken

Durch dieses Buch haben Sie hoffentlich eine erweiterte Sichtweise für die Entstehung Ihrer chronischen Schmerzen entwickelt. Für mich selbst habe ich erfahren, dass es nicht nur darum geht, gezielt die Schmerzen loszuwerden, sondern dass viel wichtiger ist, das gesamte Leben positiv zu beeinflussen, wodurch die Schmerzen als integraler Bestandteil abnehmen werden. Durch das Ändern unserer Lebensweise, aller unserer Denk- und Verhaltensstrukturen passt sich automatisch unser gesamtes System auf allen Ebenen diesen neuen Strukturen an. Wenn wir an bestimmten Verhaltensweisen festhalten, die sich negativ auf uns auswirken, können wir keine langfristige deutliche Besserung erwarten. Gute Spiegel unseres inneren Systems bieten uns unser Schlaf, unsere Essgewohnheiten, unsere Verdauung, unser Verhalten im Allgemeinen, unsere Resilienz, die Fähigkeit, aktiv unser Leben in die Hand zu nehmen. Ein unausgeglichenes Nervensystem wird sich in Dysbalancen in diesen Bereichen zeigen. Deshalb ist es sinnvoll, etwas tiefer zu graben, um alle Aspekte anzusprechen, die das Nervensystem beeinflussen. Ich freue mich sehr darüber, dass Sie sich auf diese Reise eingelassen haben. Bleiben Sie entspannt, aber konsequent dabei, ohne sich zu viel Druck zu machen. Auch hier braucht es die richtige Balance. Gehen Sie jeden Tag einen Schritt voran, lassen Sie sich auf neue Wege ein. Und denken Sie daran, sich selbst Freude zu bereiten, zu lachen, dankbar zu sein und das Leben zu genießen.

Alles Liebe!

Valentin Fröhlich

Danksagung

Vor etwa einem Jahr entstand die Idee zu diesem Buch. Kaum kam der Stein ins Rollen, verging die Zeit wie im Fluge. Nun freue ich mich, dass Sie mein erstes Werk in den Händen halten. Ich möchte mich herzlichst bei allen bedanken, die mich während dieses Prozesses unterstützt haben: Frau Kathrin Hage, Frau Celestina Filbrandt, Frau Katja Liese, Frau Kathleen Rother sowie Herr Christoph Frick vom TRIAS Verlag. Außerdem gilt mein Dank Frau Julia Jochim für das Lektorat. Danke an Heilpraktiker Rainer Wetzel, Dipl.-Psych. Philippe Bungart, Dr. Christian Schnoor, an meine liebevolle Familie und alle Menschen, die Teil meines Lebens waren, sind und sein werden.

Stichwortverzeichnis

Liebe Leserin, lieber Leser,

hat Ihnen dieses Buch weitergeholfen? Für Anregungen, Kritik, aber auch für Lob sind wir offen.
So können wir in Zukunft noch besser auf Ihre Wünsche eingehen.
Schreiben Sie uns, denn Ihre Meinung zählt!

Ihr TRIAS Verlag

https://kundenservice.thieme.de | Lektorat TRIAS Verlag, Postfach 30 05 04, 70445 Stuttgart

/trias.tut.mir.gut /mama.mag.trias /trias_verlag /triasverlag www.trias-verlag.de/newsletter

Empfehlungen von Valentin Fröhlich

Im Folgenden finden Sie weiterführende Empfehlungen

Auf meiner Website www.froehlich-leben.com finden Sie köstliche Rezepte für die Darmkur sowie viele weitere Tools für ein gesundes, schmerzfreies Leben.

Auf meinem YouTube-Kanal »fröhlich leben – Valentin Fröhlich« finden Sie zu allen Körperübungen aus diesem Buch das passende Video. Des Weiteren stelle ich Ihnen hilfreiche Videos zusammen, die Sie auf Ihrem Wege zu mehr Gesundheit und Wohlbefinden unterstützen.

Tipp

Ihren Vitamin-D-Bedarf können Sie auf der folgenden Website ausrechnen: www.medumio.de

Bücher

Erika J. Chopich, Margaret Paul: **Aussöhnung mit dem inneren Kind.** Ullstein, 2009

Colin C. Tipping: **Ich vergebe.** Kamphausen, 2010

Günther Wolfgang Schneider: **Biotop Mensch – Liebe deine Darmbakterien.** Eigenverlag, 2014

Dr. med. Ursula Eder, Dr. med Hans J. Sperlich: **Das Parasympathikus-Prinzip.** Gräfe und Unzer, 2019

Rolf Sellin: **Bis hierher und nicht weiter.** Kösel, 2014

Prof. Dr. med. Thomas R. Tölle, Prof. Dr. med. Christine Schiessl: **Das Handbuch gegen den Schmerz.** ZS, 2019

Bessel van der Kolk: **Verkörperter Schrecken.** G. P. Probst, 2021

Jon Kabat-Zinn: **Das Abenteuer Achtsamkeit.** Arbor, 2015

Studien

Die schmerzlindernde Wirkung von Meditation: https://www.jneurosci.org/content/31/14/5540.full (Letzter Zugriff am 18.03.2021)

Die antiparasitäre Wirkung von Papayakernen: https://pubmed.ncbi.nlm.nih.gov/17472487/ (Letzter Zugriff am 18.03.2021)

Die entzündungsreduzierenden Eigenschaften von Omega-3-Fettsäuren: https://pubmed.ncbi.nlm.nih.gov/12480795/ (Letzter Zugriff am 18.03.2021)

Vitamin-D3-Studien in Bezug auf Depressionen und anderen psychischen Erkrankungen: https://www.ncbi.nlm.nih.gov/pmc/articles/PMC2908269/ (Letzter Zugriff am 18.03.2021)

Ashwagandha-Studie in Bezug auf das Nervensystem: https://pubmed.ncbi.nlm.nih.gov/31517876/ (Letzter Zugriff am 18.03.2021)

Die entzündungshemmende Wirkung von Kurkuma: https://www.ncbi.nlm.nih.gov/pmc/articles/PMC5852989/ (Letzter Zugriff am 18.03.2021)

Aromatherapie-Studie: https://www.sciencedirect.com/science/article/pii/S2221169115001033 (Letzter Zugriff am 18.03.2021)

Effekte von Shinrin-Yoku (Waldbaden): https://link.springer.com/article/10.1007/s00484-019-01717-x (Letzter Zugriff am 18.03.2021)

Bibliografische Information der Deutschen Nationalbibliothek
Die Deutsche Nationalbibliothek verzeichnet diese Publikation in der Deutschen Nationalbibliografie; detaillierte bibliografische Daten sind im Internet über http://dnb.d-nb.de abrufbar.

Programmplanung: Katja Liese, Kathleen Rother
Projektmanagement: Kathrin Hage
Redaktion: Julia Jochim
Bildredaktion: Christoph Frick

Umschlaggestaltung und Layout:
CYCLUS · Visuelle Kommunikation, Stuttgart

Bildnachweis:
Umschlagmotive:
CYCLUS · Visuelle Kommunikation, Stuttgart
unter Verwendung von
Figur stehend mit Armen neben dem Kopf,
Figur sitzend mit Buch, Figur Tuch schwingend:
Susi Schaaf, Bellheim;
restliche Figuren: ©artinspiring/stock.adobe.com
Bild S. 3: Susi Schaaf, Bellheim
Autorenbild und Fotos im Innenteil:
Simone Schneider, Stuttgart
Zeichnungen: Susi Schaaf, Bellheim

Die abgebildeten Personen haben in keiner Weise etwas mit der Krankheit zu tun.

1. Auflage 2021

TRIAS Verlag in Georg Thieme Verlag KG
Rüdigerstraße 14, 70469 Stuttgart, Germany
www.trias-verlag.de

Printed in Germany

Satz: Fotosatz Buck, Kumhausen
Repro: LUDWIG:media gmbh, Zell am See, Österreich
Druck: Westermann Druck Zwickau GmbH, Zwickau

Gedruckt auf chlorfrei gebleichtem Papier

ISBN 978-3-432-11378-4 1 2 3 4 5 6

Auch erhältlich als E-Book:
eISBN (ePub) 978-3-432-11379-1

Wo datenschutzrechtlich erforderlich, wurden die Namen und weitere Daten von Personen redaktionell verändert (Tarnnamen). Dies ist grundsätzlich der Fall bei Patienten, ihren Angehörigen und Freunden, z. T. auch bei weiteren Personen, die z. B. in die Behandlung von Patienten eingebunden sind.

Thieme nennt Autorinnen und Autoren konkrete Beispiele, wie sich die Gleichstellung von Frauen und Männern sprachlich darstellen lässt. Wo im Text (z. B. aus Gründen der Lesbarkeit) nur das generische Maskulinum verwendet wird, sind alle Geschlechter gleichermaßen gemeint.

TRIAS, einer der führenden Ratgeberverlage im Bereich Gesundheit, gehört zur Thieme Gruppe, marktführender Anbieter medizinischer Fachinformationen und Services. Anspruch der Thieme Gruppe ist es, den im Gesundheitswesen tätigen Berufsgruppen sowie allen an Gesundheit Interessierten genau die Informationen und Angebote bereitzustellen, die sie in einer bestimmten Arbeitssituation oder Lebensphase benötigen. Durch die hohe Qualität und zielgruppenspezifische Relevanz der angebotenen Leistungen bereitet Thieme den Weg für eine bessere Medizin und mehr Gesundheit im Leben.

Thieme